AF559267

Veronika Schmidt

SEX

ALLES, WAS DICH INTERESSIERT

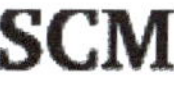

2. Auflage 2025

Max-Eyth-Straße 41 · 71088 Holzgerlingen
Internet: www.scm-verlag.de · E-Mail: info@scm-verlag.de

Gesamtgestaltung und Illustrationen: Erik Pabst, www.erikpabst.de
Autorenfoto: © Sophia Langner
Druck und Bindung: Dimograf Sp z o.o.
Gedruckt in Polen
ISBN 978-3-7751-6119-0
Bestell-Nr. 396.119

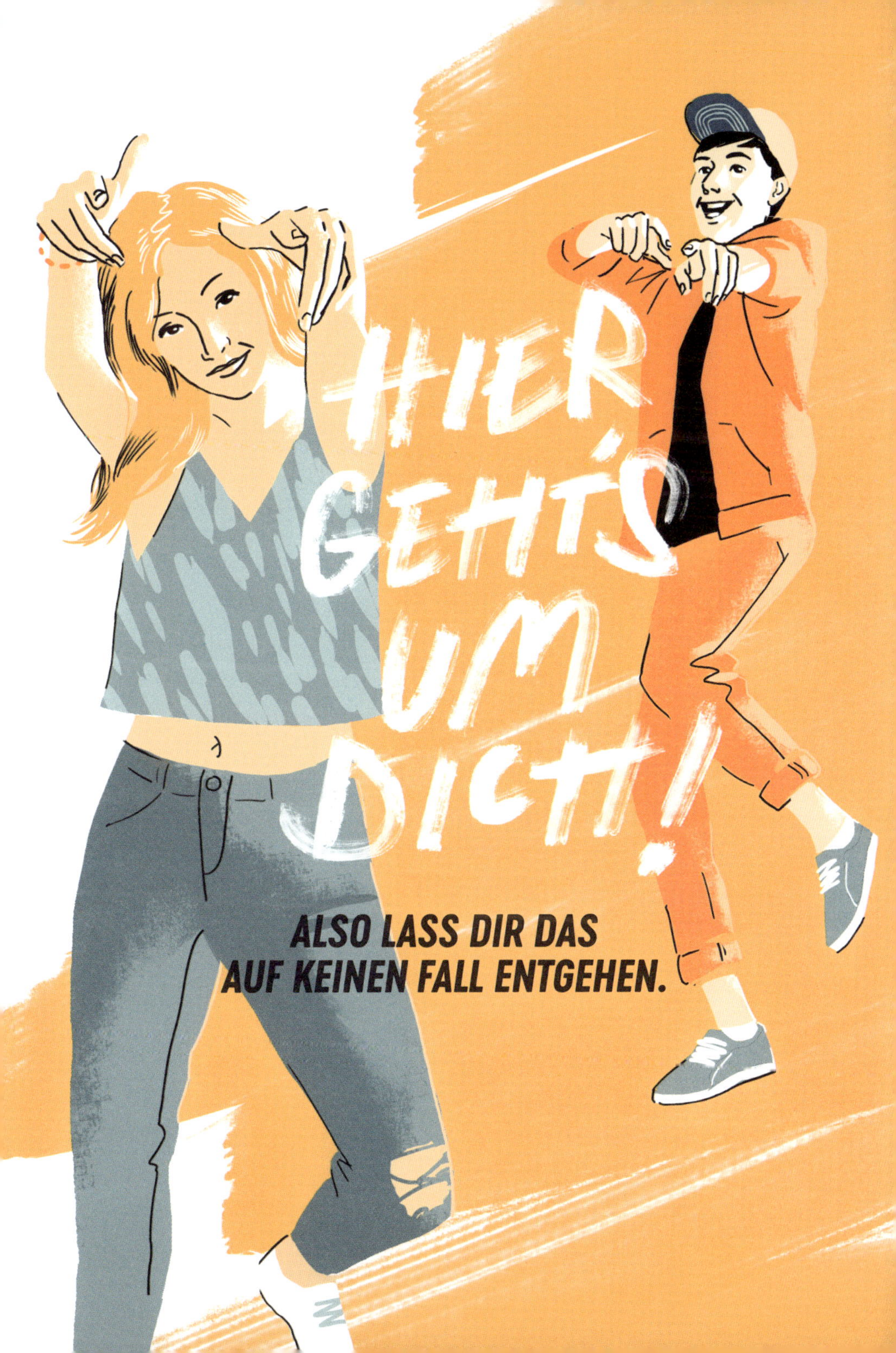
HIER
GEHT'S
UM
DICH!
ALSO LASS DIR DAS
AUF KEINEN FALL ENTGEHEN.

INHALT

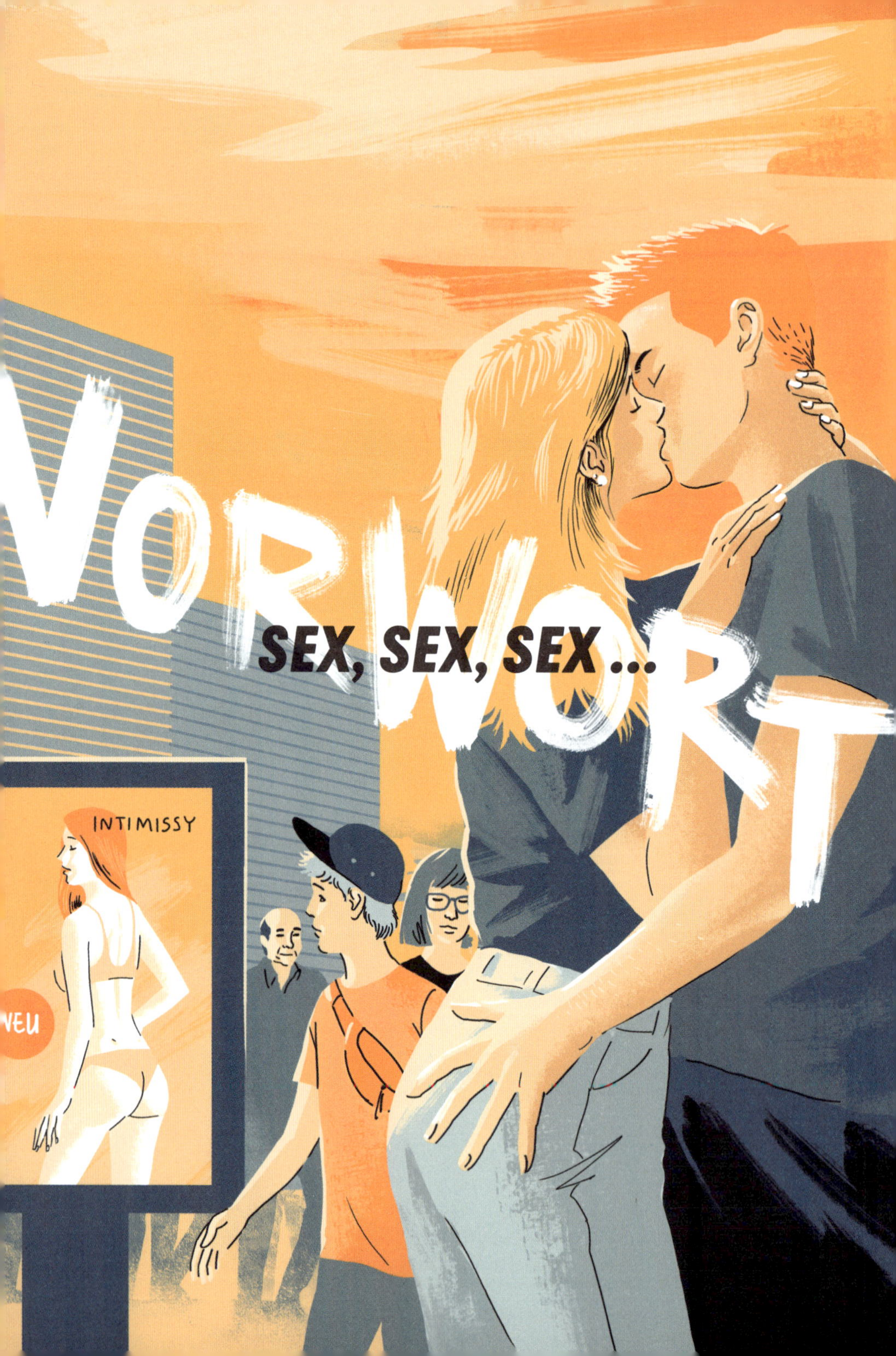
VORWORT
SEX, SEX, SEX ...
INTIMISSY

Wer bin ich? Wer will ich sein? Und wie ist das mit dem Sex? In diesem Buch hier geht es um dich! Um alles, was du schon immer wissen wolltest. Über Sex, über die Pubertät und übers Erwachsenwerden. Deshalb lass dir das nicht entgehen. Sprechen wir darüber!

Ich heiße Veronika. Inzwischen bin ich bereits glückliche Oma von fünf Enkelkindern! Und ganz ehrlich: Zwischen meiner Welt und deiner gibt es sehr große Unterschiede. Als ich das erste Mal Sex hatte, war es 1983. Heute ist eine andere Zeit – stimmt! Aber manches bleibt. Zum Beispiel, dass junge Menschen wie du neugierig sind, wie ihr Körper gemacht ist, wie es sich anfühlt, Lust zu haben und mit dem anderen Geschlecht auf Tuchfühlung zu gehen. Leider auch, dass Sex immer noch mit einer Menge Tabus, Mythen und Geheimnissen verbunden ist.

Also, warum solltest du dir von mir etwas zum Thema Sex sagen lassen? Ich bin Sexologin und Familientherapeutin. Zu mir kommen Menschen in die Beratung, die sich Hilfe dabei wünschen, über ihren Körper, ihre Beziehungen und ihre Sexualität zu sprechen. Es bewegt mich, wenn ich mitbekomme, wo es im Miteinander hakt. Viel zu oft erlebe ich, dass zu viele Menschen keinen Spaß an ihrem Körper und später an Sex haben. Da wünsche ich mir für dich etwas anderes. Deswegen habe ich dieses Buch geschrieben. Ich verspreche dir ausführliche Antworten und gute Erklärungen zu deinen Fragen.

Aber kein Stress, du musst nicht alles sofort wissen und nicht alles sofort erleben. Antworten findest du ein Leben lang, immer wieder. Wenn's passt, wirst du größere Zusammenhänge verstehen und deine eigenen Ansichten finden. Solche Erkenntnisse helfen dir, sinnvolle Antworten auf die Fragen des Lebens zu finden. Eine davon ist: Was braucht der Mensch, um sich gut zu entwickeln? So, wie eine Pflanze Wasser benötigt, braucht jeder Mensch von Geburt an Zuwendung und Geborgenheit. Das ist nicht nur ein Bedürfnis, sondern lebensnotwendig, wie Nahrung und Luft.

Was vermittelt uns Zuwendung und Geborgenheit? Genau: Hautkontakt und Umarmungen und Liebe, und zwar so viel und so oft wie möglich. Für ein Kind ist die erste und wichtigste Liebesbeziehung die zu den Eltern. Im Lauf der Entwicklung wird diese erste Liebe bei vielen abgelöst durch eine erwachsene Liebe zu einem ausgewählten Lieblingsmenschen. Man löst sich von den Eltern und macht sich auf in ein eigenes Leben und in eine eigene Liebesbeziehung. Nun bekommt und gibt man in dieser neuen Beziehung Sicherheit und Wärme, Umarmungen und Berührungen.

Dazu kommt jetzt aber noch etwas ganz Neues, was es in der Eltern-Kind-Beziehung nicht gibt: sexuelle Lust und eine erotisch knisternde Form der Liebe, jemand anderen mit allen Sinnen, mit dem ganzen Körper nackt spüren und miteinander schlafen. Dadurch fühlt man sich dem anderen so nah wie möglich und kann dabei einen körperlichen und emotionalen Rauschzustand erleben. Das ist Sex. Das macht eine Paarbeziehung aus. »Sex« ist alles, was in weitestem Sinne mit sexuellen Gefühlen und Verhaltensweisen zusammenhängt. Also bei Weitem nicht nur Geschlechtsverkehr und Fortpflanzung.

SEX IST AUCH: VERLIEBT SEIN, FLIRTEN, ERREGT SEIN UND LUST EMPFINDEN, SICH SELBST ODER JEMAND ANDEREN EROTISCH BERÜHREN, STIMULIEREN, UND DANN NATÜRLICH AUCH MIT JEMANDEM SCHLAFEN, LIEBE MACHEN ... NEUES LEBEN ZEUGEN.

Doch bis es so weit ist, hat die Natur eine besondere Phase vorgesehen: deine Pubertät. Sie ist die Übergangszeit vom Kind zum Erwachsenen. Von jetzt an spielt deine eigene Sexualität in Beziehungen zu anderen Menschen immer eine Rolle. Nicht nur im Liebesleben. Plötzlich betrachtet man Mitschülerinnen, Kollegen, Freunde, Prominente, Lehrer durch die Brille der Sexualität. Und das tun alle anderen auch. Man fühlt sich körperlich zu anderen Menschen hingezogen. Sexuelle Bedürfnisse werden wach und rufen nach Befriedigung. Man möchte einem anderen Menschen gefühlsmäßig nahe und mit ihm vertraut sein. Dieser Mensch gefällt einem äußerlich, und sein oder ihr Charakter, Wesen und Ausstrahlung sind faszinierend.

Alle reden über Sex?!

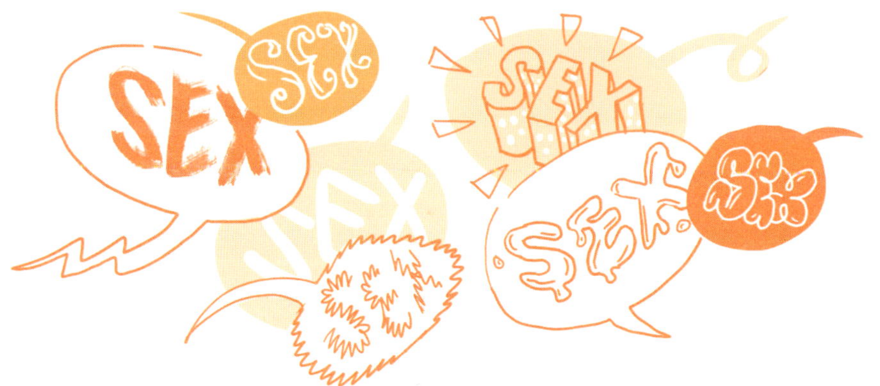

Könnte man meinen! Sex ist zwar überall, aber darüber sprechen? Fehlanzeige. Warum reden die Eltern und andere Erwachsene nicht offener darüber und sagen, was Sache ist? Wahrscheinlich ist es ihnen ein bisschen peinlich oder sie fühlen sich unsicher dabei. Denn in der Generation der Eltern deiner Eltern war Sex noch ein totales Tabuthema, über das niemand geredet hat. Das ist heutzutage zum Glück anders. Darüber zu reden, heißt ja aber noch lange nicht, dass du auch direkt Sex haben willst oder gar musst.

Fest steht: Sex ist die natürlichste Sache der Welt. Also, Schluss mit rumdrucksen und roten Köpfen. Kommen wir zur Sache. Bist du neugierig? Willst du mehr darüber wissen? Willst du deinen Körper kennenlernen? Willst du erfahren, warum die Pubertät die wichtigste Veränderung ist, die du je erleben wirst? Dann herzlich willkommen in diesem Buch und auf unserer gemeinsamen Reise in die Welt der Sexualität!

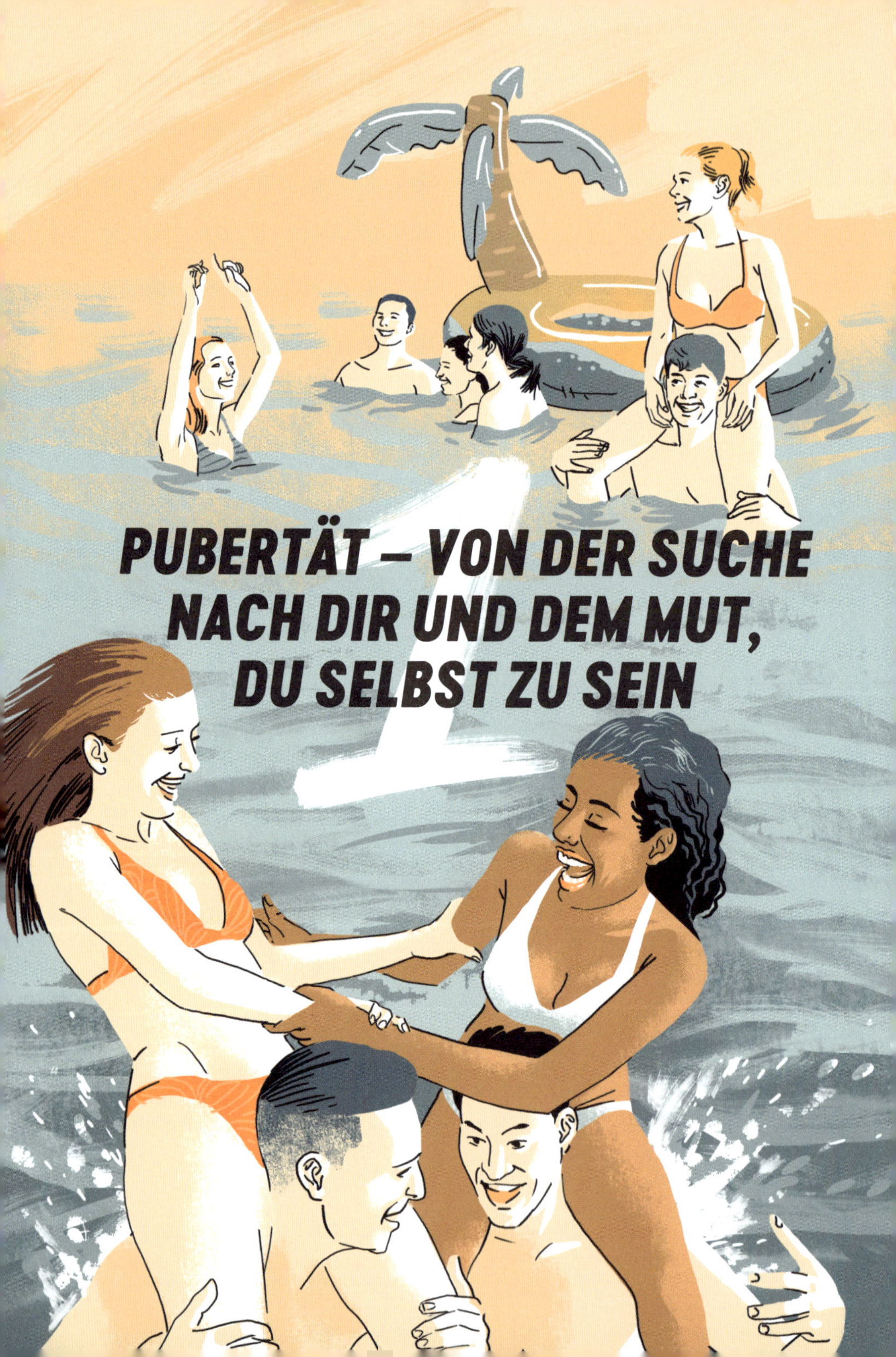

1
PUBERTÄT – VON DER SUCHE NACH DIR UND DEM MUT, DU SELBST ZU SEIN

»Die oder der ist in der Pubertät« – Augenrollen. Ja, ja, so was hast du sicher auch schon zu hören bekommen. Hat dich sicher gekränkt, wenn du damit gemeint warst. Denn was kannst du denn dafür? Hat man da etwa eine Wahl? Eben! Pubertät, das hört sich schon so komisch an und kann auch richtig stressig werden. Wenigstens zeitweise. Dein Körper verändert sich und auch deine Gefühle. Von einem Tag auf den anderen machst du dir plötzlich Gedanken über dich selbst. Beginnst dich selbst zu beobachten. Kann ganz schön anstrengend sein.

In der Pubertät entwickelst du langsam eine Vorstellung davon, wie du sein könntest und sein möchtest. Du schätzt dich selbst ein – hoffentlich mit einem liebevollen Blick. Hoffentlich mit Selbstvertrauen. Du entwickelst deine ganz eigene Lebenseinstellung – die Art, wie du das Leben siehst. Du lernst, selbstbestimmter zu leben und dich in deiner Welt einzubringen und sie mitzugestalten. Man nennt das »Selbstverständnis«. Das Zusammensein mit deinen Freundinnen und Freunden wird dir wahrscheinlich immer wichtiger. Mit ihnen kannst du diskutieren, rumblödeln, lachen, schwärmen, einfach eine coole Zeit verbringen. Manchmal ist es nicht so einfach, sich einer Gruppe zugehörig zu fühlen, selbstbewusst zu sein und zu den eigenen Anschauungen zu stehen. Egal, ob du gern anführst, lieber für Stimmung sorgst oder eine zurückhaltende Person bist: Die Welt braucht dich, du bist wichtig! Lass dir nichts anderes einreden.

UND TSCHÜSS, KINDHEIT.

Das Leben mutet dir jetzt ziemlich viel zu. Dein Körper, aber auch dein Gehirn, dein Denken, deine Wahrnehmung – alles verändert sich. Fast könnte man sagen, du musst dich neu erfinden. Aber die guten News: Wenn die Körper- und Gehirnentwicklung abgeschlossen ist, wirst du dich definitiv erwachsener fühlen und dich zunehmend mit deinem veränderten Körper anfreunden. Wie deine Persönlichkeit sich ausprägt, das hängt auch davon ab, was dir deine Familie, die Gesellschaft, die Kultur und die Religion für Möglichkeiten aufzeigen und wie sie dich dabei unterstützen.

Sie können dich dabei unterstützen, indem sie dir helfen, eine eigene Meinung zu grundsätzlichen Lebens- und Glaubenserfahrungen zu finden. Indem sie dir zutrauen, eigene Urteile über wichtige und unwichtige, gefahrvolle und bedenkenlose, falsche und richtige Möglichkeiten zu fällen. Indem sie dir eine lebensbejahende Haltung vermitteln und dich ermutigen, deinen individuellen Weg im Leben zu suchen und deine Talente zu entfalten. Indem sie dir mit Achtung, Verständnis, Akzeptanz, Wertschätzung und Sympathie begegnen. Indem sie liebevoll mit dir umgehen, aber doch auch Grenzen aufzeigen und dir Halt und Struktur geben.

Deine Eltern werden dich also vermutlich immer noch morgens aus dem Bett scheuchen, deinen Medienkonsum reglementieren, erwarten, dass du deine Hausaufgaben erledigst und dich an die Regeln und Gesetze der Gesellschaft hältst. Sie werden dir nicht nur Privilegien gewähren, sondern dir auch Pflichten auferlegen, und das mit Recht. Mit dem guten Ziel, dass du dich selbst organisieren lernst und selbstständig wirst.

Kick-off für deine Pubertät

Der »Motor« sind die Hormone, den Startschuss gibt das Gehirn. Es ist die winzige Hypophyse – die Hirnanhangdrüse –, die durch ihre Hormonproduktion das Signal zur Veränderung setzt. Diesen Auftrag, neue Hormone zu produzieren, erhält sie wiederum vom Hypothalamus, einer wichtigen Steuerzentrale im Zwischenhirn. Über Zwischenschritte informiert dieses die Hoden und Eierstöcke, dass nun die Zeit gekommen ist, den heranwachsenden Körper mit den Sexualhormonen Testosteron und Östrogen zu fluten. Die Hormone regen die

Keimdrüsen und die Nebennierenrinde an, die körperliche Reife wird nun in Etappen vollzogen.

Das sind komplexe Zusammenhänge; vereinfacht gesagt melden die Hormone dem Körper, wie er sich verändern muss, damit du erwachsen wirst. Hormone fungieren wie chemische Botschaften oder Befehle. Diese Botschaften fließen mit dem Blut durch deinen Körper und sagen den Zellen und Organen, was gerade zu tun ist, damit dein Kinderkörper zu einem Erwachsenenkörper wird, dein Kinderhirn zu einem Erwachsenenhirn. Wie der Reifeprozess verläuft, ist ganz unterschiedlich. Einige Jugendliche entwickeln sich deutlich früher als andere.

WAS IST EIN HORMON?

BODY EXPERTS

Hormone sind Stoffe, die der Körper selbst bildet. Sie regeln alle wichtigen Abläufe: das Wachstum, die Verdauung, die Temperatur und sogar die Gefühle. Wenn du in die Pubertät kommst, fängt dein Körper an, vermehrt besondere Hormone, nämlich Geschlechtshormone (Sexualhormone) herzustellen. Sie sorgen dafür, dass der Körper insgesamt wächst und sich verändert. Die Knochen werden zum Wachstum angeregt. Die Geschlechtsmerkmale und Geschlechtsorgane entwickeln sich. Mädchen kriegen einen Busen und ihre Tage, Jungen den ersten Samenerguss. Haare sprießen unter den Achseln, an der Vulva und rund um den Penis und an Armen und Beinen – und bei Jungs am Kinn. Die Kopfhaare werden durch die vermehrte Talgabsonderung schneller fettig. Die Schweißdrüsen werden aktiver. Die Haut verändert sich, bei manchen bilden sich Pickel. Manchmal spielen die Gefühle ganz schön verrückt. All das bewirken die Hormone.

Ein sexuelles Wesen bist du aber nicht erst, wenn du erwachsen bist, sondern schon von deiner Entstehung an. Sexualität hat erst mal noch gar nichts mit Geschlechtsverkehr zu tun, auch wenn man den oft »Sex« nennt. Der lateinische Begriff für Geschlecht ist »sexus«. Davon abgeleitet bedeutet »sexualitas« wörtlich übersetzt das »Geschlecht-lich-Sein«. »Sexualität« heißt also einfach nur, dass du einem Geschlecht angehörst und ein geschlechtliches Wesen bist.

Selbst wenn du deine Sexualität nicht bewusst wahrnimmst – sie ist immer da. Doch spätestens mit der Pubertät drängt sie sich dann unausweichlich in den Vordergrund. Die Sexualität wird dein Leben ziemlich stark bestimmen. Je mehr du darüber Bescheid weißt, desto entspannter kannst du mit dir und deinem Körper sein. Je weniger du weißt, desto mehr verunsichert und hemmt dich diese Entwicklung. Wenn es ganz blöd läuft, beginnst du dich zu schämen, obwohl es gar keinen Grund dafür gibt.

SEXUALITÄT HAT ERST MAL NOCH GAR NICHTS MIT GESCHLECHTS-VERKEHR ZU TUN, AUCH WENN MAN DEN OFT »SEX« NENNT.

Sicher hast du als Baby deinen eigenen Körper erforscht und ertastet, denn so hast du ihn kennengelernt. Das ist wichtig und deshalb in der menschlichen Entwicklung so vorgesehen. Möglicherweise hast du dadurch angenehme Gefühle entdeckt, auch im Intimbereich. Das sind erste sexuelle Lernschritte. Ein Kind interessiert sich vor allem für die körperlichen Vorgänge, die es bei sich selbst wahrnimmt. Es ist auf sich selbst bezogen. Aber mit der Pubertät und den hormonellen Veränderungen werden plötzlich andere Menschen interessant, auch sexuell. Was bedeutet: Jetzt wird das andere Geschlecht spannend! Früher doof – jetzt aufregend! Du siehst dich jetzt mehr durch die Augen anderer: Werde ich bemerkt? Gefalle ich? Komme ich an? Bin ich beliebt? Findet man mich attraktiv? Mag ich mich überhaupt selbst?

Deinen Körper und die sexuellen Vorgänge zu kennen, ist wichtig, um verantwortungsvoll damit umzugehen und Freude am Sex zu genießen. Dieses Buch soll dir helfen, die hormonellen, körperlichen und emotionalen Veränderungen in der Pubertät zu verstehen.

Die wichtigste Veränderung, die du je erleben wirst

Willkommen in der Pubertät. Sie ist ein aufregender Türöffner in die Welt des Erwachsenenseins. Alles, was jetzt mit dir passiert, ist quasi ein mega Update deiner Person! Du bekommst lauter coole neue Features, mehr Speicherkapazität, eine bessere Auflösung und wirst einfach insgesamt du 2.0. Das ist doch einiges an Neustarts, Systemabstürzen und kleinen Hängern wert, oder?

Die Pubertät ist vielleicht nicht immer die angenehmste Zeit, aber eine sehr wichtige! Du wirst erwachsen und nabelst dich von deinen Eltern ab. Nie mehr im Leben wirst du neugieriger und experimentierfreudiger sein. Und die meisten Erwachsenen gestehen dir in dieser Zeit auch eine gewisse Narrenfreiheit zu, weil sie ja selbst schon durch die Pubertät gegangen sind und wissen, dass das alles nicht so einfach ist. Sie wissen, dass du dich selbst ausprobieren musst, auch wenn sie sich erst daran gewöhnen müssen. Auch wenn dich deine Bezugspersonen gerade manchmal nerven, bleiben sie doch wichtige Menschen und sind bis zu deiner Volljährigkeit für dich verantwortlich. Es ist euer gemeinsamer Job, immer wieder neu deine Wünsche und Bedürfnisse auszuhandeln und dabei geduldig und respektvoll zu bleiben. Sollten deine Eltern das manchmal vergessen, darfst du sie daran erinnern.

OHNE JUGENDZEIT KEINE MENSCHHEIT

BASICS

»Ohne Jugend wären wir wahrscheinlich kurzlebig und dumm«, sagt der Biologe David Bainbridge.[1] Er fordert mehr Wertschätzung der Jugendzeit, weil die Kreativität von Teenagern und ihr Drang nach Veränderung die Triebkräfte unserer Gesellschaft sind. Also du! Viele Innovationen sind der Entwicklung des Hirns in der Lebensphase zwischen 15 und 25 Jahren zu verdanken, denn in dieser Zeit sind Risikobereitschaft und Offenheit für Neues so stark ausgeprägt wie nie vorher oder nachher.

Viele Errungenschaften, die die Menschheit bereichert und weitergebracht haben, nahmen ihren Anfang in den Jugendjahren des Erfinders, Entwicklers, Künstlers: Mozart, Marie Curie, Einstein, Picasso, Stephen Hawking, Jesus ... oder in der Jetztzeit die 16-jährige Teenagerin Cynthia Lam, die eine Maschine entwickelte, die nicht nur Trinkwasser von Verunreinigungen säubert, sondern gleichzeitig auch noch Elektrizität erzeugt. Viele junge zeitgenössische Erfinder wie die Amerikanerin Hannah Herbst oder der Italiener Mattia D'Angelo werden jährlich ausgezeichnet und mit Initiativen wie »Jugend forscht« ständig gefördert.

Besonders im Gehirn bewirkt dein »Update« echt große Umbaumaßnahmen – alles, was drin war, kommt raus und neu wieder rein. Vieles funktioniert plötzlich nicht mehr wie gewohnt, dafür wird Neues und Anderes möglich. Das Tempo deiner Denkprozesse wächst. Du denkst jetzt auch über Dinge nach, die dir vorher egal waren. Diese Umbaumaßnahmen im Gehirn nehmen meist sogar mehr Zeit in Anspruch als die Veränderung deines Körpers.

Die große Baustelle ist die sogenannte »graue Substanz« des Gehirns, verantwortlich für die denkenden und wahrnehmenden (beobachtenden) Aufgaben. In den Jahren vor der Pubertät bilden sich da Riesenmengen Nervenzellen und Kontaktstellen. Und dann, mit Beginn der Pubertät, sterben Milliarden davon wieder ab. Das Gehirn trennt sich von Störendem, um fit zu werden für die Herausforderungen des Erwachsenenlebens. Verknüpfungen, die häufig beansprucht werden, bleiben erhalten, ja, werden sogar verstärkt. Solche, über die kaum »gefunkt« wird, verkümmern und verschwinden wieder.

Das Gehirn bildet ganz neue Verschaltungen, mit deren Hilfe es Informationen verarbeiten und speichern kann. Was Ballast ist und was nicht, bestimmt dein Lebenswandel, sagt der Hirnforscher und US-Psychiater Jay Giedd: »Ihr entscheidet selbst über die permanenten Verschaltungen in eurem Gehirn. Wollt ihr es durch Sport zur Reifung bringen, durch das Spielen eines Musikinstruments oder durch das Lösen mathematischer Aufgaben? Oder indem ihr auf der Couch vor dem Fernseher liegt?«[2]

DIE HIRNREGIONEN REIFEN NICHT IM GLEICHTAKT

BODY EXPERTS

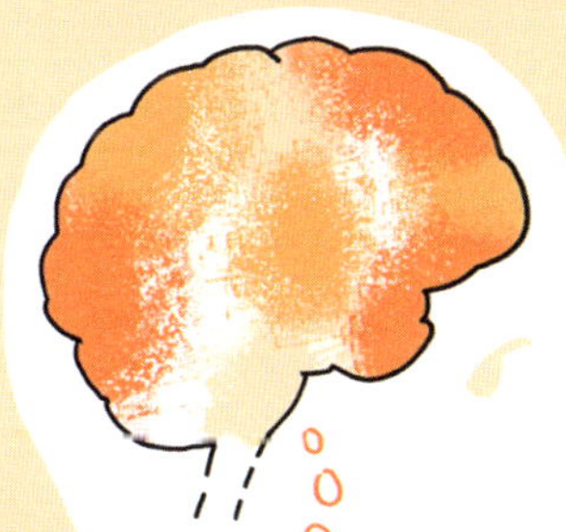

Die Baustellen in den Arealen für Bewegungssteuerung und Wahrnehmung schließen sich relativ bald wieder. Die Umbauten in den Feldern für Sprache und räumliche Orientierung hingegen dauern länger.

Am längsten braucht das Präfrontalhirn, das direkt hinter der Stirn angesiedelt ist. Ausgerechnet dieser Stirnlappen ist zuständig für Dinge wie Aufgaben planen, Prioritäten setzen, Konsequenzen abwägen und Impulse unterdrücken. Die emotionale Steuerung im Gehirn und der Umgang mit Gefühlen muss neu reguliert werden. Deshalb kann es gut sein, dass bei dir ab und zu mal verbal so richtig die Fetzen fliegen – oder dass du gar nichts mehr sagen willst.

Dein im Umbau befindliches Präfrontalhirn sieht und beurteilt die Welt und deren Signale anders, als es sich die meisten Erwachsenen wünschen würden. Du handelst impulsiver und unüberlegter und kannst Folgen einer Handlung schlechter abschätzen. Du experimentierst und provozierst mit Aussehen und Kleidung. Deine Eltern befürchten vielleicht, dass du nicht mehr für die Schule lernst, lange ausgehst, gefährliche Sachen ausprobierst, wie Drogen- und Alkoholkonsum, risikoreiches Sexualverhalten zeigst oder in Gewalt verwickelt wirst. Du kannst die Mimik deines Gegenübers nicht mehr so richtig einschätzen. Du siehst Ärger, wo gar keiner ist. Die Erwachsenen erscheinen dir nervig und launisch.

Deswegen fühlst du dich manchmal unverstanden und abgelehnt. Also mach dich auf einiges an Missverständnissen und Streit gefasst. Miteinander zu reden und Entscheidungen zu treffen, könnte schwieriger werden. Denk immer daran, dass das meiste davon mit den Renovierungsarbeiten in deinem Kopf zu tun hat und du es am besten nicht zu ernst nehmen solltest. Dann wird alles leichter – für dich und dein Umfeld.

Wie bist du geschaffen?

» ***So schuf Gott die Menschen nach seinem Bild, nach dem Bild Gottes schuf er sie, männlich und weiblich schuf er sie (das heißt »geschlechtlich«).***

1. Mose 1, 27; EU

Gott hat am Anfang der Schöpfungsgeschichte die Menschen »männlich und weiblich« geschaffen, steht in der Bibel. Auch wenn in den meisten Bibelübersetzungen »Mann und Frau« steht.[3] Und danach sagte er sich: »Gut gemacht!« Gott hat den Menschen nach seinem Bild geschaffen. Und Gott ist weder ein Mann noch eine Frau – aber männlich und weiblich gleichzeitig. Frank Crüsemann hat für die »Bibel in gerechter Sprache« deshalb versucht, diese Bibelstelle zu übersetzen, ohne Gott geschlechtlich festzulegen: »Da schuf Gott Adam, die Menschen, als göttliches Bild, als Bild Gottes wurden sie geschaffen, männlich und weiblich hat er, hat sie, hat Gott sie geschaffen.«[4]

Männlich und weiblich sind Pole, so wie hell und dunkel, Himmel und Erde, das Meer und das Land. Es sind Dinge, die einander gegenübergestellt sind. Selbstverständlich sind auch alle Nuancen dazwischen mitgemeint. Zwischen Tag und Nacht gibt es die Dämmerung und auch Morgenrot und Abendrot. Zwischen Meer und Land ist die Lagune. Und so gibt es auch Variationen zwischen »typisch weiblich« und »typisch männlich«, also wie eine Frau oder ein Mann sind, aussehen und sich verhalten.

Die Geschlechtlichkeit ist die Grundlage des Menschseins. Ohne sie geht nichts. Unser »Geschlechtlich-Sein« und die Sexualhormone sind sozusagen das Energiezentrum, die Power-Bank unseres Selbst. Körper, Gesundheit, Psyche und Emotionen werden von ihr beeinflusst.

Eine gesunde geschlechtliche beziehungsweise sexuelle Identität zu haben, bedeutet, dass du dir bewusst bist, welchem Geschlecht du angehörst, und dich damit wohlfühlst. Dass du gern weiblich oder männlich bist. Gern geschlechtlich bist. Es bedeutet, dass du dich wohlfühlst in deinem Körper. Dass du dich wohlfühlst mit dem, was deine Sexualität in dir auslöst. Nicht alle sind sich der eigenen Sexualität direkt sicher. Zweifel, Ängste und Krisen gehören dazu. Hab Geduld mit dir und gib dir Zeit! Bis man da angekommen ist, kann es eine Weile dauern.

Zur Pubertät gehört auch, dass du dich mit deinen Werten und Normen auseinandersetzt. Und auch da wieder mit der Frage, welche Bedeutung Sexualität in deinem Leben einnehmen soll. Werte fragen danach: Was finde ich grundsätzlich gut? Was glaube ich? Was passt zu mir, was passt mir nicht? Wie will ich mit Menschen umgehen? Welche politische Haltung vertrete ich? Normen dagegen sind die (ungeschriebenen) Regeln in den Kreisen, in denen du dich bewegst und zu denen du dazugehören willst: Wie muss ich aussehen, sprechen, mich verhalten, um meinen Platz im Jugendtreff, in der Kirche, im Sportverein, in der Freundesclique zu finden? Zur Selbstfindung gehört es auch, solche Normen kritisch zu überdenken: Sind die überhaupt gut? Will ich das eigentlich? Und wenn nicht, was dann?

Auf der Suche nach dir selbst

Wissen hilft! Probleme entstehen oft, wenn du über etwas nicht Bescheid weißt. Oder mit niemandem darüber sprechen kannst. Aber dafür sind wir ja jetzt hier und reden über deinen Körper und deine Sexualität. Wir werden einiges dazu besprechen, wie sich Sexualität entwickelt und welche Einzelheiten dabei wichtig sind. Wie sich deine sexuelle Persönlichkeit formt. Es geht noch lange nicht um »Sex haben mit einem anderen Menschen«.

Zuallererst ist mal wichtig, dass du eine eigene sexuelle Persönlichkeit entwickelst. Stell sie dir vor wie einen Baum. Der Stamm ist das, was in deinem Körper angelegt ist, und die Äste, Zweige, Blätter und Früchte sind das, was du im Laufe der Kindheit und Jugendzeit an Körpererfahrungen drauf aufbaust.

Jeder Mensch besitzt bei seiner Geburt Sinne und Reflexe. Deren Aufgabe ist es, Lernprozesse in Gang zu setzen, damit du bestimmte Fähigkeiten entwickelst. Zum Beispiel Atmen, Saugen, Schlucken, Greifen, Laufen, Sprechen und vieles mehr. Im Genitalbereich gibt es den Erregungsreflex. Seine Aufgabe ist es, dich auf sexuelle Empfindungen aufmerksam zu machen, damit du sie entwickeln kannst. Sexualität will nämlich gelernt werden, wie alles andere in der Entwicklung auch. Kinder entdecken den Erregungsreflex, indem sie sich am Körper berühren und mit ihren Genitalien spielen. Und weil das schöne Empfindungen auslöst, experimentieren sie immer weiter herum, wie sie die angenehmen Gefühle in den Genitalien erneut wecken oder verstärken können.

DER ERREGUNGSREFLEX IST NICHT KONTROLLIERBAR

BODY EXPERTS

Also keine Bange, wenn du bei einem sinnlichen Impuls oder erotischen Reiz (Situation, Berührung, Gedanke, Film, Buch, Reden ...) oder auch ganz ohne Anlass als Junge spontan eine Erektion bekommst oder als Mädchen feucht wirst und es in deinem Intimbereich angenehm kribbelt. Das heißt einfach nur: »Halleluja, es funktioniert!« Dein Körper trainiert Erregung, und das ist gut so. Lass den Reflex zu und feiere ihn. Denn ignorierst du ihn über Jahre oder sogar Jahrzehnte, kann er verkümmern. Dann »kappt« das Hirn die Verbindungen wegen »Nichtgebrauch«. Die Verbindung kann wieder aktiviert werden, klar. Denn unser Hirn ist dazu lebenslang in der Lage. Aber es braucht Aufwand und Übung.

Dein Erregungsreflex ist also eine richtig gute Sache, und er gehört zu dir. Durch ihn entdeckst du deine Sexualität und lernst deinen Körper besser kennen. Es ist also nicht nur okay, sondern sogar richtig gut für deine Entwicklung, dich selbst zu berühren, wenn dir danach ist. Du lernst, wie sich Erregung anfühlt, wie du die Erregung steigern und wie du sie in einem Orgasmus entladen kannst. Und wenn du das für dich selbst entdeckst, weißt du später besser, wie du das alles mit jemand anderem zusammen genießen kannst. Aber wenn du keine Lust auf sexuelle Berührungen hast, dann lässt du es einfach. Möglicherweise kommt die Lust darauf später. Alles hat seine Zeit.

SEXUELLE FÄHIGKEITEN

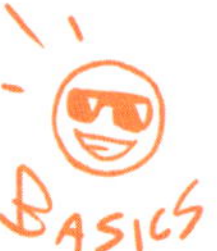

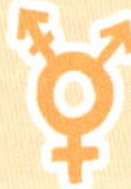

Gelbe Bestandteile sexueller Fähigkeiten:
Je stärker und gesünder dein sexueller Baum entwickelt ist, desto schöner ist für dich die Solosexualität und später Paarsexualität. Ganz wichtig dafür sind deine eigenen Körpererfahrungen (Spiel mit der Erregung und dem Körper). Paarsexualität ist wie ein »Baumgarten« mit zwei Bäumen. Der einzelne Mensch bringt seinen eigenen »sexuellen Baum« mit in den Beziehungs-Garten hinein.

Orange Bestandteile sexueller Fähigkeiten: Blüht dein Baum, klappt es mit deiner sexuellen Selbstsicherheit. Du kannst Lust genießen, dich selbst und dein Gegenüber erotisch finden, Sex wollen (begehren), sexuelle Fantasien haben, wissen, was dich sexuell anmacht und sexuell intensiv empfinden.

Blaue Bestandteile sexueller Fähigkeiten: Positive Sexualität entsteht, wenn sie dir positiv vermittelt wird. Wenn dir Wissen und eine innere Haltung dazu mitgegeben werden, die dich beflügeln. Wenn du vielfältige und ermutigende Vorstellungen vom Frau- und Mannsein vorgelebt bekommst. Deine dir vermittelten Bilder von Sexualität entscheiden darüber, ob dein sexueller Baum aufblüht.

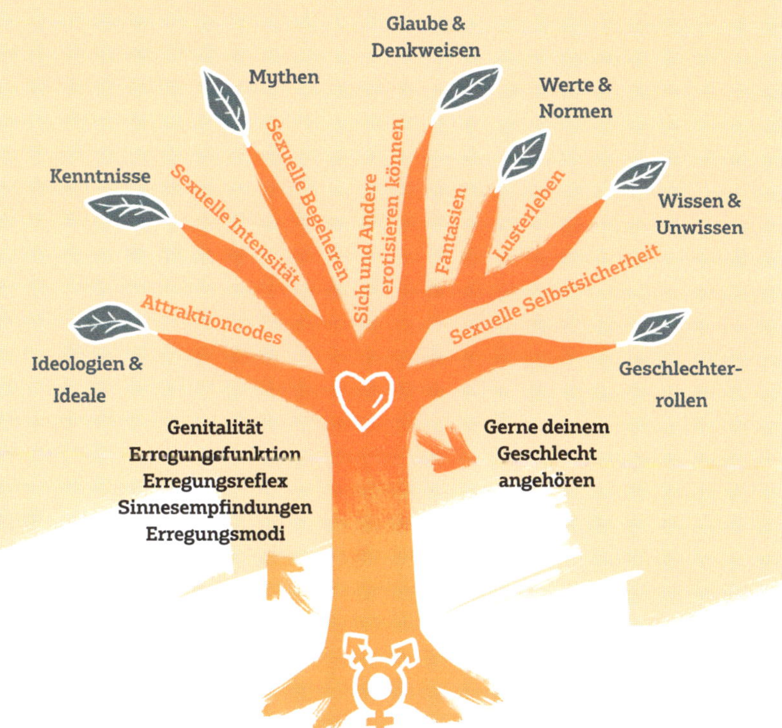

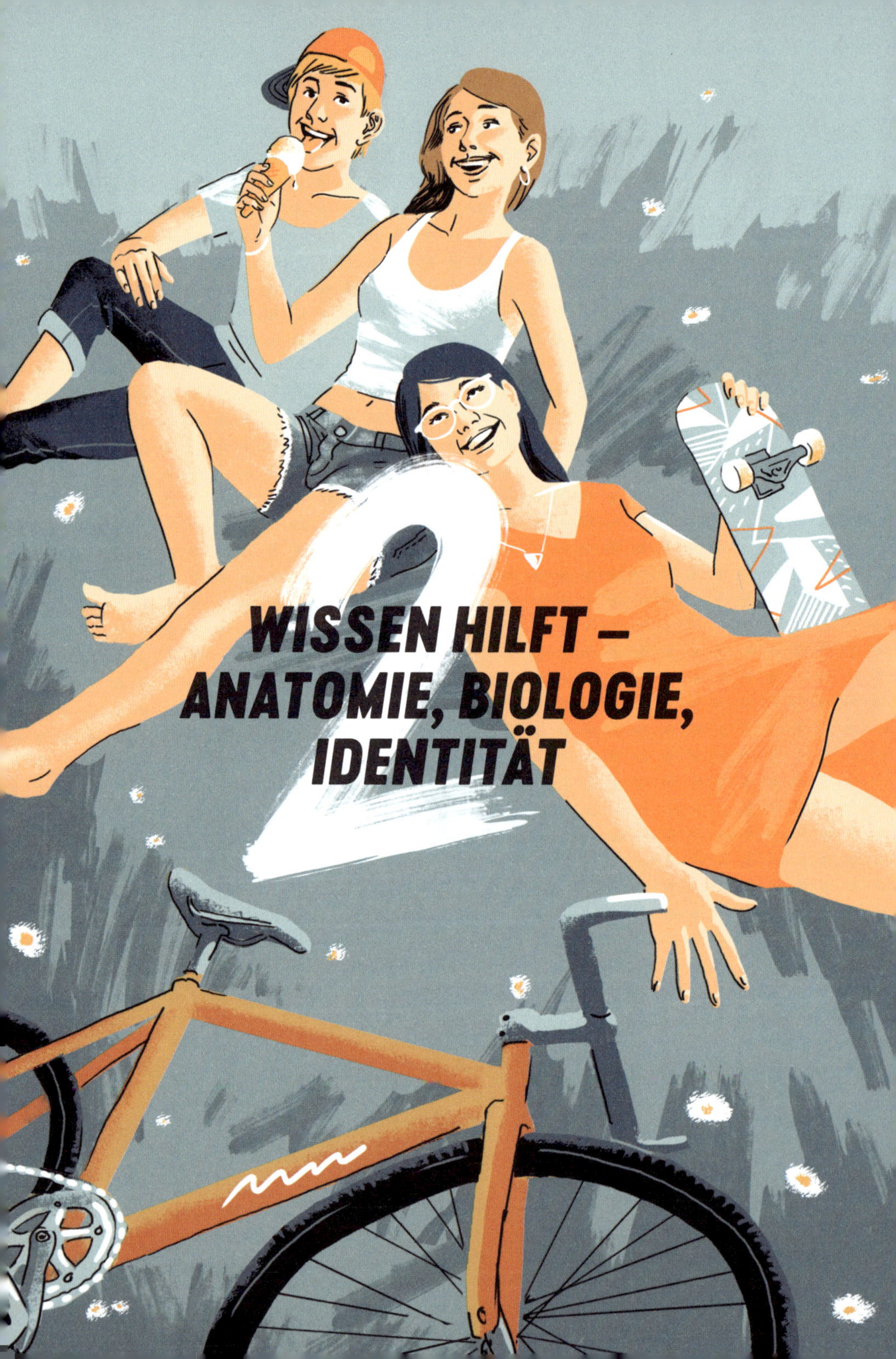
2
WISSEN HILFT –
ANATOMIE, BIOLOGIE,
IDENTITÄT

Seit der Antike haben Philosophen, Ärzte und Wissenschaftler über das »Geschlechtlich-Sein« und die Fortpflanzung vom Menschen spekuliert und dazu geforscht. Die Religion hat dabei natürlich immer auch mitgemischt.

Wer trägt was zur Zeugung eines Menschen bei? Mit der Frage eröffnete Aristoteles im 4. vorchristlichen Jahrhundert eine Debatte, die bis heute geführt wird. Nämlich die über die Unterschiede der Geschlechter. Erst ab Ende des 17. Jahrhunderts unterschied die Medizin zwischen Samen und Ei. Antoni van Leeuwenhoek erblickte als Erster in seinem Ejakulat die herumschwimmenden Spermatozoen (Spermien). Er glaubte, er habe die Quelle des Lebens gefunden. Wir wissen heute sehr viel mehr als noch vor ein paar Hundert Jahren. Viel mehr als noch vor wenigen Jahrzehnten. Deshalb kann man heute mit Bestimmtheit sagen: Es ist komplizierter, als gedacht!

JE MEHR DU ALS JUNGER MENSCH ZU SEXUALITÄT WEISST, DESTO VERANTWORTUNGSVOLLER KANNST DU AUCH DAMIT UMGEHEN.

Warum wir so sind und doch anders

Welchem Geschlecht man sich zugehörig fühlt, hängt von ganz vielen Dingen ab, vor allem von diesen drei:

- **das biologische Geschlecht:** die Entwicklung der Geschlechtsorgane aufgrund der Biologie
- **die Geschlechterrolle:** wie du dich als Frau oder Mann verhältst
- **die sexuelle Orientierung:** zu welchem Geschlecht du dich hingezogen fühlst

All das spielt eine Rolle für deine Geschlechtsidentität. Also dafür, wie du dich als Frau oder Mann erlebst und verhältst und wen du liebst.

Die Hauptrolle in deiner geschlechtlichen Entwicklung spielen Hormone, Chromosomen und Gene. Sie entscheiden schon während der Schwangerschaft über die Biologie »männlich«, »weiblich« oder Zwischenformen davon. Sie prägen eine eher »männliche« oder »weibliche« Hirnstruktur. Die muss allerdings nicht zwingend eindeutig mit dem biologischen Geschlecht übereinstimmen. Du wirst also Männer sehen, die eher »weiblich« denken und sich verhalten, und Frauen, die eher »männlich« denken und sich verhalten – und alle erdenklichen Variationen davon.

In manchem sind sich Frau und Mann biologisch verblüffend ähnlich, in anderem unterscheiden sie sich deutlich. Die biologische Zweiteilung »Mann-Frau« ist kompliziert. Es muss bei der Menschwerdung ziemlich viel zusammenspielen, damit am Ende »eindeutig Mann« oder »eindeutig Frau« herauskommt. Doch meistens klappt's. Aber eben nicht immer. Und deshalb wird die Zweiteilung nicht allen Menschen gerecht. Daher gibt es auch die Kategorie »Divers«.

Obwohl weibliche und männliche Embryos Gemeinsamkeiten in der geschlechtlichen Anlage zeigen, entstehen danach Unterschiede in der Entwicklung. Ausschlaggebend dafür ist das Testosteron (Androgene) für die männliche Anatomie und die Östrogene für die weibliche. Doch sowohl Männer wie Frauen haben beide Hormone in sich, wenn auch in unterschiedlicher Mischung. Die Mischung von Östrogen und Testosteron ist außerdem individuell verschieden und ändert sich im Lauf des Lebens mehrfach.

Die Hormone sind auch verantwortlich für die Entwicklung bestimmter Fähigkeiten. Zwischen Zeugung und Geburt öffnen sich dafür immer wieder Zeitfenster. Beispielsweise für räumliches Sehen, also für die dreidimensionale Vorstellung. Bekommt der Embryo in dem entsprechenden Entwicklungszeitraum männliche Hormone ab (Testosteron), egal ob genetisch männlich oder weiblich, wird im Aspekt »3-D-Vorstellung« das Hirn »männlich« gepolt. Bleiben hingegen während dieses Zeitraums die männlichen Hormone aus, egal ob der Embryo genetisch männlich oder weiblich ist, wird das Hirn in diesem Aspekt »weiblich« gepolt.

Es spielen also nicht nur die Faktoren Chromosomen, Gene und Hormone eine Rolle, sondern auch, was in welchem Zeitpunkt während der stufenweisen Entwicklung des Embryos passiert. Deshalb kann man sagen: Es ist ein Lotteriespiel, wie wir werden.

DAS SOZIALE GESCHLECHT

BASICS

Etwa 75 Prozent der Menschen passen einigermaßen in **das Weiblich-Männlich-Schema**. Gemeint ist nicht die Biologie, sondern das soziale Geschlecht in Bezug auf die Gesellschaft. Die Mehrheit der Menschen entspricht also dem, was ihre Lebensumwelt sich vorstellt, wie ein Mann oder eine Frau normalerweise aussehen, wie sie sich verhalten und wie sie sprechen. Das sind bestimmte, meist willkürliche Kriterien, die nirgends geschrieben stehen. Doch die meisten wollen diesen Normen entsprechen. Denn dann gehört man dazu.

Das soziale Geschlecht (englisch: Gender) spielt eine Rolle, wenn es darum geht, Frauen und Männer »einzuteilen«. Es beschreibt zum Beispiel Unterschiede in Erziehung, Beruf und Beziehungen, Ernährung und Medizin, Umweltfaktoren ...

Nur 14 Prozent aller Männer schätzen sich als »ausgeprägt männlich« ein und nur 6 Prozent der Frauen als »absolut weiblich«. Und trotzdem verstehen sich 99 Prozent aller Menschen als Mann oder Frau. Die Realität ist trotz großer Eindeutigkeit bunter, gerechter und freier von starren Schubladen, als viele denken.

64 Prozent der Frauen finden es anziehend, wenn Männer auch weibliche Seiten haben. Hingegen findet nur jeder dritte Mann männliche Züge bei Frauen attraktiv.

Identitätsfragen, Respekt und Anerkennung finden aber fast alle Männer und Frauen wichtig und sie bekommen eine wachsende Bedeutung.

www.geschlechtergerechter.ch

Wir sind gleich

Unterschiedlich und doch so gleich – so sind Frau und Mann. Und wo können wir »gleich« eindeutig feststellen? An den Geschlechtsorganen und der Art, wie diese beschaffen sind. Sie sind von Anfang an nämlich identisch. Auch wenn sie sich im Aussehen scheinbar verändern, bleiben sie trotzdem »gleich«. Männliche und weibliche Embryos entwickeln zunächst identisch aussehende Geschlechtshöcker und -falten als Vorstufen der inneren und äußeren Geschlechtsorgane. Diese Fortpflanzungsorgane sind anfangs nicht voneinander zu unterscheiden. Noch können sie sich in die weibliche und männliche Richtung entwickeln. Doch die weibliche Anlage stellt zuerst einmal die Grundform dar.

Die identische Ausgangslage der Anatomie der Geschlechtsorgane ändert sich ab der 7. Schwangerschaftswoche, wenn für genetisch männliche Embryos männliche Hormone ausgeschüttet werden.

ENTWICKLUNG DER WEIBLICHEN & MÄNNLICHEN GENITALIEN

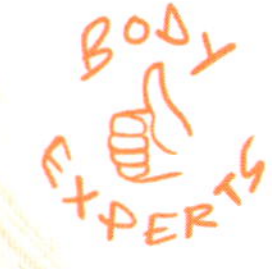

INDIFFERENTE ANLAGE

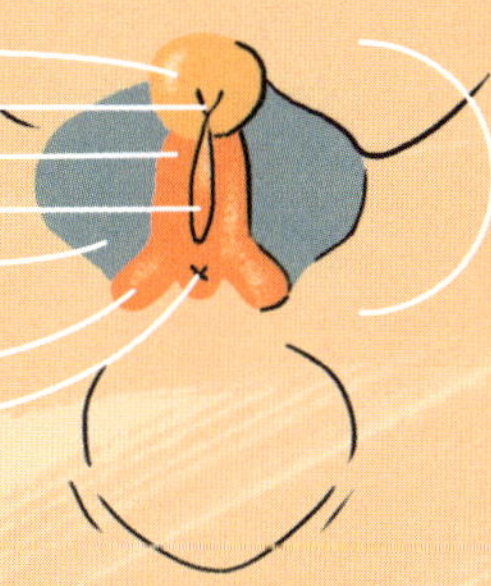

MÄNNLICH

WEIBLICH

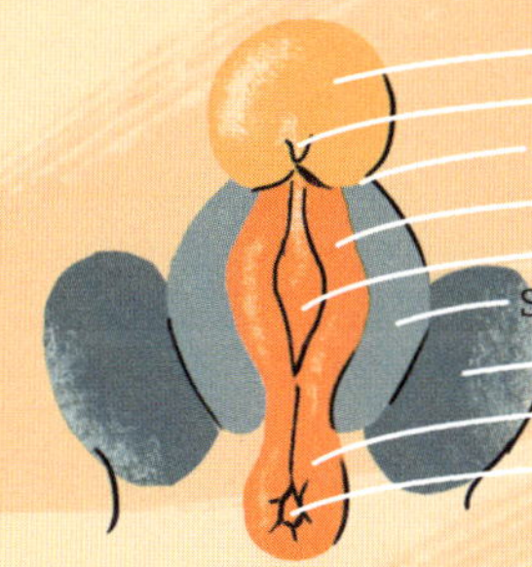

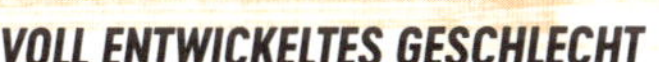

VOLL ENTWICKELTES GESCHLECHT

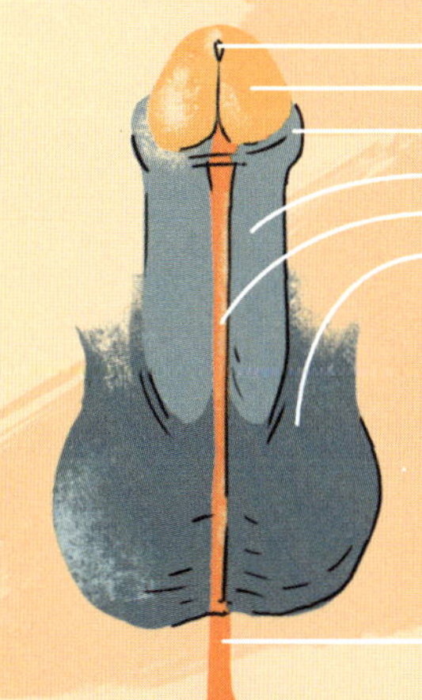

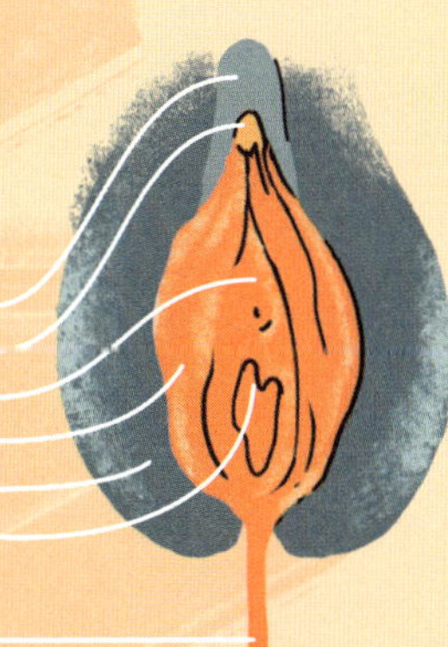

In der Folge schließen sich die winzigen, sichtbaren Vulvalippen (Labien) und formen sich zur sogenannten Penisnaht, die von der Vorhaut über das Vorhautbändchen und den Hodensack bis zum Damm verläuft. Ab der zwölften Schwangerschaftswoche sind bei weiblichen und männlichen Embryos die unterschiedlichen Genitalien gut erkennbar. Dennoch sind sie aus denselben »Bestandteilen« zusammengesetzt, nichts davon geht verloren. Die Schwellkörper der weiblichen Klitoris sind praktisch identisch mit den Schwellkörpern des männlichen Penis.

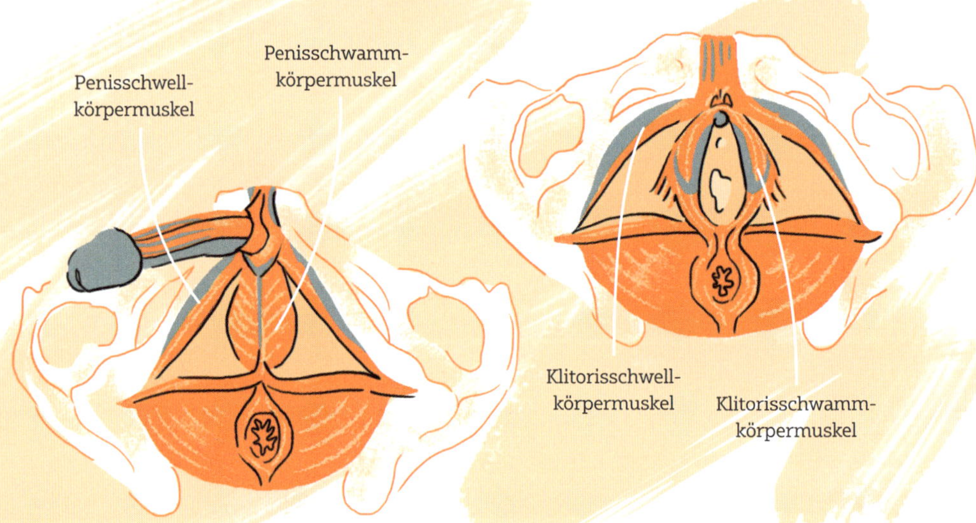

Die Penisspitze (Eichel) ist das Pendant zur Klitorisspitze. Obwohl sie viel kleiner ist, besitzt die Klitorisspitze doppelt so viele Nervenenden wie die Penisspitze. Das macht sie äußerst sensibel. Die Haut rund um den Penisschaft ist identisch mit der Haut der »Kapuze« (Vorhaut) über der Klitorisspitze. Die Penisnaht entspricht der inneren Vulva- oder Genitallippen. Die Haut der Hoden entspricht der Haut der äußeren Vulva- oder Genitallippen. Entsprechend kannst du dir vorstellen, wie sich Berührungen für den anderen anfühlen, wenn du dich selbst an diesen Stellen berührst.

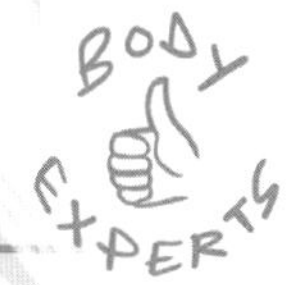

DIE KLITORIS IST EIN PENIS – DER PENIS IST EINE KLITORIS

Penis und Klitoris haben im Körperinneren identische Schwellkörper. Wozu sind die nützlich? Beim Mann sorgen sie für die Standfestigkeit des Penis. Doch hauptsächlich sind sie gut für den Lustgewinn. Dank ihnen ist Stimulation oder Geschlechtsverkehr lustvoll und angenehm und ein Orgasmus für beide Geschlechter möglich.

EINEN ENTSCHEIDENDEN UNTERSCHIED GIBT ES DENNOCH:

Der Penis ist ein Schnellstarter, wenigstens in jungen Jahren. Er macht sich dank des Erregungsreflexes gern selbstständig. Wie der Name »Reflex« sagt, ist das nicht kontrollierbar. Es genügt ein sinnlicher Reiz, und schon schwillt der Penis an. Selbstverständlich besitzt auch die Frau einen Erregungsreflex, der Lust auslöst. Doch oft nimmt die Frau ihre Erregung viel weniger wahr, weil sie diese, im Gegensatz zum Mann, nicht sehen kann. Zudem ist die Klitoris bedächtiger als der Penis und braucht ein wenig Zeit und lustvolle Stimulation, um anzuschwellen. Die Klitoris benötigt idealerweise fünfzehn Minuten »Aufwärmphase«. Dann kann sie saftig anschwellen und ihre volle Funktion erfüllen: Gute Durchblutung, schöne Empfindungen auslösen, genügend Druck aufbauen, um Feuchtigkeit in die Vagina-Innenwände zu transportieren, einen Orgasmus aufbauen und lustvoll entladen.

SIND X- UND Y-CHROMOSOM EBENBÜRTIG?

Seit den Anfängen des Lebens ist das Erfolgsrezept der menschlichen Entstehung so simpel wie genial. Und trotzdem komplexer als gedacht. Zwei Zellen, die zu einer verschmelzen, kombinieren ihr Erbgut und schaffen etwas Neues, von beiden Elternteilen Verschiedenes. Das elterliche Erbe ist nicht einfach ein »Materiallager«. Die DNA ist nicht das Ganze, sondern Bestandteil eines komplexen Prozesses mit zahlreichen Faktoren.

SO WIRD EIN MANN EIN MANN

Die **Chromosomen XY** bedeuten: Die Genetik ist männlich. Die weibliche X-Eizelle wurde mit einer männlichen Y-Samenzelle befruchtet. Ab der 7. Woche beginnt die geschlechtsspezifische männliche Entwicklung, angeregt durch die in der Gebärmutter ausgeschütteten männlichen Hormone (Testosteronbad). Es entsteht eine männliche Hirnarchitektur. Ist die »Zugabe« der Hormone während der gesamten Entwicklung des Hirns durchgängig männlich, kann ein »ganz« männliches Gehirn entstehen. Die inneren wie die äußeren Geschlechtsorgane werden in diesem Fall männlich. In der Pubertät entwickelt sich dieser Junge zum Mann. Das Umfeld behandelt ihn wie einen Jungen und einen Mann.

SO WIRD EINE FRAU EINE FRAU

Die **Chromosomen XX** bedeuten: die Genetik ist weiblich. Die weibliche X-Eizelle wurde mit einer weiblichen X-Samenzelle befruchtet. Die Entwicklung verläuft wie bei XY, nur erhält der Embryo kein Testosteron-Hormonbad. Geschieht kein Befehl: »mach männlich«, wird die Anlage im Zweifelsfall immer weiblich bleiben. Die Hirnstruktur ist weiblich. Gibt's keine Zugabe von männlichen Hormonen in der gesamten Hirnentwicklung, entsteht ein ganz und gar weibliches Gehirn. Sowohl die inneren wie die äußeren Geschlechtsorgane werden weiblich. In der Pubertät entwickelt sich dieses Mädchen zur Frau. Das Umfeld behandelt sie wie ein Mädchen und eine Frau.

Das Erbgut steckt in den Chromosomen im Zellkern. In der Regel besteht das Genom von Frauen und Männern aus 46 dieser fadenförmigen Gebilde, von denen je ein Paar das Geschlecht bestimmt: Frauen haben zwei XX-Chromosomen, Männer ein X- und ein Y-Chromosom. Der kleine Unterschied macht eineinhalb Prozent der DNA aus, gleichviel wie der Unterschied zwischen Mensch und Schimpanse.

AUF DEM MÄNNLICHEN Y SITZEN 32 BIS 36 GENE. AUF DEM WEIBLICHEN X HINGEGEN SITZEN MINDESTENS 5000 GENE.

Zum Beispiel erbt ein Junge die genetischen Voraussetzungen der Intelligenz von der Mutter, ebenso wie ein Mädchen, weil die Intelligenz vom X kommt. Auf dem Y-Chromosom sitzen die Informationen, die den Mann zum Mann machen. Doch die Genetik allein macht noch nicht die ganze Intelligenz aus. 45 bis 55 Prozent sind genetisch vererbt, den übrigen überaus wichtigen prägenden Beitrag leisten die Familie und das persönliche Umfeld.

MANN? FRAU? BEIDES?

Wenn in der Entwicklung zum männlichen Organismus der genetische Befehl: »mach männlich« (durch Testosteron-Gabe) fehlt, entwickelt der Embryo automatisch einen weiblichen Organismus, auch wenn er genetisch männlich ist. In ganz, ganz wenigen Fällen kann deshalb ein biologischer Junge äußerlich ein Mädchen sein, besitzt aber keine weiblichen Fortpflanzungsorgane. Ich habe eine Familie kennengelernt, da waren sogar zwei Mädchen von diesem Phänomen betroffen.

Ein Mädchen kann in der Entwicklung auch zu einem Jungen werden – außen Junge, innen Mädchen. Diese Kinder haben weibliche Chromosomen, doch aufgrund einer Enzymstörung kommt es schon vor der Geburt zu erhöhten Testosteron-Werten. Das genetisch weibliche Kind kommt mit einem Genital auf die Welt, das wie ein Penis oder eine große Klitoris aussieht. Genetisch ist es ein Mädchen mit Eierstöcken und Gebärmutter, sieht aber aus wie ein Junge.

Auch wenn die meisten Menschen entweder Frau oder Mann sind, entstehen Abweichungen. Die Grenzen zwischen den Geschlechtern sind fließend.

Das Ei ist immer weiblich. Mit ganz, ganz wenigen Ausnahmen.[5] Das Ei hat also ein X. Verschmilzt das Ei mit einem Spermium, das ein X transportiert, entsteht XX, also ein Mädchen. Transportiert das Spermium ein Y, entsteht ein Junge, also XY. XY-Individuen sind Männer, XX-Individuen sind Frauen. So ist die Regel. Doch diese hat Ausnahmen. Bei einer seltenen dritten Variante ist im Spermium gar nichts drin, also weder ein X- noch ein Y-Chromosom. Auch dieses befruchtete Ei wird ein Kind, aber mit unbestimmtem Geschlecht.

ES GIBT MENSCHEN, DIE NICHT EINDEUTIG ALS MANN ODER FRAU BEZEICHNET WERDEN KÖNNEN. DESHALB GIBT ES GESCHLECHTER-ABWEICHUNGEN.

Frauen können zudem ein X-Chromosom zu viel oder zu wenig haben, Männer ein X- oder ein Y-Chromosom zu viel. Unmöglich ist nur die Kombination YY, weil ein X-Chromosom für das Überleben in der Gebärmutter notwendig ist. Das heißt, ohne »weibliches« X lebt nichts.

Es gibt Personen mit »männlichem« XY-Chromosomensatz, aber funktionsuntüchtigen Hoden, sowie Personen mit »weiblichem« XX-

Chromosomensatz, aber männlichem Erscheinungsbild. Fortlaufend werden Besonderheiten entdeckt, die nicht in das binäre Schema von männlich und weiblich passen. Manches, was man für unmöglich hielt, kommt in der Natur doch vor. Nämlich, dass Männer und Frauen nicht nur im Wesen, sondern auch in ihrer Biologie das jeweils andere Geschlecht in sich tragen können. Bei einem 70-jährigen Mann, Vater von vier Kindern, entdeckte man bei einer Leistenoperation in seinem Bauch eine Gebärmutter. Bei einer schwangeren Frau entdeckte man durch Fruchtwasseruntersuchungen, dass ihr eigener Körper zu einem großen Teil aus männlichen Zellen mit XY-Chromosomen besteht. Jede hundertste Person hat irgendeine Art Abweichung der Geschlechtsentwicklung.

JEDE HUNDERTSTE PERSON HAT IRGENDEINE ART ABWEICHUNG DER GESCHLECHTS-ENTWICKLUNG.

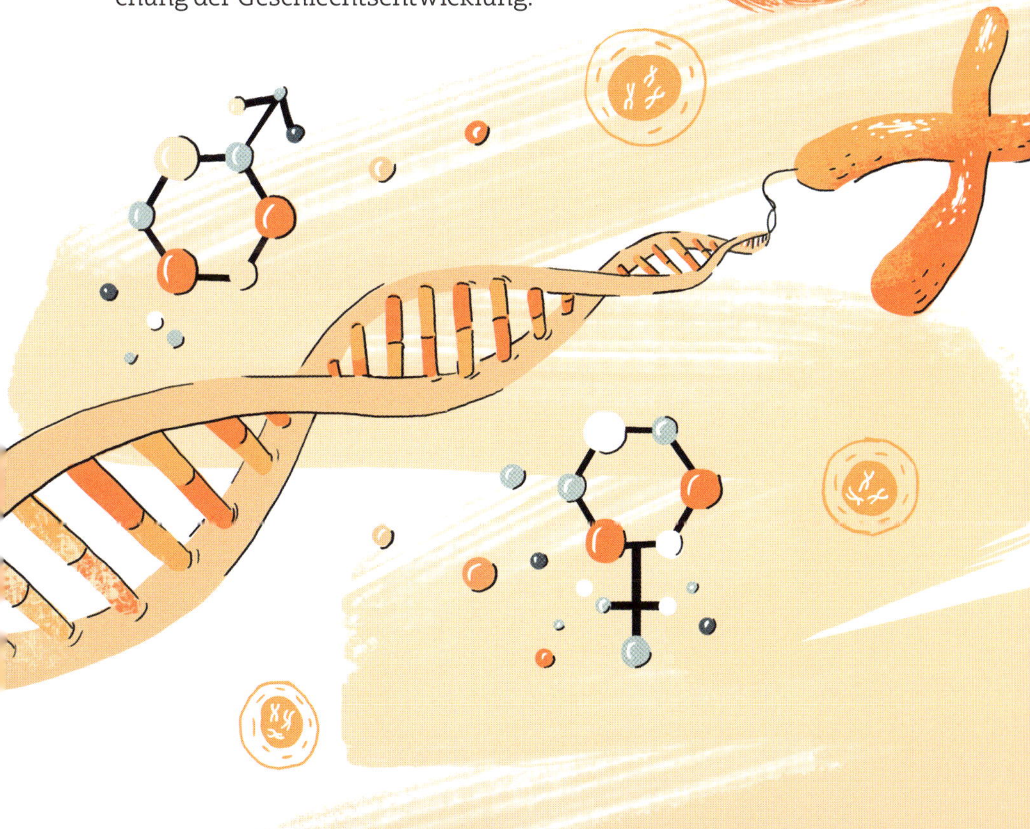

Sex und Identität – eine diverse Geschichte

Dich selbst zu finden, ist die große Herausforderung des Erwachsenwerdens. Immer deutlicher kommen deine eigene Persönlichkeit, dein Wesen, dein Charakter und deine (familiären) Prägungen zum Vorschein. Du bekommst hoffentlich die Chance, dich entsprechend deinem Temperament, deiner Talente und deiner Interessen zu entfalten. Je uneingeschränkter du dich entwickeln darfst, desto besser findest du heraus, wer du bist und was zu dir passt. Je mehr Einklang zwischen deinem Wesen und deinem Körper entsteht, desto eher kannst du mit dir selbst glücklich sein. Deshalb ist es wichtig, dass sich auch dein sexuelles Wesen und deine Geschlechtsidentität stimmig entwickeln können. Dazu gehören drei wesentliche Fragen:

WIE BIN ICH?
Biologie
WER BIN ICH?
Geschlechterrolle
WEN LIEBE ICH?
sexuelle Anziehung oder Orientierung

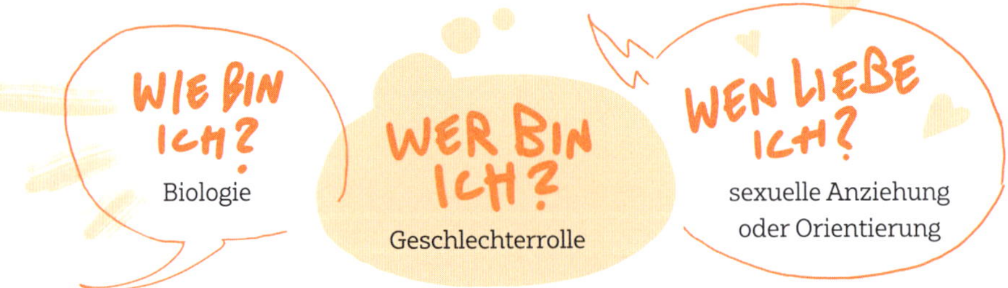

Die meisten Menschen finden im Lauf ihrer Entwicklung vom Kind zum Erwachsenen eine eindeutige Antwort. Für einige fällt die Antwort bunter und vielfältiger aus, also divers oder queer. »Divers« oder »queer« sind Überbegriffe, die Menschen meinen, die nicht in die eindeutige gesellschaftliche Mann-Frau-Lebens- und -Liebesnorm passen. Sie sind in ihrer Geschlechtsidentität und in ihrer sexuellen Orientierung anders als die große Mehrheit. Doch damit hat die Gesellschaft manchmal so ihre Mühe.

SEXUELLE ORIENTIERUNG

Nicht jedem gefällt der gleiche Typ Mensch. Zum Glück! Wenn du jemanden anziehend findest, spielen deine Gefühle verrückt. Selbst wenn du nicht verliebt bist, kann dich jemand körperlich und emotional stark faszinieren und in seinen Bann ziehen. Vor allem während sich deine Sexualität entwickelt, können beide Geschlechter bei dir romantisches und sexuelles Verlangen auslösen. Doch das hat erst mal gar nicht viel für deine sexuelle Orientierung zu bedeuten.

TRÄUME UND FANTASIEN

BASICS

Träume und Fantasien sagen nichts über die sexuelle Orientierung aus. Sie sind, was sie sind: Träume und Fantasien. Jede/r erlebt sie. Viele Heterosexuelle haben erotische Träume mit Menschen gleichen Geschlechts und viele Homosexuelle erotische Fantasien vom Gegengeschlecht. Du kannst den Körper des gleichen Geschlechts zudem anziehend finden und beim Ansehen erregt werden, aber auch das bedeutet noch nichts. Wichtig ist, mit wem du dich tatsächlich auf eine Beziehung einlassen willst.

Fühlen sich Mann und Frau körperlich zueinander hingezogen, nennt man das **Heterosexualität** (Cis). In den meisten Gesellschaften gilt das als normal, und die große Mehrheit der Menschen empfindet und lebt auch so.

Fühlt sich ein Mann zu einem Mann (schwul) oder eine Frau zu einer Frau (lesbisch) hingezogen, spricht man von **Homosexualität**. Homosexuell liebende Menschen werden noch immer in verschiedenen Teilen der Welt diskriminiert oder sogar verfolgt und getötet.

Wenn sich jemand sowohl zu Männern als auch zu Frauen hingezogen fühlt, spricht man von **Bi-Sexualität**. Weitere Formen der sexuellen Orientierung sind zum Beispiel Menschen, die überhaupt kein Interesse an Sex haben. Sie bezeichnen sich als **asexuell**.

Unter der Abkürzung LGBTQI (oder Varianten des Kürzels) vereinen sich Menschen, die sich außerhalb der Schubladen verstehen: Lesben, Gays/Schwule, Bisexuelle, Trans-Menschen, Queere, Intersexuelle. Mit **Queer** sind alle geschlechtlichen Identitäten oder sexuellen Orientierungen gemeint, die von den Heteronormen (Cis) abweichen.

Die LGBTQI-Kategorien sagen noch nichts darüber aus, wie glücklich jemand in Bezug auf seine Geschlechtsidentität ist und wie sehr er oder sie sich in seinem Körper zu Hause fühlt und ihn »bewohnt«. Ein wichtiger Baustein, um für dich herauszufinden, wer und wie du bist, ist Aufklärung. Die richtigen Informationen zu haben, hilft dir, dich im Dschungel der Gefühle von Identität und Anziehung nach und nach zurechtzufinden, dich mit deinem Körper anzufreunden und deine sexuelle Identität zu festigen.

GEGEN DISKRIMINIERUNG UND GEWALT

Diskriminierung ist, wenn jemand aufgrund seiner oder ihrer Hautfarbe, Geschlecht, Aussehen, Gruppenzugehörigkeit oder Nationalität benachteiligt oder bedroht wird. Körperliche Gewalt und diskriminierende Äußerungen (zum Beispiel Drohungen, Demütigungen oder Beleidigungen) – auch online – sind strafbar.

Laut Gesetz darf dir niemand schaden oder dich benachteiligen, egal, wen du liebst, welches Geschlecht für dich das Richtige ist, wo du herkommst, ob du mit Behinderung lebst, welche

Hautfarbe du hast und zu welcher Religion du dich zugehörig fühlst. Wenn du von Gewalt betroffen bist, lass dir helfen. Hol dir Hilfe bei einer Opferberatungsstelle, wenn du selbst von Gewalt betroffen bist oder siehst, dass jemand diskriminiert wird und Unterstützung braucht.
Lass dir auch helfen, wenn du selbst zum Täter geworden bist. Zum Beispiel, wenn dich öfters Wut überfällt und in Gewalt umschlägt: körperliche Gewalt (schlagen, schubsen, treten, mit Gegenständen werfen), verbale Gewalt (beschimpfen), psychische Gewalt (drohen, Angst machen, mobben, stalken), sexualisierte Gewalt (unerwünschte Berührungen bis Vergewaltigung). Suche dir Unterstützung oder vertraue dich einer nahestehenden Person an.

Hier findest du Hilfe:
www.weisser-ring.de
www.opferhilfe-schweiz.ch
www.147.ch

Wäre es nicht schön, wenn jeder Mensch sein und lieben, tun und lassen, aussehen und anziehen könnte, was, wen und wie es ihm entspricht? Ohne dafür herabgesetzt zu werden? Niemand müsste in eine bestimmte Schublade passen, selbst dann nicht, wenn es die Mehrheit der Menschheit sogar tut. Stell dir vor, diese Mehrheit hätte die Großzügigkeit, einige Menschen anders sein zu lassen. Stell dir vor, welche Erleichterung es für die »Nicht-in-die-Schublade-Passenden« wäre, wenn die Gesellschaft sich von der Vorstellung verabschiedet, dass alle Menschen entweder in eine rosa oder eine blaue Geschlechtsschublade passen müssen.

Dann müssten keine homosexuellen Menschen mehr in »hetero« umgepolt werden (man nennt das auch Konversionstherapie), noch müssten Trans- oder Intermenschen in ihrem Geschlecht und ihrem Genital hormonell und operativ angeglichen werden.[6] Oder nur, wenn sie das wollen. Diese Menschen erfahren noch immer viel Leid, weil ihnen vermittelt wird, dass sie nicht in Ordnung sind, wie sie sind. Manche werden deswegen depressiv oder nehmen sich in ihrer Not sogar das Leben. Andere erhofften sich »Heilung« durch Gott, damit sie endlich inneren Frieden finden und dazugehören. Doch dann wurden viele nur noch mehr verletzt. Queer-Menschen sind eine Aufforderung an die Gesellschaft, endlich die Normen aufzubrechen, wie Männer und Frauen zu sein haben.

Wie schön wäre es, wenn jeder Mensch erleben könnte, dass er oder sie gewollt und geliebt ist, ganz genau so, wie er oder sie ist.

LESETIPP

→ Die Zeiten gendern sich! **»Das Arbeitsheft – Schule gegen Sexismus«** von Pinkstinks ist eine bundesweite Bildungskampagne gegen Sexismus. Neben den Themen Abwertung von Mädchen, Homo-Feindlichkeit und Genderstereotype werden auch Sexismus in der Werbung, Abwertung von Jungen und unbewusste Vorurteile besprochen.[7]

DU BIST GUT SO,
WIE DU BIST.
DU WIRST GELIEBT. UND
GOTT LIEBT DICH. DU
MUSST DICH NICHT
VERÄNDERN.

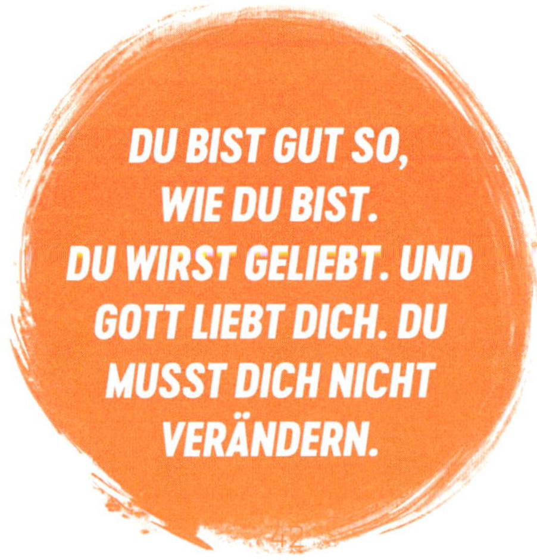

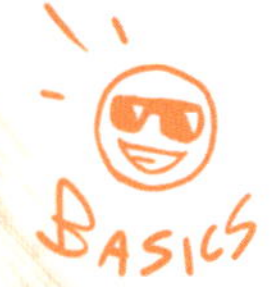

VIELFÄLTIGE, BUNTE IDENTITÄTEN

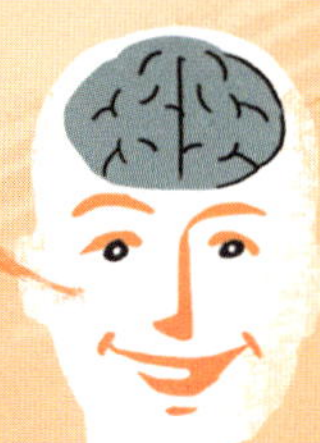

GESCHLECHTSAUSDRUCK

Wie sich eine Person anderen gegenüber präsentieren möchte. z. B. durch Kleidung, Haarschnitt, Interessen oder Hobbys.

Geschlechterrollen und was »maskulin« oder »feminin« gilt, ist überall und in jeder Epoche und Kultur unterschiedlich.

GESCHLECHTSIDENTITÄT

Mit welchen Geschlechtern sich eine Person identifiziert

Die Geschlechtsidentität hat nicht zwingend etwas mit Genitalien, Körperteilen oder bestimmten Verhaltensweisen zu tun!

BIOLOGISCHES GESCHLECHT

Das Geschlecht, mit dem eine Person geboren wurde.

Es wird männlich, weiblich und intergeschlechtlich unterschieden. Wobei es unter dem Begriff Intersexualität über 80 Varianten der biologischen Geschlechtsentwicklung gibt.

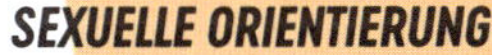

SEXUELLE ORIENTIERUNG

Zu welchem oder welchen Geschlechtern sich eine Person hingezogen fühlt.

Heterosexuelle fühlen sich zum jeweils binären Geschlecht hingezogen. Homosexuelle zum gleichen Geschlecht. Bisexuelle zu sowohl als auch. Asexuelle spüren keine bis wenig sexuelle Anziehung.

Julie Rodgers nennt sich selbst eine »Überlebende« der Konversionstherapie. Sie arbeitete jahrelang für die größte christliche Organisation, die Homosexuelle und Trans-Menschen »umpolen« wollte. Diese Organisation wurde kürzlich nach über 30 Jahren aufgelöst und ihr damaliger Leiter sagte: »Wir wollten eine Gemeinschaft schaffen, aber wir haben den Menschen geschadet.« Julie Rodgers sagt zu ihrem Weg raus aus der Organisation: »Mir fehlte die Gemeinschaft. Aber ich musste gehen, um gesund zu werden. Mir war klar geworden, dass ich so krank und bedürftig war, weil es in meinem Leben nicht eine Person gab, die sagte: ›Du bist gut so, wie du bist. Ich liebe dich. Und Gott liebt dich. Du musst dich nicht verändern.‹«

VOLL KRASS

FILMTIPP

→ Der Dokumentarfilm **»Pray Away«** (2020) von Kristine Stolakis

Junge oder Mädchen – wie muss ich sein?

Fällt es dir leicht, deinen Körper zu lieben? Wie gehst du mit den vielen »Vorgaben« um, die dir jeden Tag begegnen? Was einen nicht alles so quälen kann: die richtige Größe, die richtige Form, die richtige Kleidung, die richtige Art, sich zu bewegen. Ständig ist da dieser Druck, den Anforderungen der »Norm« nicht zu genügen: zu dick, zu dünn, zu groß, zu klein, zu kurvig, zu schmal, zu wenig muskulös, die Nase zu schief.

Und dann geistern viele Vorstellungen herum, wie Jungs oder Mädchen zu sein haben. Wer sich die Fingernägel lackieren oder Fußballspielen darf, wer Hosen anziehen muss und wer High Heels tragen kann. Welche Berufe zu einer Frau und welche zu einem Mann passen. Doch eigentlich ist das nirgends festgeschrieben. Du darfst so sein, wie du dich wohlfühlst. Doch weil die Gesellschaft oft so festgelegte Vorstellungen hat, kann es schwierig sein, wenn man nicht »typisch« weiblich oder männlich tickt.

So kann es passieren, dass ein Mädchen, das eher wild und jungenhaft ist, sich fragt, ob es vielleicht eigentlich ein Junge ist. Und verträumte Jungs, die still und sensibel sind, könnten meinen, sie seien tief in sich drin Mädchen. In ihrem Anderssein fühlen sie sich in dem Geschlecht, zu dem sie gehören, fehl am Platz. Sie denken, als das andere Geschlecht wären sie endlich »richtig«. Das Leben würde nicht mehr diese riesige Bürde sein, der man sich nie gewachsen fühlt. Der Begriff dafür lautet Geschlechtsdysphorie und bedeutet »fehlende Übereinstimmung«.

NICHT SO ZU TICKEN WIE ALLE ANDEREN, KANN GANZ SCHÖN SCHWIERIG SEIN!

Als Folge einer Geschlechtsdysphorie werden oft Depressionen und soziale Ängste genannt. Es könnte aber auch umgekehrt sein: dass Depressionen, soziale Ängste oder eine extreme Fixierung auf vermeintliche Körpermängel erst eine Geschlechtsdysphorie auslösen. Die Kinder- und Jugend-Psychotherapeutin Monika Albert erlebt es jedenfalls in ihrer Beratungspraxis oft: Wenn depressive und sozial-ängstliche Symptome erfolgreich behandelt werden, verändert sich oft auch die Sicht auf die eigene Geschlechtsidentität wieder.[8]

Falls dich diese Fragen umtreiben, such dir Hilfe, um zu dir selbst zu finden, und gibt dir dafür Zeit. Lass dich nicht vorschnell in Richtung einer hormonellen oder sogar operativen Geschlechtsangleichung drängen. Es ist gar nicht einfach, zwischen einer echten Transgeschlechtlichkeit und einer heftigen Identitätskrise in der Entwicklung zu unterscheiden. Eine »echte« Geschlechtsdysphorie betrifft häufiger Jungs als Mädchen. Doch die Zahl der Mädchen, die sich eine »Transition« (hormonelle und operative Geschlechtsangleichung) wünschen, ist in den letzten Jahren überproportional gestiegen. Gleichzeitig bereuten einige den endgültigen Schritt im Nachhinein. Deshalb werden Stimmen laut, welche geschlechtsangleichende Operationen und Hormonabgaben bei Minderjährigen verbieten möchten. Doch dadurch werden Betroffene nicht geschützt. Nicht der Zugang zu medizinischen Behandlungen sollte verboten werden. Sondern trans Kinder und Jugendliche brauchen vor allem mehr Beratungs- und Begleitungsangebote.

FILMTIPPS

- **»Endlich Ich! - Sophie, Luca und Nora über das Leben als Transmenschen«** 37 Grad[9]
- Der Dokumentarfilm **»The Trans Train« (2019)** aus Schweden[10]

BUCHTIPP

- **»Ich bin Linus«** Linus Giese[11]
- **»Trans.Frau.Sein.«** Felicia Ewert[12]

Mädchen machen in der Pubertät häufiger eine umfassende Identitätskrise durch, die sich bis zur totalen Ablehnung des eigenen Körpers steigern kann. Mit einer hilfreichen psychiatrischen Begleitung kann sich so eine Krise auch wieder auflösen.

Für eine Transition braucht es eine ärztlich bescheinigte Diagnose. Seinen Körper an die gefühlte Geschlechtsidentität anzugleichen, ist einschneidend und unumkehrbar. Es lässt sich nicht mehr rückgängig machen, wenn Brüste, Gebärmutter und Eierstöcke entfernt sind und die Stimme tief geworden ist. Wer sich geschlechtlich angleicht, muss ein Leben lang Hormone mit starken Nebenwirkungen nehmen. Für Kinder und Jugendliche gibt es die

Möglichkeit, mit sogenannten Pubertätsblockern die Pubertät hinauszuschieben (diese hemmen die Bildung von Östrogenen und Androgenen). Damit will man Zeit gewinnen, um eine endgültige Entscheidung für oder gegen eine Transition aufzuschieben. Doch auch diese Pubertätsblocker sind extrem starke Medikamente mit gravierenden Auswirkungen auf die körperliche Entwicklung. Auch diese Folgen sind nicht rückgängig zu machen

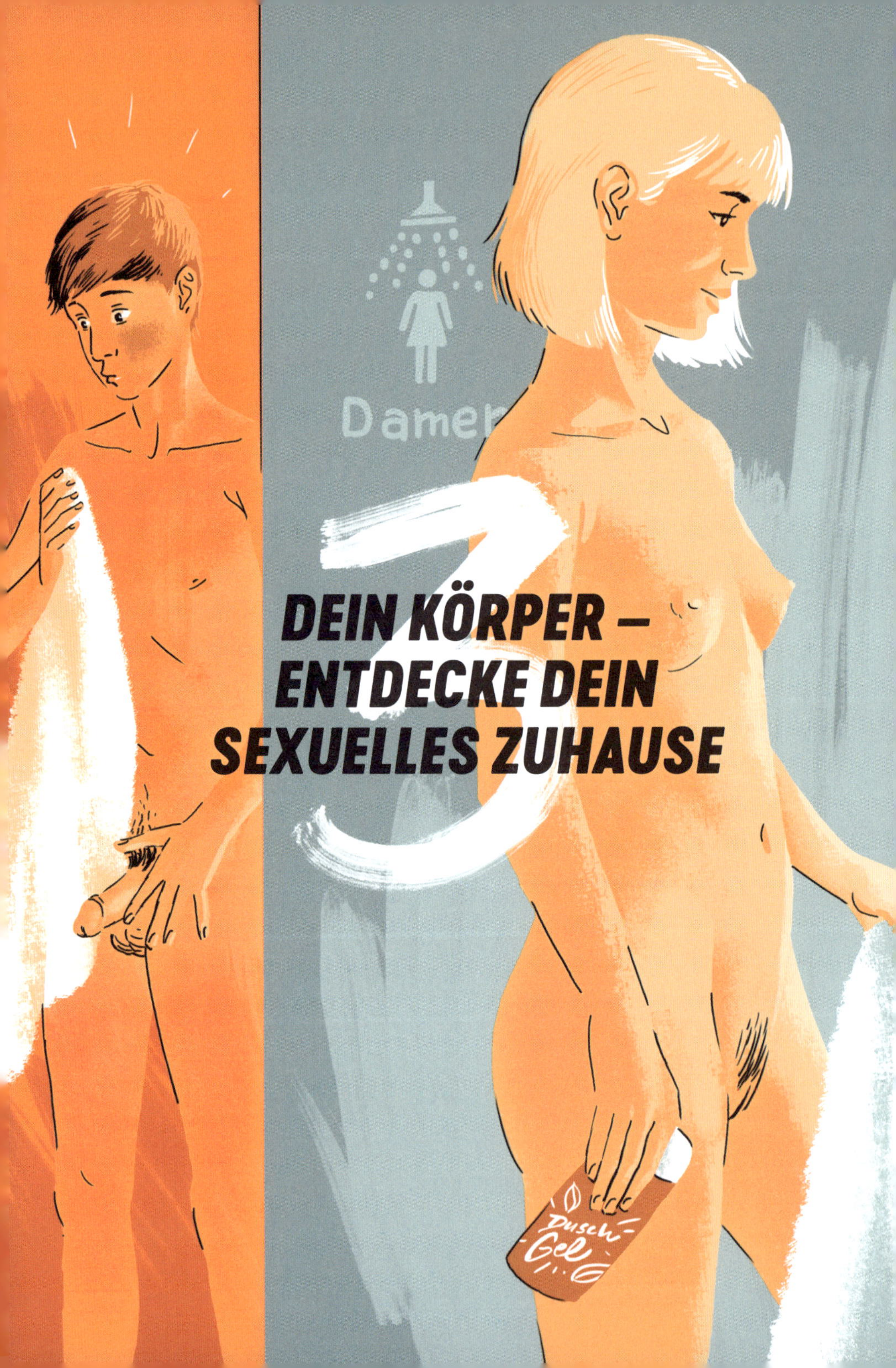

3 DEIN KÖRPER – ENTDECKE DEIN SEXUELLES ZUHAUSE

So, jetzt aber endlich los in die abenteuerlichen Täler und Hügel und Feuchtgebiete des menschlichen Körpers – deinem sexuellen Zuhause!

In der Regel geht es bei Mädchen mit der Pubertät früher los als bei Jungs. Ohne dass du es bewusst steuerst, fängt dein Körper an, sich zu verändern. Und nicht alles daran gefällt dir vielleicht. Es ist schwer, sich in dieser Zeit einfach okay zu finden. Zumal man sich ja immer gern mit anderen vergleicht und in den eigenen Augen dann vielleicht schlechter abschneidet. Aber die Pubertät verläuft nicht nach festen Regeln. Es gibt kein Richtig oder Falsch. Wenn du dich schneller oder langsamer entwickelst als deine Freundinnen und Freunde – mach dir keinen Stress! Du kannst es eh nicht beeinflussen, und die anderen übrigens auch nicht.

WAS PASSIERT, PASSIERT, UND ES DAUERT SO LANGE, WIE ES DAUERT.

Deine Aufgabe ist es, dir deine eigene, individuelle Sexualität anzueignen und weiterzuentwickeln. Dich mit deinem sich verändernden Körper auseinanderzusetzen. Und das ist auch nicht so einfach in einer Welt voller mehr oder weniger geschönter Social-Media-Bilder und jeder Menge Sex und Erotik an jeder Ecke. Das andere Geschlecht wird interessant, ist aber auch echt geheimnisvoll. Daher kann es nicht schaden, zu wissen, was beim jeweils anderen Geschlecht im Moment abgeht.

#BOYS

Bist du ein Junge, kreisen dein Denken und deine Fantasien während der Pubertät wahrscheinlich ziemlich viel um Sexuelles. Mädchenfantasien sind meist deutlich romantischer geprägt. Jungs sind in Bezug auf Sexualität oft offen. Sie eignen sich Sexualität unbefangen an, probieren aus, entwickeln weiter und werden aktiv. Viele messen sich gern mit anderen und tun das auch im Hinblick auf Sexualität. Wer hat den

Größten? Wer hat zuerst Intimhaare und Bartwuchs? Wer hat schon mal ein Mädchen geküsst oder ihre Brust angefasst? Wer hat mehr Muckis? Wettpissen und Wettwichsen, das gibt's nur bei Jungs. Das Testosteron sorgt dafür, dass Jungs sexuell impulsiver und aktiver sind und bei ihnen körperliche Sehnsüchte mehr Raum einnehmen. Jungs wollen Erregung spüren und eine konkrete Person sexuell begehren. Sie sind direkter und stärker mit der sexuellen Entwicklung ihres Körpers konfrontiert, weil Erektion und Samenerguss eben ziemlich deutlich wahrnehmbar sind, und deshalb beschäftigen sie sich auch mehr mit diesen Dingen. Was nicht heißt, dass sie nicht auch interessiert an Zärtlichkeit und Bindung wären.

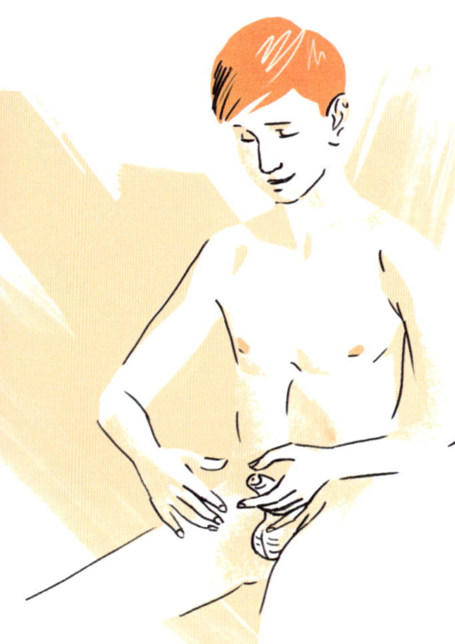

#GIRLS

Bei Mädchen geht es in Gesprächen mit Eltern oder Freundinnen meistens um diese Themen: Entwicklung der Brüste und erste Menstruation. Beides sind heiße Themen und du kannst die Veränderungen an deinem Körper direkt beobachten! Jetzt, wenn du eine Frau wirst, sind auch Themen spannend, die mit der Fortpflanzung

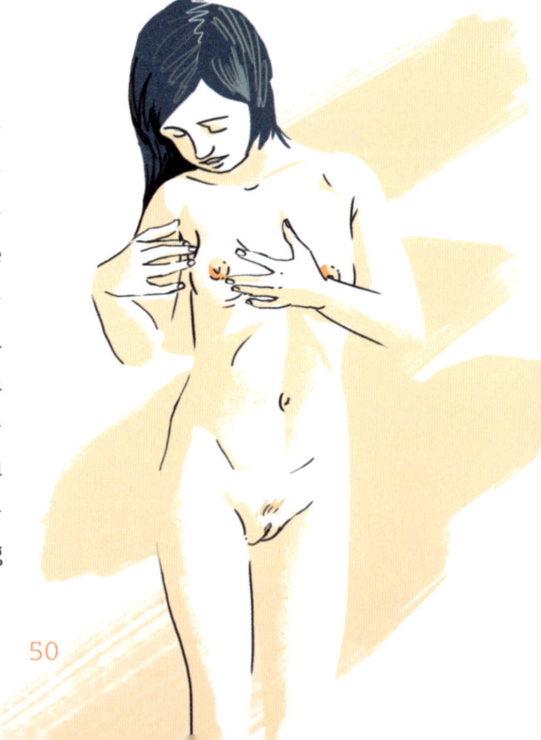

zu tun haben: Verhütung, Geschlechtskrankheiten, Schwangerschaft. Und natürlich genauso die Entdeckung deiner Lust. Schau dich mal in deinem Verwandten- und Bekanntenkreis nach Frauen um, denen du zutraust, dir auch in dieser Hinsicht gute Gesprächspartnerinnen zu sein.

Weil Erziehung und Aufklärung immer noch meist mehr von Müttern, Erzieherinnen oder Lehrerinnen gewuppt werden als von männlichen Bezugspersonen, fehlen Jungs oft erwachsene Männervorbilder oder Ansprechpartner, denen sie vertrauen und bei denen sie ihre Fragen loswerden können. Auch wenn das eigentlich nicht deine Aufgabe ist, sondern die der Erwachsenen – vielleicht gibt es da jemanden, dem oder der du zutraust, Bescheid zu wissen und dir wertvolle Antworten zu liefern, damit du nicht nur bei Gleichaltrigen oder im Internet danach suchen musst.

AUFKLÄRUNGSTHEMEN IN DER SCHULE

PASS AUF!

So sieht Aufklärung in der Schule aus: 80 Prozent Penis, 10 Prozent Aids und Geschlechtskrankheiten und dann vielleicht noch ein bisschen weiblicher Zyklus und Schwangerschaft. Warum? Weil Erektion und Ejakulation für die Befruchtung unerlässlich sind. Deshalb stehen die sexuelle Erregung des Mannes und sein Orgasmus meist im Zentrum. Weil für die Fortpflanzung die Lust der Frau nicht »notwendig« ist, wird sie oft einfach ignoriert. Sex-Praktiken, die keinen erigierten Penis beinhalten, werden oft nicht zum »echten« Sex gezählt.

Über Sexthemen zu reden, ist was für Mädchen *und* Jungs! Das ist nichts, was man nur mit sich selbst ausmachen sollte. Wenn du später mit deinem Lieblingsmenschen guten Sex haben willst, geht das auch nicht ohne Reden. Deshalb ist es schlau, früh damit anzufangen.

»Schön und gut, nur wo sind meine Ansprechpersonen?«, fragst du dich vielleicht. Mit wem kannst du über Sex-Themen sprechen?

Über Sexthemen zu reden, ist was für Mädchen und Jungs!

Okay: Wen siehst du vor dir, der oder die bei den folgenden Fragen vermutlich nicht zusammenzuckt:

Was ist zu tun bei unerwünschten Erektionen?

Was mache ich, wenn ich nachts komme und Masturbationsflecken im Bett sind?

Wie kann ich meine Lust gut entdecken und ausprobieren?

Was sind die besten Menstruationsartikel und Wohlfühlhilfen?

Wie gehe ich mit meinen Sex-Wünschen um? Was ist möglich, was ist erlaubt?

Na, fällt dir jemand ein? 😉

Wenn der Körper erwachsen wird

Ob männlich oder weiblich, du solltest am besten über beide Körper Bescheid wissen.

Vorneweg: der Frauenkörper wird in diesem Kapitel ein bisschen mehr Platz bekommen als der Männerkörper. Das ist keine Diskriminierung, sondern liegt in der Natur der Sache. Es gibt nämlich kein menschliches Leben ohne den Frauenkörper, der es austrägt. In diesem Körper ist einfach unglaublich viel los, besonders in der Pubertät. Plötzlich kriegt er Brüste, wo vorher keine waren, und blutet einmal im Monat. Der weibliche Hormonhaushalt ist ständig in Bewegung. Deshalb gehen Frauen zum Teil bereits mit zwölf Jahren zum ersten Mal zur Frauenärztin (Gynäkologin). Männer dagegen lassen sich schon mal bis zu sechzig Jahre Zeit, um einen Urologen oder Männerarzt (Andrologen) aufzusuchen.

Jetzt ist es Zeit, dir deinen Körper mal wirklich genau anzusehen. Schau dich im Spiegel an, betrachte die Formen deines nackten Körpers, berühre ihn und entdecke all seine versteckten Stellen. Vor allem auch die, die sonst keiner sieht. Deinen Körper richtig kennenzulernen, ist der erste Schritt Richtung Sex.

JE WOHLER DU DICH IN DEINEM KÖRPER FÜHLST, DESTO SCHÖNER UND ATTRAKTIVER WIRST DU DICH SELBST FINDEN – UND DIE ANDEREN AUCH.

Versuch mal, die ganzen Schönheitsideale, die dir überall auf Social Media begegnen, wenigstens kurz aus deinem Kopf zu verbannen. Die wechseln nämlich eh ständig. In der Barockzeit galten füllige Körper als schön, in den 1970er-Jahren extrem dünne. Aktuell sind große Hintern und schmale Taillen angesagt und nächstes Jahr vielleicht wieder etwas anderes. Und wer das eigentlich bestimmt und warum, weiß eh niemand. Wir reden darüber noch.

Größe und Aussehen von Penis, Brüsten oder sonst was sind übrigens überhaupt nicht entscheidend. Das einzig Wichtige ist, dass du deinen Körper kennst und weißt, wie er auf Berührungen reagiert, was dir guttut und was nicht. Dein Körper ist dein Haus, deine äußere Hülle, dein Mittel zu tausend Zwecken und deine »erotische Nutzfläche« – deshalb verbünde dich mit ihm! Sieh ihn als deinen Freund oder deine Freundin und betrachte ihn auch so. Deine beste Freundin beäugst du ja auch nicht superkritisch und hast dauernd etwas an ihr auszusetzen. Sondern du magst sie, du feierst sie, du unterstützt sie und findest sie gut. Wenn du so auch mit deinem Körper umgehst, hilft das deinem Selbstwertgefühl und gibt dir Sicherheit.Beides brauchst du auch, um gegenüber anderen Menschen gesunde Grenzen zu setzen und dich zu schützen.

BIOLOGISCHER HÖHEPUNKT DES LEBENS

BASICS

Mit der Adoleszenz, dem Erreichen der maximalen Körpergröße, ist bei Frauen mit dem 16. und bei Männern mit dem 18. Lebensjahr biologisch gesehen der Höhepunkt des Lebens erreicht. Ab da geht es abwärts. 😊 Während die Hoden der Männer bis ins hohe Alter Samenzellen produzieren, haben Frauen in den Eierstöcken einen Vorrat von etwa 400 000 Eizellen. Der reicht bis zum Ende der Fruchtbarkeit.

Von der Geburt bis zur Pubertät produzieren Hoden und Eierstöcke noch kaum Hormone. Deshalb sind kleine Jungs und Mädchen sich körperlich erst mal noch sehr ähnlich. Vergleichbar mit den Vorgängen beim Embryo im Mutterleib, verstärkt die Pubertät dann aber die Unterschiede zwischen Jungen und Mädchen dramatisch. Unmengen Hormone krempeln Kopf und Körper grundlegend um. Bei Jungen schwellen die Muskeln, bricht die Stimme, wächst ein Bart, und der Körper beginnt, Sperma zu produzieren. Mädchen bekommen Brüste, die Figur rundet sich, die Monatsregel (Periode, Menstruation) setzt ein und sie bekommen ebenfalls vermehrte Behaarung. Gemeinsam ist beiden Geschlechtern, dass sie sich sexuell zueinander hingezogen fühlen. Und sich einig darüber sind, dass Eltern nerven und die peinlichsten Personen auf diesem Planeten sind.

SPERMARCHE UND MENARCHE

BODY EXPERTS

Zwischen dem 10. und 16. Lebensjahr, am Übergang vom Kind zum Erwachsenen, hat die Natur ihre eigenen Initiationsriten eingerichtet (das sind Übergangsrituale, von einer Phase in die andere): die Menarche, das erste Auftreten der Regelblutung bei der jungen Frau, und die Spermarche, der Beginn der Spermienproduktion, beim jungen Mann. Der folgt bald die Pollution, der erste Samenerguss.

Bei Mädchen ist der Zeitpunkt der ersten Menstruation (Regelblutung) sehr unterschiedlich und hängt von der körperlichen Reife und auch vom Körpergewicht ab. 90 Prozent der Jungen erleben ihre erste Ejakulation zwischen 13 und 14 Jahren. Ab jetzt ist es für den Jungen möglich, ein Kind zu zeugen, und für das Mädchen, schwanger zu werden.

Während bei Mädchen die erste Menstruation oft wie ein Geburtstag gewürdigt wird, wird der erste Samenerguss bei Jungs leider eher als Peinlichkeit behandelt. Schade, denn es ist der erste Schritt ins Mannwerden und damit auch ein Anlass zum Feiern.

SUPERSENSIBLE ACHTERBAHN

Nicht nur dein Äußeres verändert sich in der Pubertät, sondern auch deine Wahrnehmung und deine Gefühle. Die Hormone können dein Gefühlsleben ganz schön durcheinanderbringen. Manchmal bist du superempfindlich und extrem reizbar und wütend. Oder du wirst schweigsam und verkriechst dich in deinem Zimmer. Vielleicht weinst du über jede noch so kleine Kleinigkeit oder platzt fast vor Lachen, ohne so richtig zu wissen, warum. In einem Moment fühlst du dich super, dann wieder plagen dich Ängste und Zweifel. Was auch immer du gerade erlebst – keine Sorge, das ist alles ganz normal!

Auch normal und richtig: Dein sexuelles Verlangen und erotische Fantasien erwachen. Du bist vielleicht zum ersten Mal in jemanden verliebt, fühlst dich unwiderstehlich zu ihm oder ihr hingezogen und denkst dauernd an diese Person. Und wenn du ihr/ihm gegenüberstehst, wirst du ganz nervös und unsicher, willst ihm/ihr aber andererseits auch zeigen, dass du ihn/sie magst ...

Dir bleibt vielleicht die Luft weg, das Blut schießt in den Kopf, der Mund wird trocken, du schaust zu Boden und bringst kein Wort hervor. Und wenn dein Schwarm auf dich eingeht und deine Gefühle erwidert, schlagen die berühmten Schmetterlinge im Bauch Purzelbäume und du fühlst dich so glücklich wie noch nie zuvor. Alles gar nicht so einfach, aber auch total schön und aufregend!

DAS GEFÜHLSLEBEN IST WIE EINE FARBPALETTE!

Du bemerkst, dass die Begegnung auch in deinen Genitalien etwas auslöst. Irgendwie, als hätten die ein unkontrollierbares Eigenleben ... Du träumst von Küssen und anderen Zärtlichkeiten. Eine Berührung kann dir richtige Schauer durch den Körper jagen und deine Fantasie geht mit dir durch.

Das Gefühlsleben ist wie eine Farbpalette. Freude, Liebe, Lust, Angst, Wut, Scham, Trauer, Neid, Eifersucht – das sind alles menschliche Gefühle, für die du dich nicht schämen musst. Erst wenn du alle Farben kennst und mit ihnen umgehen kannst, wird dein Leben richtig bunt. Gefühle beeinflussen dich im Alltag und können sich im Laufe des Tages plötzlich ändern.

Manche Gefühle finden wir bei Jungs angemessen und bei Mädchen nicht und umgekehrt. Doch Gefühle sind nicht an ein Geschlecht gebunden. Erst mal sind sie einfach da, sie kommen über dich und daran kannst du nichts ändern. Es hat daher gar keinen Zweck, gegen sie ankämpfen zu wollen. Du kannst zwar nicht steuern, was du fühlst, aber du kannst beeinflussen, was du daraus machst. Wenn du sauer bist, ist das total okay, du musst aber nicht unbedingt deine Mutter anblaffen, wenn sie dich nervt. Du kannst auch einfach den Raum verlassen oder eben nicht den Satz raushauen, der dir auf der Zunge liegt. Mit Gefühlen umgehen zu lernen, gehört zum Erwachsenwerden dazu.

DEINEN KÖRPER GUT BEWOHNEN

Susie Orbach, eine englische Psychotherapeutin, rät dazu, den Körper zu »bewohnen wie ein bequemes Sofa oder ein gemütliches Haus«. Viele Menschen optimieren und »bewirtschaften« ihren Körper, fühlen sich aber nicht unbedingt so wohl in ihm, wie es das Sofa-Bild vermittelt.

WAS IM KÖRPER PASSIERT, PASSIERT IM KOPF. WAS IM KOPF PASSIERT, PASSIERT IM KÖRPER.

Betrachte deinen Körper wie eine gemütliche Wohnung. Das ist die beste Voraussetzung für ein gesundes Seelenleben und die beste Vorbereitung auf ein gutes Sexleben. Du brauchst keinen perfekten Körper, sondern einen, in dem du dich zu Hause fühlst. Dein Leben ist stärker von deinem Körper bestimmt, als du dir vorstellen kannst.

Selbst Entscheidungen und Lebensphasen sind teilweise von ihm gesteuert. Dein Körper ist die Behausung für deine Gefühle, deine Gedanken und deine Seele. Zusammen sind sie eine Einheit. Eine Körper-Geist-Einheit und ebenso eine Körper-Hirn-Einheit. Du kannst sowohl über den Körper deine Gefühle und dein Denken beeinflussen als auch umgekehrt.

Wenn du vor etwas Angst hast oder dich ekelst, reagiert nicht nur dein Kopf und die Emotionen, sondern auch dein Körper verkrampft sich. Wenn du hingegen ausgelassen tanzt, fühlst du dich beschwingt und hast auch fröhliche Gedanken im Kopf. Dein Körperzustand beeinflusst deinen psychischen Zustand – und umgekehrt. Dafür verantwortlich ist die komplette Vernetzung deines zentralen Nervensystems (Gehirn und Rückenmark) mit deinem peripheren Nervensystem (Arm-, Bein- und Organnerven).

Körper und Hirn sind eine untrennbare Einheit

Der Körper und das Hirn sind auch in Sachen Sexualität eine untrennbare Einheit, gesteuert unter anderem durch einen Hormoncocktail, der in den Geschlechtsorganen, den Nebennieren und dem Hirn produziert wird. Vereinfacht gesagt steuern die Sexualhormone den Stoffwechsel und sorgen dadurch (quasi durch das »Geschlechtlich-Sein«) für eine gut funktionierende physische und psychische Gesundheit.

Die ungefähr 86 Milliarden Nervenzellen deines Gehirns sind nicht nur untereinander verlinkt, sondern auch mit den Nervenzellen deines Körpers. Durch über 5,8 Millionen Kilometer Nervenleitungen und Schaltkreise kommunizieren Körper und Gehirn ständig miteinander. Und das wirkt sich sowohl positiv wie negativ auf deinen Körper und deine Psyche aus. Stress, Angst und Depressionen beeinflussen das Immunsystem negativ; wenn du innerlich stabil bist, kann das dagegen deine Immunabwehr und deine körperliche Gesundheit stärken.

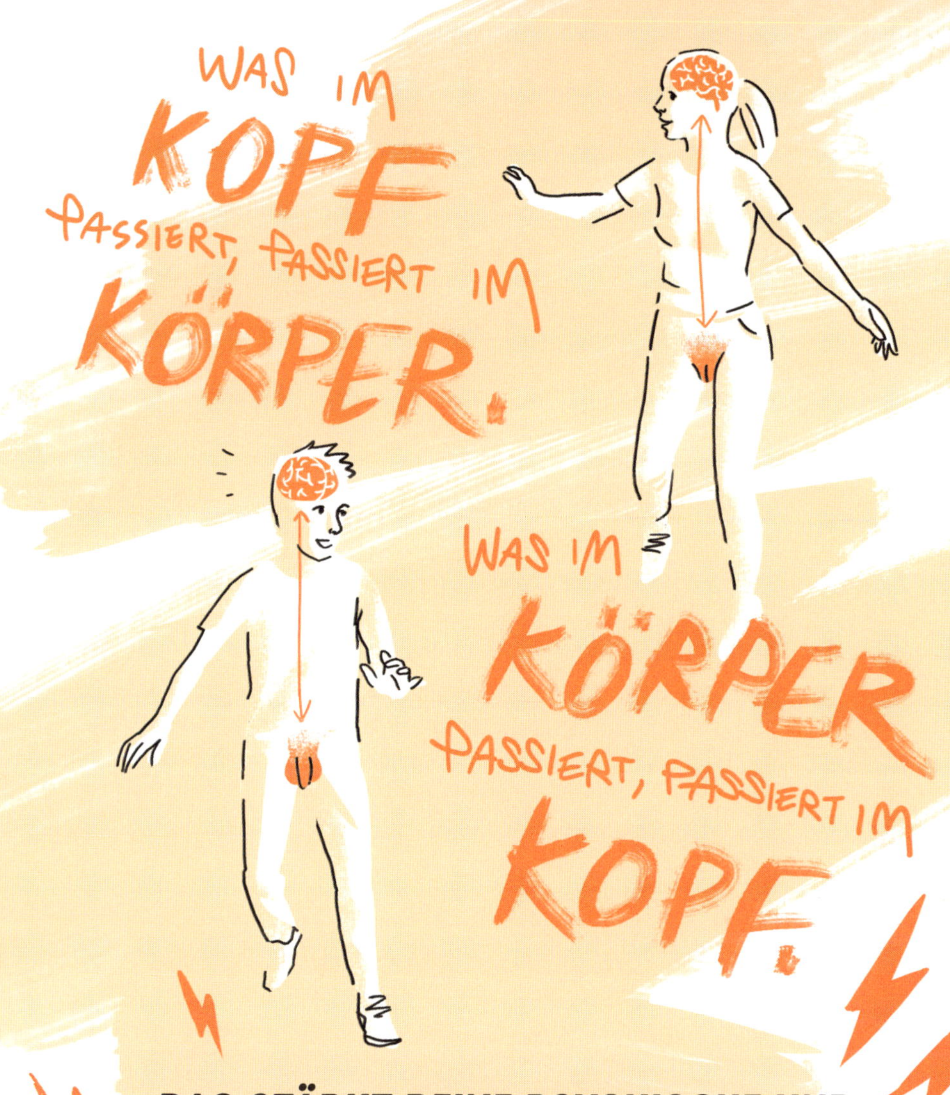

DAS STÄRKT DEINE PSYCHISCHE UND KÖRPERLICHE GESUNDHEIT

- eine optimistische, zuversichtliche Lebenseinstellung
- gesunde Selbstakzeptanz
- daran zu glauben, dass du das Leben bewältigen kannst
- positive Gefühle
- die verschiedenen Gefühle wahrzunehmen
- die Fähigkeit, die Reaktion auf die eigenen Gefühle steuern zu können

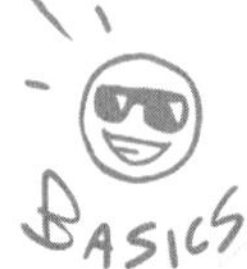

DER HORMONELLE REGELKREIS

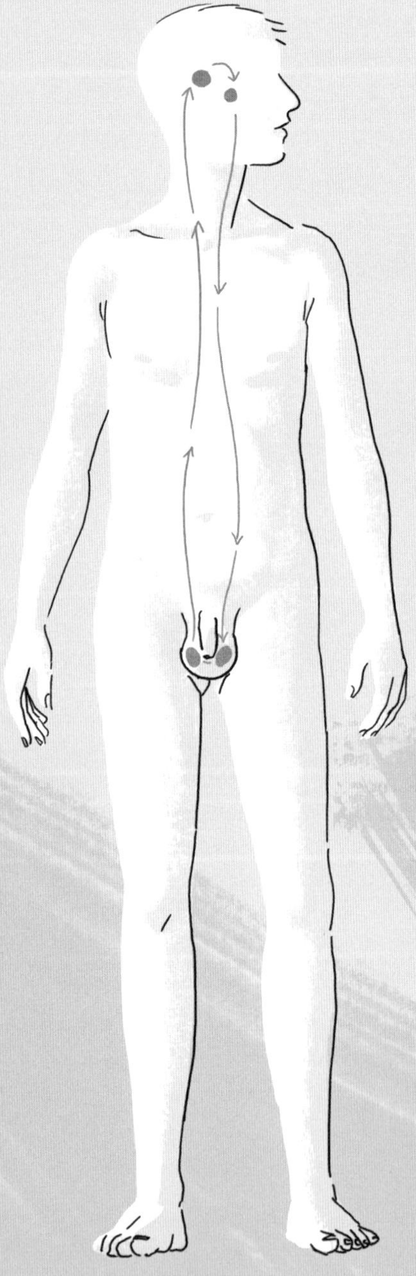

MÄNNER

Der Hypothalamus regt die Hypophyse dazu an, Hormone auszusenden.

Die Hypophyse gibt eine Art »Vorläufer-Hormon« ins Blut ab, das die Hoden dazu anregt, vermehrt männliche Geschlechtshormone (Testosteron) zu produzieren. Dadurch reifen die Samenzellen in den Hoden heran.

Von den beiden Hodendrüsen gelangt das männliche Geschlechtshormon ins Blut, und die Hypophyse kontrolliert ständig die Menge der gebildeten Hormone.

Falls von den Hoden zu wenig Geschlechtshormone gebildet wurden, gibt die Hypophyse erneut einen Hormonanstoß.

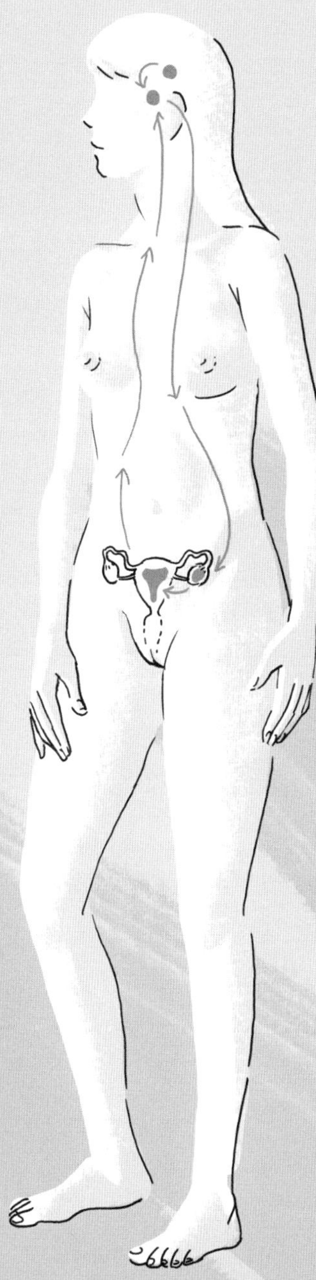

FRAUEN

Der Hypothalamus regt die Hypophyse an, Hormone auszusenden.

Die Hypophyse gibt eine Art »Vorläufer-Hormon« ins Blut ab, welches die Eierstöcke anregt, vermehrt weibliche Geschlechtshormone (Östrogene) zu produzieren. Dadurch reifen in den Eierstöcken Eizellen heran und die Schleimhaut der Gebärmutter verdickt sich. Wenn ein Ei ausgereift ist, macht es sich auf den Weg in die Gebärmutter. Das nennt man Eisprung.

Nach dem Eisprung bildet sich aus der zurückgebliebenen Eihülle der Gelbkörper (ein hormonproduzierender Zellcluster rund um das Ei). Dieser produziert während der nächsten 14 Tage das Gelbkörperhormon. Die Hypophyse registriert die Hormonveränderung im Blut und stoppt die hormonelle Anregung des Eierstocks.

Nach 14 Tagen stirbt der Gelbkörper ab. Da kein Gelbkörperhormon mehr ausgeschüttet wird, löst sich in der Gebärmutter die Schleimhaut ab. Es kommt zur Monatsblutung. Das Ausbleiben des Gelbkörperhormons im Blut wird durch die Hypophyse registriert.

Die Hypophyse gibt erneut einen Hormonschub ab, der einen der Eierstöcke zur erneuten Eireifung anregt.

Der Jungs-Körper

Deine Barthaare wachsen, der Stimmbruch kommt, deine Muskeln vergrößern sich und im Intimbereich sprießen dir Haare. Von heute auf morgen, fast unbemerkt, wächst dein Penis – und führt ab sofort ein reges Eigenleben. Er wird öfter am Tag steif, einfach so. Erotische Fantasien bevölkern deine Gedanken und sexuelle Erregung weckt ungeahnte Empfindungen in deinem Intimbereich. Und dagegen kannst du gar nichts tun. Musst du auch nicht – es ist nämlich ganz normal und zeigt, dass bei dir alles in bester Ordnung ist.

Und wie handhabt man jetzt diesen Penis, der macht, was er will? Was tun mit den Erektionen, die man – anders als bei Mädchen – sehen kann? Und die sich gefühlt immer im falschen Moment einstellen? Zum Beispiel im Schwimmbad, beim Sport und wenn man vor seinem Schwarm steht?

Im Film wird nackte Haut gezeigt, das Auto vibriert, du hast Stress – es gibt unendlich viele Auslöser für einen »Steifen«. Du kannst die Erektion aber einfach als Kompliment verstehen. Weil ohne Erektion Sex schwierig bis unmöglich ist und es daher echt ungünstig ist, wenn man keine hat. Keine Erektion zu bekommen, wenn man eine braucht, kann genauso stressen, wie sie verstecken zu wollen. Es ist echt nicht so einfach.

Nicht nur dein Penis wächst, auch deine Hodensäcke werden größer. Möglicherweise ist ein Hodensack größer als der andere, normalerweise der linke. Oder einer sitzt tiefer als der andere. Das ist normal und kann sich durch das Wachstum noch ausgleichen.

Jungs vergleichen untereinander ihre Körper genauso wie Mädchen. Ist »er« größer, dicker, länger als bei den Kumpels? Lass dich nicht verrückt machen. Jungs können, vor allem in der Horde, ziemlich gemein sein. Dein Penis ist so, wie er ist, gut, und du wirst noch sehr viel Spaß mit ihm haben. Berühre ihn ungeniert. Dich dabei zu erregen oder auch »zu kommen« ist gesund und natürlich. Mach es bewusst und gern auch langsam, statt dir schamvoll und hastig »einen runterzurubbeln«. Eine wertschätzende Beziehung zu deinem Penis ist gut für deine sexuelle Entwicklung und Empfindungsfähigkeit.

FEUCHTE TRÄUME UND MORGENLATTEN

BODY EXPERTS

Der feuchte Traum oder der nächtliche Samenerguss findet meistens unbemerkt im Schlaf statt. Er heißt auch Pollution. Auslöser kann ein erotischer Traum sein oder es passiert einfach so. Pollution ist ein blöder Begriff, denn er bedeutet »Verschmutzung«. Doch daran ist gar nichts Schmutziges. Flecken auf Bettwäsche und Unterwäsche müssen dir also nicht peinlich sein. Dafür gibt's Waschmaschinen. Feuchte Träume in der Nacht sind ganz normal, du kannst das nicht steuern oder verhindern, und sie zeigen, dass du gesund bist und alles so funktioniert, wie es sollte. Dein Körper produziert jetzt regelmäßig Sperma und will es auch wieder loswerden. Er übt sozusagen schon mal für den »Ernstfall«.

Das gilt auch für die Morgenlatte. Der steife Penis am Morgen kommt, weil du eine volle Harnblase hast und dein Gehirn beim Aufwachen besonders aktiv ist. Das aktiviert auch deinen Penis. Auch das ist ein gutes Zeichen – die Schwellkörper trainieren für ihre Aufgaben. Die nächtlichen Samenergüsse und auch die Stärke deiner Morgenlatte werden mit der Zeit weniger, weil die Konzentration des Testosterons im Körper ab 25 Jahren abnimmt.

Der Begriff »Sperma« bedeutet »Frucht«, bezieht sich also auf Fruchtbarkeit und Zeugungsfähigkeit, auf die männliche Potenz. Es ist nämlich krasserweise so: Du kannst jetzt Kinder zeugen!

WUNDERWERK PENIS

Alle Jungs deines Alters beschäftigt das Aussehen ihres Penis: die Penisgröße, die Penislänge, der Penisumfang. Befürchtest du, dein Penis könnte zu kurz sein? Jeder Penis ist ein Einzelstück. Es gibt keine Idealgröße, sondern einfach ganz viele verschiedene Größen, Längen und Umfänge. Die Größe und Form entscheiden auch nicht darüber, ob du ein guter Liebhaber bist. Dafür sind ganz andere Eigenschaften und Verhaltensweisen wichtig. Für das sexuelle Empfinden spielen Form und Größe von Penis und Hoden überhaupt keine Rolle.

Dein Genital ist ein echt faszinierender Komplex, der sich aus dem Körperinnern nach außen fortsetzt. Der Penis besteht außen aus Eichel, Penisschaft und dem Penisansatz. Die elastische Penishaut, die den Schaft umgibt, fühlt sich sehr weich an, die Haut des Hodensacks glatt. Ziehst du die Vorhaut über den Penisschaft zurück (sofern du nicht beschnitten bist), erscheint die glänzende, feine Haut der Eichel. Die Vorhaut bedeckt und schützt die Spitze des Penis und du kannst sie leicht vor- und zurückschieben. Die Eichel ist sehr berührungssensibel und spielt beim Empfinden sexueller Lust eine wichtige Rolle.

Dank der Schwellkörper (und dem Einsatz der Beckenbodenmuskeln) kann der Penis sich lustvoll vergrößern.

Zusätzlich ist es ihre Aufgabe, für standfeste Erektionen zu sorgen, damit »richtiger« Sex und auch Fortpflanzung überhaupt möglich sind. Bei sexueller Erregung füllen sich die Schwellkörper mit Blut, wodurch der Penis größer und härter wird. Auslöser ist der Erregungsreflex, angeregt durch eine Fantasie, einen Gedanken, eine Berührung oder oft ganz spontan. Die Erektion entsteht durch Nervenimpulse, die der Erregungsreflex entweder vom Gehirn oder vom Rückenmark zum Penis leiten. Dort werden Botenstoffe ausgeschüttet, die die Muskelzellen in den Schwellkörpern anweisen, sich zu entspannen, damit gleichzeitig durch die erweiterten Blutgefäße mehr Blut in sie hineinströmen kann.

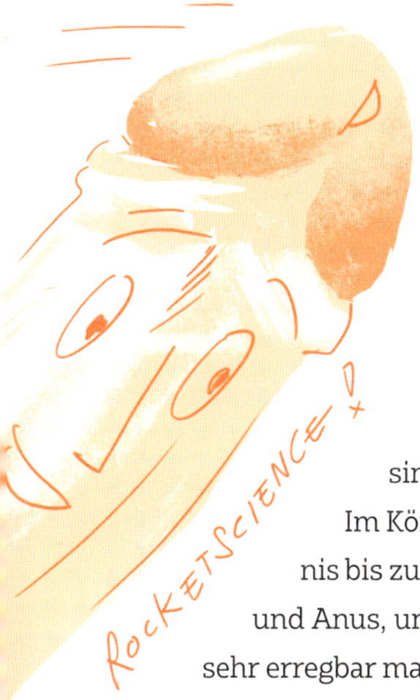

Die Hälfte der Schwellkörper des Penis befindet sich im Körperinneren. Am Penisansatz verbinden sich alle Schwellkörper mit den Beckenbodenmuskeln. Die beiden oberen Schwellkörper sind außerdem mit dem Schambein verbunden. Sie bestehen aus glatten Muskelzellen, Bindegewebe, Gefäßen und Nerven. Sie sind sozusagen die »Hydraulikzylinder« des Penis. Im Körperinneren verlaufen die Schwellkörper des Penis bis zum Damm. Das ist die Partie zwischen Hodensack und Anus, und er besitzt viele Nervenenden, die den Bereich sehr erregbar machen.

In der Mitte verläuft als Fortsetzung des Hodensacks wie eine kleine Wulst die Damm- oder Penisnaht. Die Hoden sind durch die darin befindlichen Nerven sehr schmerzempfindlich, bei sanften Berührungen aber auch total angenehm berührungssensibel. Mit der Erregung fließt Blut in die Schwellkörper, und der Penis richtet sich auf. Durch das Anschwellen des Penis zieht sich die Vorhaut zurück und legt die Eichel frei.

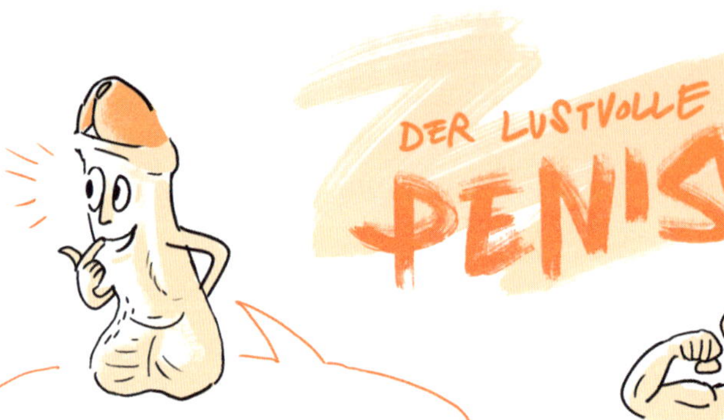

Ein Bild, eine Fantasie, eine attraktive Frau, ein Tag- oder Nachttraum, eine Berührung, schwupps bin ich hellwach.

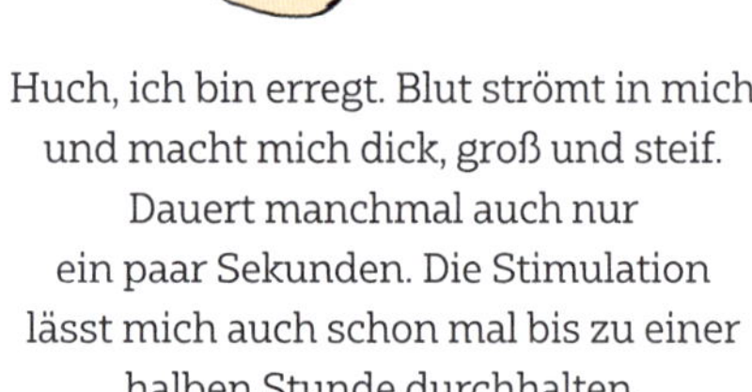

Huch, ich bin erregt. Blut strömt in mich und macht mich dick, groß und steif. Dauert manchmal auch nur ein paar Sekunden. Die Stimulation lässt mich auch schon mal bis zu einer halben Stunde durchhalten.

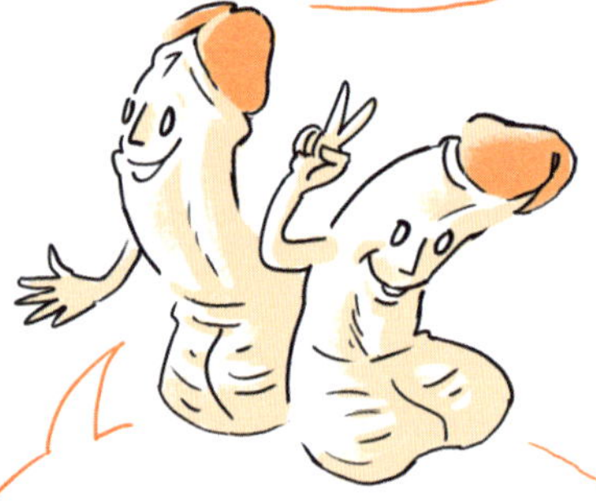

Ich bin kein Standardmodell. Meine Erektion kann nach oben zeigen, nach unten oder nach vorne und je nach Erregungszustand die Richtung wechseln.

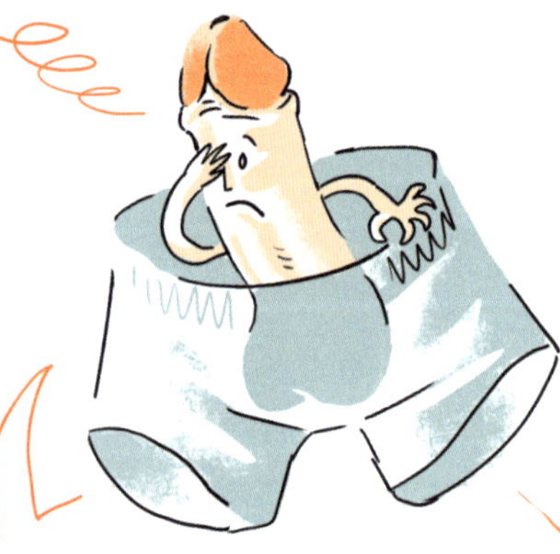

Die Erektion kann spontan und unfreiwillig passieren. Das ist meinem Menschen manchmal peinlich, aber so ist es nun mal. Wenn er tief durchatmet und an etwas Abtörnendes denkt, lasse ich »die Luft raus«. Das gibt sich mit der Zeit, wenn er älter wird.

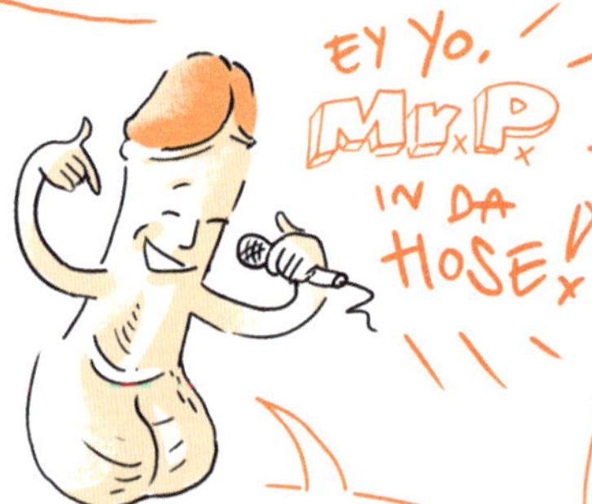

Je besser er mich kennenlernt, desto besser kann er die Erregung kontrollieren.

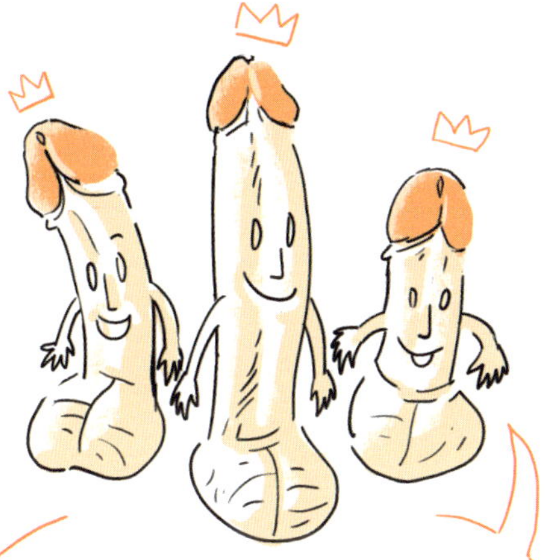

Ja, ja, Jungs sind besessen von unserer Größe. Dabei ist jeder Penis anders. Den perfekten Penis gibt es nicht. Um jemanden sexuell zu befriedigen, kommt es nicht auf die Größe an. Große Penisse können auch ganz schön einschüchternd sein.

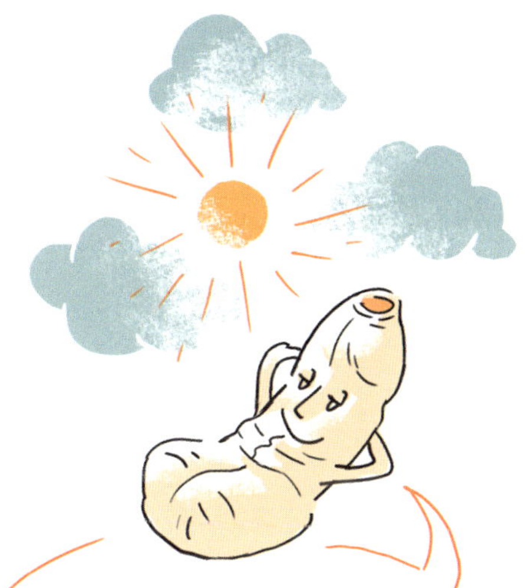

Bin ich nicht erregt, ist meine Normallänge zwischen sieben und zehn Zentimetern. Steif bin ich zwischen zwölf und siebzehn Zentimeter lang. Die Unterschiede sind also gar nicht so groß, wie du vielleicht schon gehört hast. Und auch nicht so groß, wie der Porno zeigt. Alles Aufschneiderei.

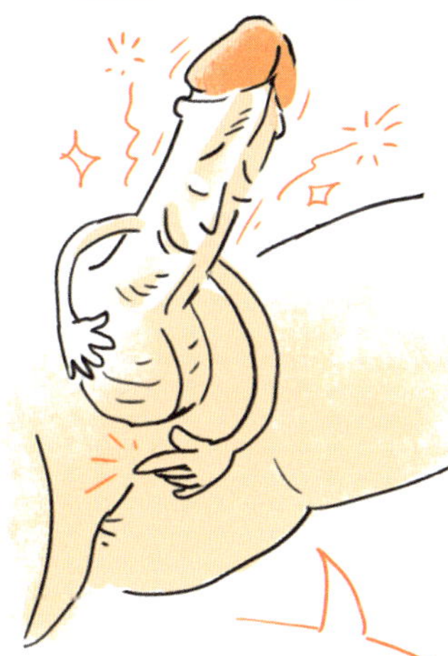

Die erotische Zone ist auch viel mehr als Penis und Hoden. Am Damm, der Zone zwischen Hodensäcken und After, können mich Berührungen auch mit intensiven Lustgefühlen überraschen.

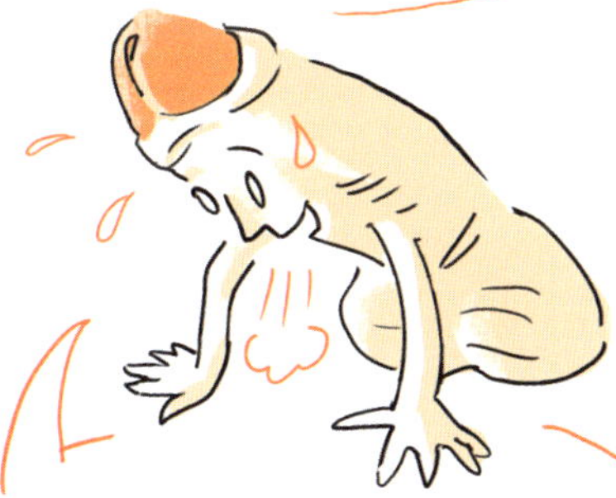

Ich komme nicht hoch? Take it easy! Ich nehme es mit Humor. Beim nächsten Mal klappt's. Kann passieren vor lauter Aufregung oder Anspannung.

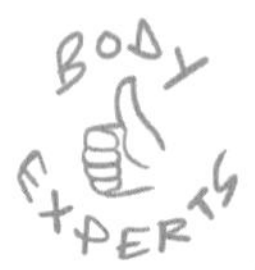

PENISSE, JEDER ANDERS – WIE DIE KERLE, ZU DENEN SIE GEHÖREN

Sexualität und Selbstwert sind bei Männern eng mit der Penisgröße verknüpft. Männer machen sich manchmal Gedanken darüber, dass ihr Penis zu klein sein könnte. Was bei 98 Prozent der Männer definitiv nicht der Fall ist.

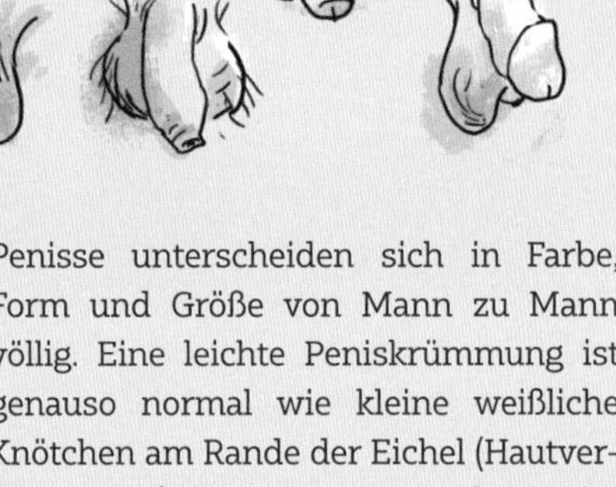

Penisse unterscheiden sich in Farbe, Form und Größe von Mann zu Mann völlig. Eine leichte Peniskrümmung ist genauso normal wie kleine weißliche Knötchen am Rande der Eichel (Hautverhornungen). Im Gegensatz zu den meisten Säugetieren und Primaten hat der Penis des Menschen keinen Knochen.

EREKTIONS-GRÖSSEN

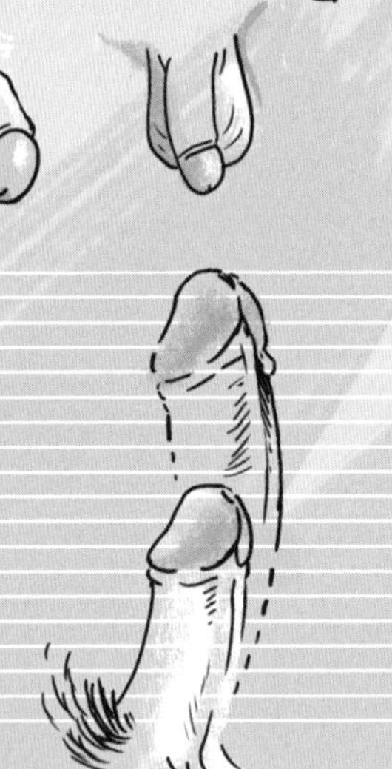

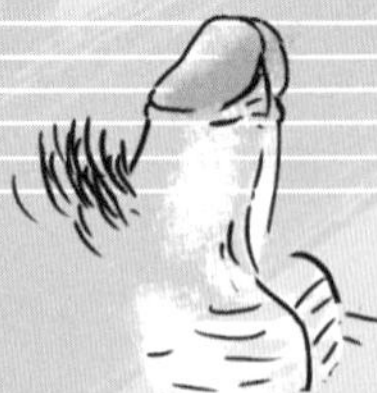

ERREGTER ZUSTAND
10 - 19 cm

RUHEZUSTAND
7 - 10 cm

MIKROPENIS
unter 6 cm

FACTS, FACTS, FACTS - DER PENIS IN ACTION!

Der lange Teil des Penis ist der Schaft. Wenn du erregt bist, verändert er sich und wird steif. Die Hodensäcke werden hart und richten sich auf. Durch die Erregung werden sie sehr berührungssensibel. Die Penis-Eichel kommt zum Vorschein und ebenso weitet sich die Öffnung der Harnröhre, damit das Sperma austreten kann.

Die Spermien legen einen langen Weg zurück, bevor sie den Körper verlassen. Die erste Station sind die Hoden. Sie bestehen aus vielen kleinen Abteilungen mit winzigen Kanälchen. Dort wachsen die Samenzellen. Die Hoden sind sozusagen das Babyzimmer der Spermien. Von dort aus werden die Samenzellen durch kleine Flimmerhärchen und Muskelbewegungen weitertransportiert zu den Gängen des Nebenhodens, der auf der Oberfläche des Hodens aufliegt.

Um durch das Gewirr durchzukommen, brauchen die Zellen etwa 14 Tage. In dieser Zeit entwickeln sie die Fähigkeit, sich selbstständig fortzubewegen. Von da wandert das Sperma über die Nebenhoden zur dritten Station, dem Samenleiter. Der führt sie in einer weiten Kurve bis unter die Blase, wo sie in einer Erweiterung, der sogenannten Ampulle, darauf warten, abgerufen zu werden. Gemeinsam mit dem Ausführungsgang der Bläschendrüse, auch Samenblase genannt, wird der letzte Teil des Samenleiters zum Spritzkanal. Er mündet innerhalb der Prostata oder Vorsteherdrüse in die Harnröhre.

Der große Moment ist gekommen, wenn sich beim Orgasmus der Samenleiter und die Muskeln des Beckenbodens reflexhaft zusammenziehen. Jetzt erreichen die Spermien ihre vierte Station: Sie werden in die Harnröhre gepumpt. Dabei gesellen sich zu ihnen andere Flüssigkeiten: Sekrete aus den Nebenhoden, der Samenblase, der Prostata. Das Sekret aus den Cowper-Drüsen »schmiert« derweil die Harnröhre. Jetzt gibt es kein Zurück mehr: Die Samenflüssigkeit aus den Spermien und den erwähnten Sekreten wird in mehreren schnellen Schüben herausgeschleudert. Das nennt man Samenerguss oder Ejakulation.

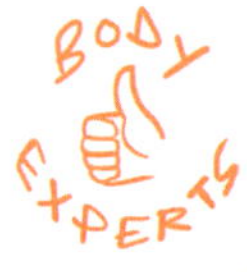

ALLES ÜBER DAS MÄNNLICHE LUSTORGAN

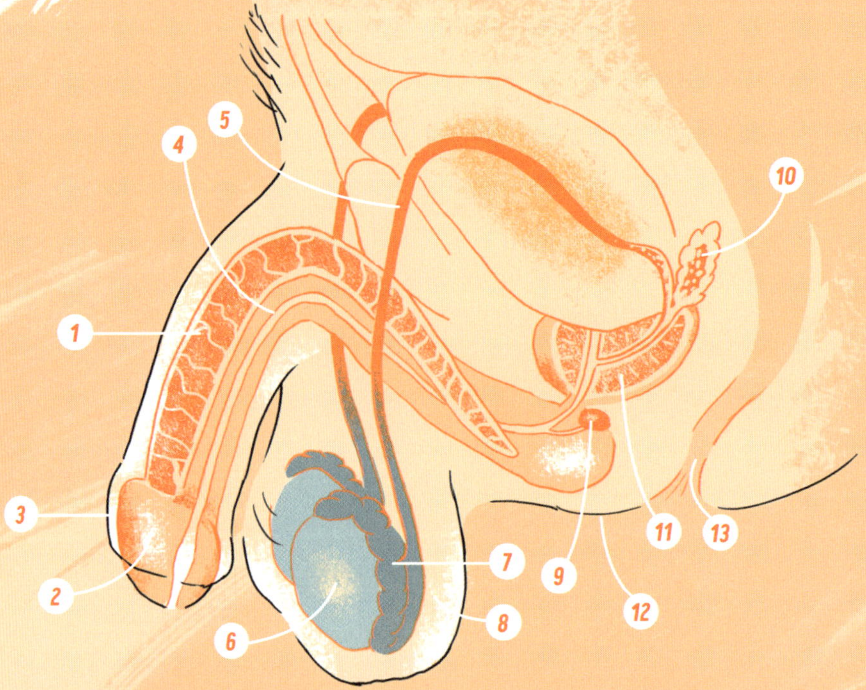

1 SCHWELLKÖRPER

Der Penis ist (wie die Klitoris) ein Schwellkörperkomplex aus schwammähnlichem Gewebe, das sich bei der Erektion mit Blut füllt und so den Penis wachsen lässt. Zwei davon hat jeder Mann an der Oberseite und einen an der Unterseite des Penis.

2 PENISEICHEL

Die Penis-Eichel ist eine Verdickung am vorderen Ende des Penis. Die Penisspitze reagiert empfindlich auf Berührungen und wird durch die Vorhaut bedeckt und geschützt. Beschnittene Penisse sind an der Eichel weniger empfindlich.

3 VORHAUT

Die Haut, die die Eichel bedeckt, nennt sich Vorhaut. Im Falle einer Beschneidung wird diese entfernt. Die Vorhaut sollte sich beim steifen wie beim schlaffen Penis leicht zurückschieben lassen. Ist die Vorhaut zu eng oder lässt sich nur schwer über die Eichel schieben, nennt man das eine Vorhautverengung oder Phimose (siehe Kasten Seite 72). Wenn das bei dir der Fall ist, kann dir ein Urologe helfen.

4 HARNRÖHRE UND 5 SAMENLEITER

Der Penis ist das Durchgangsportal für Harn- und Samenflüssigkeit. Der Urin fließt aus der Blase durch die Harnröhre nach draußen. Auch die Samenflüssigkeit wird durch die Harnröhre transportiert. Zwei Samenleiter verbinden den Nebenhoden mit der Harnröhre, und durch diese werden die Samen in die Harnröhre geleitet.

6 HODEN

Die Größe der Hoden kann variieren. Es ist auch normal, dass nicht beide Hoden genau gleich geformt sind. Sie produzieren Spermien, rund 2500 Stück pro Sekunde. Die Hoden bilden auch das Sexualhormon Testosteron.

7 NEBENHODEN

Die Nebenhoden sind ein Röhrensystem, das der Spermienspeicherung dient.

8 HODENSACK

Der Hodensack umhüllt die Hoden und die Nebenhoden.

9 COWPER-DRÜSE (BULBOURETHRALDRÜSE)

Die Cowper-Drüsen sind zwei erbsengroße Drüsen, die bei Erregung eine kleine Menge eines klaren, dickflüssigen und fadenziehenden Sekrets in die Harnröhre absondern. Das Sekret dient zur Reinigung und Schmierung der Harnröhre vor dem Samenerguss. Es tritt manchmal als klarer Tropfen an der Spitze der Eichel hervor und wird auch »Lusttropfen« oder »Präejakulat« genannt. Der Lusttropfen kann sexuell übertragbare Infektionen übertragen und Spermien enthalten.

10 BLÄSCHENDRÜSE

Die Bläschendrüse ist eine Geschlechtsdrüse. Das Sekret, das sie abgibt, steuert den größten Teil zum Sperma bei.

11 PROSTATA (INNEN) UND 12 DAMM (AUSSEN)

Die Prostata sondert eine Flüssigkeit ab, die die Samenzellen vor Bakterien schützt und es ermöglicht, dass sie sich nach dem Samenerguss selbstständig fortbewegen können. Sie ist eine empfindsame Drüse, die bei Stimulation sexuelle Erregung bewirken kann. Die Prostata befindet sich hinter dem Damm. Der Damm ist der Bereich zwischen Hoden und Anus und gehört zu den erogenen Zonen, also den Bereichen des Körpers, die sexuell erregbar sind.

13 ANUS

Der Anus ist die Austrittsöffnung des Darms. Der Anus/After ist eine hochsensible Stelle. Ob Berührungen und Stimulation in diesem Bereich lustvoll empfunden werden, ist von Mensch zu Mensch verschieden.

PHIMOSE – WAS IST DAS?

BODY EXPERTS

Eine Phimose ist eine Vorhautverengung. Die Vorhaut des Penis sollte sich beim erwachsenen Mann im erigierten und auch nicht erigierten Zustand leicht und ohne Schmerzen komplett über die Eichel zurückziehen lassen. Ist dies nicht möglich, spricht man von einer Vorhautverengung oder Phimose. Besteht eine Vorhautverengung, sind zudem oftmals die Erektion des Gliedes oder der Geschlechtsverkehr schmerzhaft.

Sollten Eltern feststellen, dass sich die Vorhaut ihres kleinen Sohnes nicht zurückziehen lässt, ist das erst mal kein Grund zur Sorge. Eine zu enge Öffnung der Vorhaut oder eine Verklebung zwischen Vorhaut und Eichel ist in den ersten Lebensmonaten häufig: Fast alle neugeborenen Jungs kommen mit einer natürlichen Verengung zur Welt. Sie schützt die unter der Vorhaut liegende Eichel und die Harnröhre vor Krankheitserregern.

Im Laufe der ersten Lebensjahre lösen sich die Verklebungen normalerweise und die Vorhaut dehnt sich. Führt eine solche Verengung zu Beschwerden – etwa beim Pinkeln –, muss sie unter Umständen behandelt werden. Oft kann die Phimose mit einer speziellen Salbe behandelt werden; eine Operation ist nur selten nötig.

UROLOGE UND ANDROLOGE

Hast du Fragen oder Beschwerden im Zusammenhang mit deinem Penis, deinen Hoden oder zur Sexualität im Allgemeinen, kannst du dich an einen Urologen oder Andrologen wenden. Andrologen sind Fortpflanzungsmediziner, die sich auf Erkrankungen der Sexualorgane des Mannes spezialisiert haben. Urologen sind für alles zuständig, was mit Bau, Funktion und Erkrankungen von Niere, Harnblase, Harnleiter und Harnröhre zu tun hat. Urologen behandeln zudem auch Krankheiten der Geschlechtsorgane des Mannes, also der Hoden, Nebenhoden, Samenleiter, Samenbläschen, des Penis sowie der Prostata.

Es braucht etwas Mut, mit einer fremden Person über deinen Körper und deine Sexualität zu sprechen und dich berühren und untersuchen zu lassen. Um eine passende Person zu finden, frag Freunde oder erwachsene Vertrauenspersonen oder wende dich an eine Fachstelle für sexuelle Gesundheit. Genauso wie die Mädchen bei ihrer ersten gynäkologischen Untersuchung darauf hingewiesen werden, dass sie regelmäßig ihre Brust auf Veränderungen abtasten können (Krebsvorsorge), solltest auch du zur Früherkennung regelmäßig Hand anlegen und deine Hoden selbst untersuchen.[13] So kannst du eventuelle Veränderungen (wie Schmerzen, Knoten, Unebenheiten, Schwellungen, die vorher nicht da waren) frühzeitig entdecken. Hodenkrebs ist die häufigste Krebsart bei Männern zwischen 25 und 45 Jahren.

AUFRÄUMEN MIT PENIS-MYTHEN

»Je größer der Penis, desto mehr Spaß beim Sex.«

Stimmt nicht. Beim Penis kommt es nicht auf Form und Größe an, sondern darauf, wie du ihn einsetzt. Größe und Form sind auch nicht entscheidend für den sexuellen Genuss und die Befriedigung.

»Die Länge und Form von Nase, Füßen, Finger lassen auf die Größe des Penis schließen.«

Falsch. Es gibt keine Beziehung zwischen den Größen von Körperteilen und auch nicht der Körpergröße.

»Jungs denken immer und überall nur an Sex.«

Nicht falsch. Weder Jungen noch Mädchen denken den ganzen Tag an Sex. Aber erwiesenermaßen denken Jungs öfter an Sex als Mädchen.

»Wenn ich den Penis öfter benutze, wächst er.«

Stimmt nicht. Beim Penis handelt es sich nicht um einen Muskel, sondern um einen Schwellkörper. Aber er wird noch wachsen, bis dein Körperwachstum abgeschlossen ist.

»Der Penis kann brechen?«

Der Penis ist kein Knochen. Aber wenn der erigierte Penis beim Sex oder bei der Masturbation gewaltsam abgeknickt wird, kann es eine Ruptur, also ein Reißen des Organs, geben. Auf ein knackendes Geräusch folgen starke Schmerzen, sichtbare Schwellungen und Blutergüsse.

»Ein Mann will immer!«

Dieser Mythos kommt in vielen Varianten vor: »Männer denken immer an Sex«, »Jungen wollen Beziehungen, nur um an Sex zu kommen«. Das sind arg beschränkte Vorstellungen von Männlichkeit. Wenn andere junge Männer so etwas sagen, ist das meist vor allem Imponiergehabe. Lass dich von so was nicht unter Druck setzen und denke nicht Sachen wie: »Die anderen sind weiter und erfahrener als ich.«

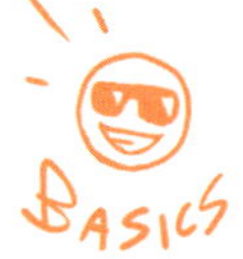

KÖRPERPFLEGE

In der Pubertät verändert sich dein Körpergeruch. Tägliches Duschen und ein Deo helfen, unangenehme Gerüche zu verhindern. Doch der Intimbereich sollte am besten nicht mit parfümierten Deos oder Seife gewaschen werden, weil das die Schleimhaut austrocknen und reizen kann.

Unter der Vorhaut des Penis und in den Falten der Vulva sammelt sich eine weißliche Schmiere, die Smegma heißt. Sie besteht aus der Absonderung von Zell- und Gewebezerfall und der Sekrete aus den Talg- und Schweißdrüsen. Das Smegma wirkt antibakteriell und schützt so die Intimzone. Doch wenn die Stellen nicht regelmäßig gewaschen werden, kann sich ein starker Geruch entwickeln. Am besten verwendest du dazu keine Seife oder Duschgel, sondern nur Wasser, weil sonst die empfindliche Haut gereizt werden kann.

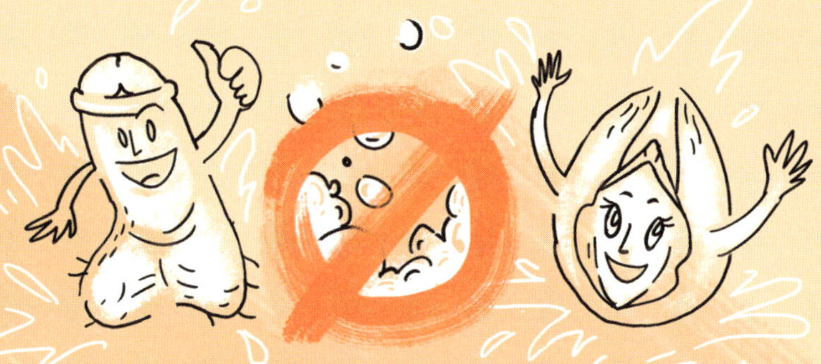

PENIS

Die Vorhaut zurückziehen und die Eichel einfach mit der Hand und mit Wasser säubern.

VULVA

Zwischen den äußeren und inneren Labien mit Wasser waschen. Auch die Haube der Klitoris zurückziehen und innen waschen. Sie hat keine Angst vor Berührungen.

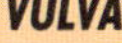

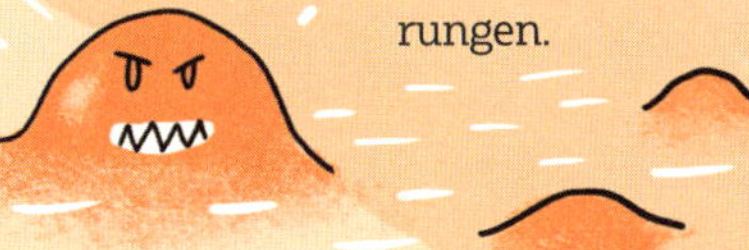

PICKEL

Da der Köper jetzt große Mengen an Sexualhormonen produziert, kannst du fettige Haare, unreine Haut und vergrößerte Hautporen bekommen. Das deshalb, weil diese Umstellung den Hormonhaushalt aus dem Gleichgewicht bringen kann. In der Regel stabilisiert sich der Hormonhaushalt nach einiger Zeit und die ungeliebten »Nebenwirkungen« verschwinden ganz von selbst. Am besten pflegst du dich mit einer milden Reinigungslotion und einer Creme. Versuch, die Pickel möglichst nicht auszudrücken, denn sonst können sie sich entzünden und es entstehen Narben. Wenn du stark betroffen bist, gehst du am besten mal zu einem Hautarzt und lässt dich beraten.

Der Mädchen-Körper

Dein zukünftiger Frauenkörper wächst in die Höhe, deine Hüften werden runder, ebenso der Po. Deine Taille wird ausgeprägter. Dir wachsen Brüste. Die Brustknospen (das klingt doch charmanter als Brustwarzen, oder?) werden deutlicher, höchstwahrscheinlich hast du deine Tage schon bekommen. All das zeigt: Du bist jetzt eine Frau und dein Körper ist voll entwickelt. Das bedeutet auch, dass du jetzt schwanger werden kannst.

DEIN KÖRPER IST EIN WUNDERWERK UND DEIN HILFREICHER BEGLEITER DURCHS LEBEN.

Und diesen Begleiter solltest du gut kennenlernen. Schau ihn dir genau an, auch den Intimbereich, damit du ihn wertschätzen kannst und nicht mehr verschämt von »da unten« oder »untenrum« sprechen musst. An deinem Körper gibt es nichts, wofür du dich schämen müsstest. Deshalb benutzen wir keine Bezeichnungen für das weibliche Genital, die mit »Scham« anfangen. Also Schluss mit Schamhügel und Schamlippen. Du hast einen Venushügel und eine Vulva. Nur das Schambein (winkelförmiger Knochen als Teil des Beckens) lassen wir mangels Alternative mal so stehen.

Mit einem Spiegel kannst du dir deine Vulva, deine Vulvalippen, deine Klitoris und deinen Vagina-Eingang anschauen. Jede Vulva ist einzigartig und keine zwei sehen gleich aus, sowohl in Form wie Farbe. Dass der Vulva-Bereich behaart ist, hat seinen guten Grund: Die Haare schützen den Intimbereich vor Schmutz und Bakterien, halten ihn feucht und geschmeidig und können auch mehr Empfindungen auslösen, weil sie die Berührung in den Körper weiterleiten. Probier das Prinzip aus, indem du dir mit der Hand durchs Kopfhaar streichst und sanft an den Haarwurzeln ziehst!

BODY EXPERTS

BRÜSTE – JEDE ANDERS, ALLE TOLL!

Viele Frauen machen sich furchtbar viele Gedanken zu Größe und Form ihrer Brüste. Oft sogar, weil sie eine bestimmte Vorstellung davon haben, was Männern gefällt. Doch deine Brüste sind so, wie sie sind – wunderbar. Wenn sie dir gefallen, gefallen sie auch deinem Gegenüber. Du kannst sie streicheln, liebhaben und dir zu eigen machen.

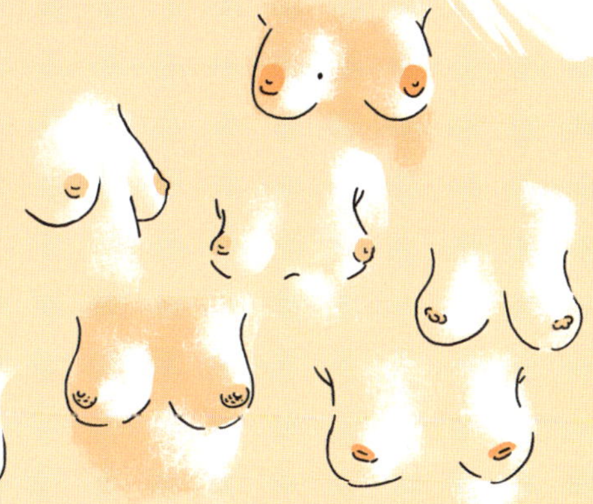

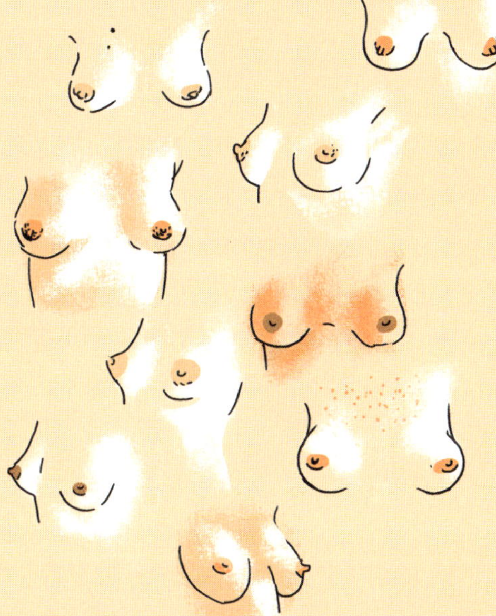

Brüste und Brustknospen sind äußerst berührungssensibel und können dir viele lustvolle Momente bescheren, sprich, sie gehören zu den sogenannten »erogenen Zonen«. Meist sind Brustknospen weich. Wenn sie stimuliert werden, richten sie sich auf und werden hart. Ebenso bei Erregung oder auch Aufregung und Kälte. Dann kann man sie vielleicht durch deine Kleidung sehen. Wie empfindsam die Brüste sind, ist nicht bei jeder Frau gleich und auch zyklusabhängig. Vor den Tagen der Menstruation können sie ziehen oder schmerzen und größer werden.

Brustknospen und deren Vorhof können alle möglichen Farben haben, von schwarz bis ganz durchsichtig rosa. Manche ragen keck nach vorn, andere zeigen eher nach innen. Selbst zwei unterschiedlich aussehende Nippel sind nichts Außergewöhnliches. Bei keinem Menschen sind beide Körperhälften ganz symmetrisch.

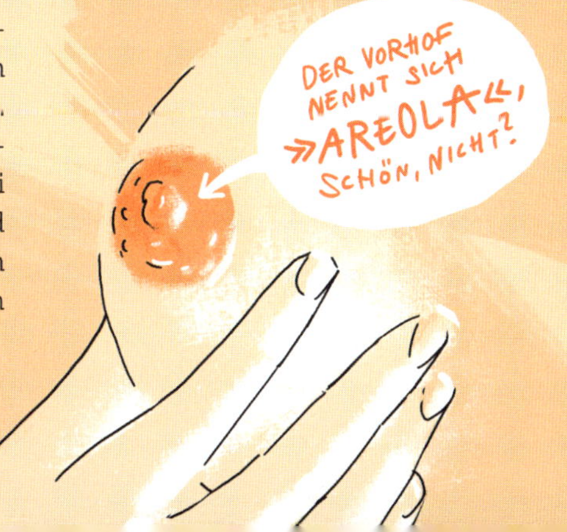

Brüste bestehen aus Drüsen- und Fettgewebe und haben eine biologische Funktion: Sie produzieren nach einer Geburt Milch für das Baby. Ansonsten gibt es sie in allen möglichen Größen und Formen, und das ist auch gut so. Es gibt große Frauen mit kleinen, mittleren und großen Brüsten. Kleine Frauen mit großen, mittleren und kleinen Brüsten. Sie können rund sein wie ein Globus, eher länglich oder dreieckig. Bei sehr kleinen Brüsten kann es sein, dass nur die Brustknospen vorstehen und die Brust fast kein Fettgewebe hat. Manche Brüste haben kaum Drüsen- oder Fettgewebe, sodass sie zylinderförmig aussehen. Die Brustform hat keinerlei Einfluss auf die Funktion der Brust.

Bei den meisten Mädchen wächst zunächst eine Brust schneller und dann die andere. Mit der Zeit gleicht sich das aus, wenn auch nicht unbedingt hundertprozentig.

BRUSTGRÖSSEN
IN MITTELEUROPA
75C
IST DIE DURCHSCHNITTLICHE BRUSTGRÖSSE
30%
HABEN KÖRBCHENGRÖSSE B
20%
HABEN KÖRBCHENGRÖSSE C UND JE 15 PROZENT VERTEILEN SICH AUF A, D ODER E

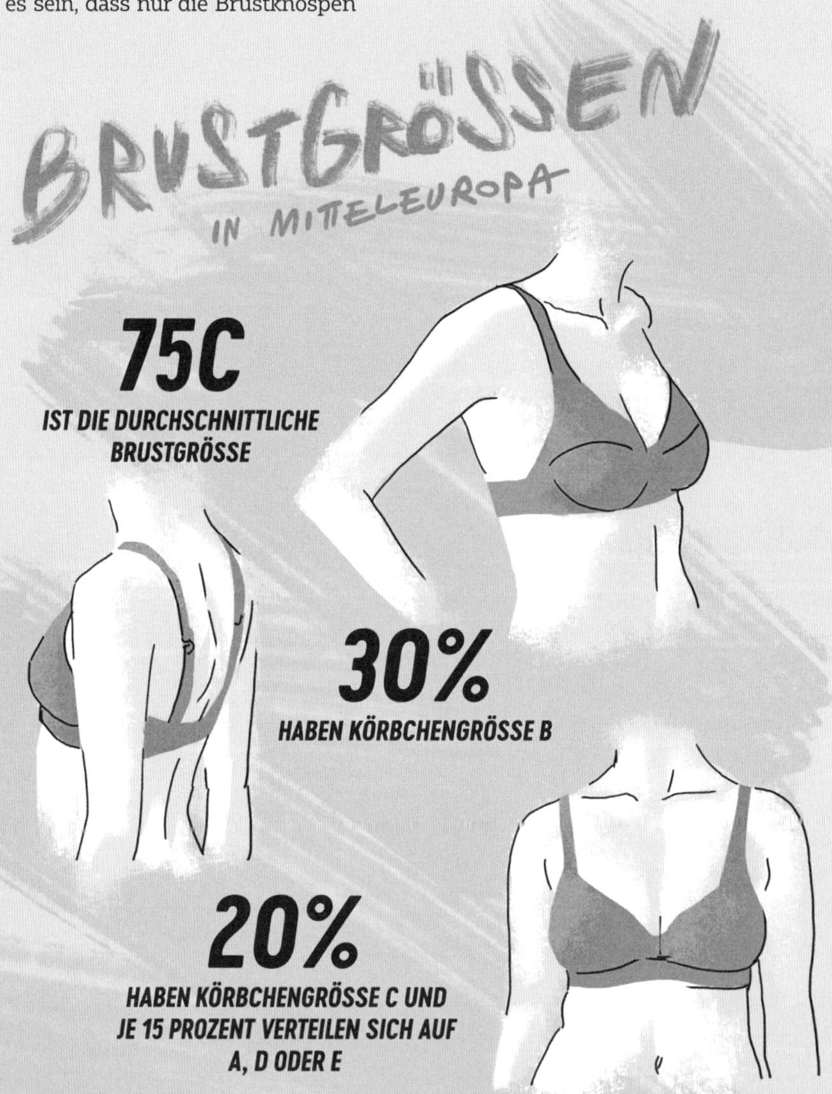

SELBST-CHECK DER BRÜSTE

Taste in regelmäßigen Abständen (monatlich) deine Brüste auf Veränderungen ab. Spätestens beim ersten Frauenarztbesuch wirst du auf den Selbst-Check zur Brustkrebsvorsorge aufmerksam gemacht. Wie du die eigene Brust richtig abtastest, dafür gibt's Webseiten und sogar Apps,[14] die mit Videos und Animationen zeigen, wie die weibliche Brust aufgebaut ist, wann und wie die eigene Brust – je nach Größe – abgetastet und untersucht werden kann und welche Veränderungen sich zeigen können. Die App berät dich, wie vorzugehen ist, sollten sich sichtbare oder ertastbare Veränderungen zeigen, und bietet sogar eine Alarm-Funktion, die an die Selbstuntersuchung erinnert.

BODY EXPERTS

VULVA, VAGINA UND KLITORIS

Viel zu viele Frauen genießen ihren Körper und die Lust, die sie dank ihm empfinden können, viel zu wenig. Teils, weil sie zu wenig darüber wissen. Es gibt faszinierende Dokumentationen[15] zum weiblichen Genital, die du dir unbedingt ansehen solltest. Du wirst über die Schönheit und Vielfalt von Vulva, Vagina und Klitoris staunen!

An der gesamten Vulva, im Vagina-Eingang und innen in der Vagina kannst du Erregung spüren, ausgelöst durch das Anschwellen der Klitoris. Und *last but not least* kann sich die Erregung im ganzen Beckenbereich ausbreiten, indem du die Muskeln des Beckenbodens bewegst. Komm, wir schauen uns das mal näher an!

BASICS

ALLES ÜBER DAS WEIBLICHE LUSTORGAN

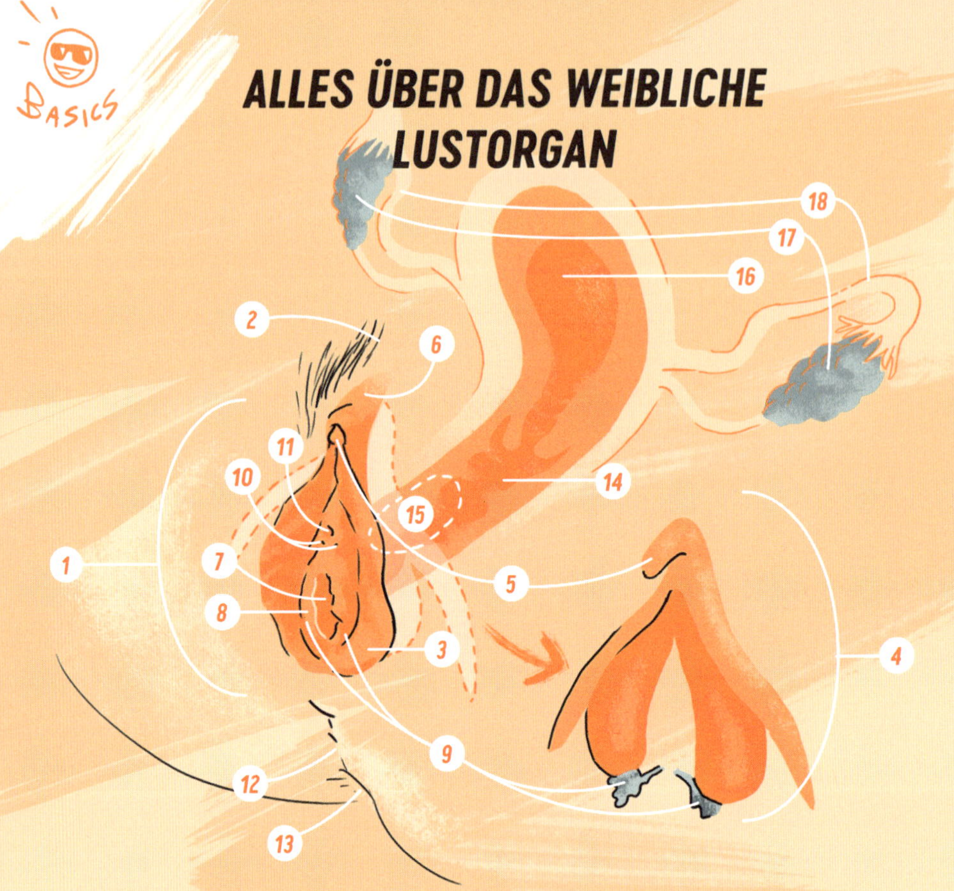

1 VULVA

Die Vulva ist der gesamte äußere Teil des Geschlechtsorgans. Vulva heißt auf lateinisch »Hülle«. Zur Vulva gehören die Vulvalippen, die Klitorisspitze (Perle, Eichel), die Klitorishaube (Vorhaut), die die Spitze bedeckt, die Vaginalöffnung, die Harnröhrenöffnung und der Venushügel.

2 VENUSHÜGEL

Der Venushügel ist das Dreieck über der Vulva. Normalerweise ist er von Haar bedeckt und lässt sich gern streicheln. Dein ganzer Genitalbereich ist erregbar – eine »erogene Zone«.

3 VULVALIPPEN

Die äußeren Genital- oder Vulvalippen oder Labien sind die Hautlappen um die Vulva. Wenn du erregt bist, schwellen sie an. Die inneren Genital- oder Vulvalippen sind die Hautfalten rund um den Vagina-Eingang. Sie sind besonders empfindlich und erregbar, weil hier viele Nervenenden durchlaufen. Im oberen Teil verdecken sie die Klitorisspitze. Wenn du erregt bist, werden sie größer.

4 KLITORIS

Von außen sind vom ganzen Klitorisorgan nur die Perle und die Haube sichtbar. Die zwei großen Schwellkörper und der etwa 4 Zentimeter lange Schaft befinden sich im Inneren des Körpers. Die

Gesamtlänge der Klitoris beträgt 8 bis 12 Zentimeter. Wirst du erregt, füllt sich das Gewebe mit Blut und die gesamte Klitoris wird größer und härter. Die einzig bekannte Funktion der Klitoris ist die sexuelle Lust.

5 KLITORISSPITZE (PERLE) UND 6 KLITORISHAUBE

Die äußere Spitze des inneren Organs ist mit der Klitorishaube bedeckt. Die Klitorisperle ist mit doppelt so vielen Nervenenden ausgestattet wie die Penisspitze. Daher ist sie sehr empfindlich, auch ihre unmittelbare Umgebung.

7 VAGINALE KORONA

(Hymen-Kranz): Die vaginale Korona ist ein Hautsaum aus Schleimhautgewebe rund um den Eingang der Vagina. Er ist dehnbar.

8 VAGINALVORHOF UND 9 VESTIBULARDRÜSE

Der Vagina-Vorhof ist der Bereich zwischen inneren Vulvalippen und Vagina-Eingang. Dahinter liegen zwei erbsengroße Geschlechtsdrüsen, die Vestibular- oder Bartholindrüsen, die mit ihrem Sekret den Vorhof befeuchten.

10 PARAURETHRALE DRÜSEN

Beim Orgasmus kann aus diesen Drüsen stoßweise Flüssigkeit abgesondert werden (weibliche Ejakulation oder Squirten).

11 HARNRÖHRENAUSGANG

Unterhalb der Klitorisspitze befindet sich der Harnröhrenausgang.

12 DAMM

Der Damm liegt zwischen Vagina-Öffnung und Anus/After. Auch diese Region ist berührungssensibel und erotisch stimulierbar.

13 ANUS

Der Anus ist die Austrittsöffnung des Darms.

14 VAGINA

Die Vagina ist die Verbindung zwischen den äußeren und inneren Sexualorganen. Die Vaginalwand besteht aus Muskel- und Bindegewebe und ist von Schleimhaut bedeckt. Sie endet beim Gebärmutterhals (Verbindung zwischen Vagina und Gebärmutter).

15 G-ZONE

Der sogenannte »G-Punkt« ist in Wirklichkeit eher eine Zone. Der Begriff wird verwendet, um einen Bereich der vorderen (also zum Bauch hin gelegenen) Vaginalwand zu beschreiben. Der Bereich befindet sich da, wo in der Nähe der Harnröhre die Klitorisschwellkörper aufeinandertreffen.

16 GEBÄRMUTTER

Die Gebärmutter hat etwa die Form und Größe einer Birne. Sie besteht aus einer Wand aus Muskelfasern und einer mit Schleimhaut ausgekleideten Höhle. Hier entwickelt sich während einer Schwangerschaft das Baby.

17 EIERSTÖCKE

In den beiden Eierstöcken reifen die Eizellen heran. Hier werden auch die Sexualhormone Östrogen und Gestagen gebildet.

18 EILEITER

Die Eileiter sind zwei bewegliche, trichterförmige Schläuche, durch die die Eizellen von den Eierstöcken in die Gebärmutterhöhle transportiert werden.

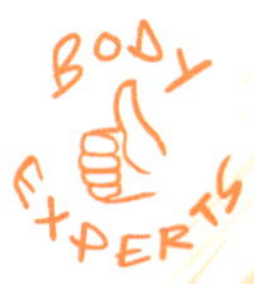

VULVEN, GANZ INDIVIDUELL – SO WIE DIE FRAUEN

Jeder Mensch ist einzigartig, und keine Vulva gleicht der anderen. Aber eins haben sie alle gemeinsam: Sie sind eine großartige Erfindung, die uns jede Menge Freude und schöne Gefühle machen kann!

Ganz viele Frauen sind unzufrieden mit dem Aussehen ihrer Vulva und den Labien, jüngere häufiger als ältere. Deshalb lassen sie sie dann verkleinern oder »verschönern« – und meistens nur, weil sie denken, dass das dann ihren Sexpartnern besser gefällt.

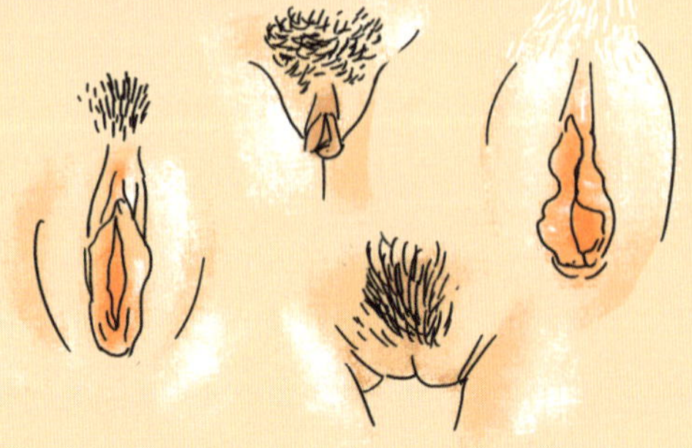

OPs haben immer ein Risiko. Die OP kann misslingen und es kann Vernarbungen geben. Dann entsteht unempfindliches Gewebe, das auf Berührungsreize nicht mehr reagiert.

Das weibliche Genital ist ein wunderbar komplexes System von verschiedenen eng miteinander verbundenen und gemeinsam funktionierenden Strukturen. Bleiben diese alle unversehrt, bleibt das erotische Potenzial für eine erfüllte Sexualität intakt. Deshalb sollten keine medizinisch unbegründeten Eingriffe aus ästhetischen, religiösen und gesellschaftlichen Gründen am Genital vorgenommen werden.

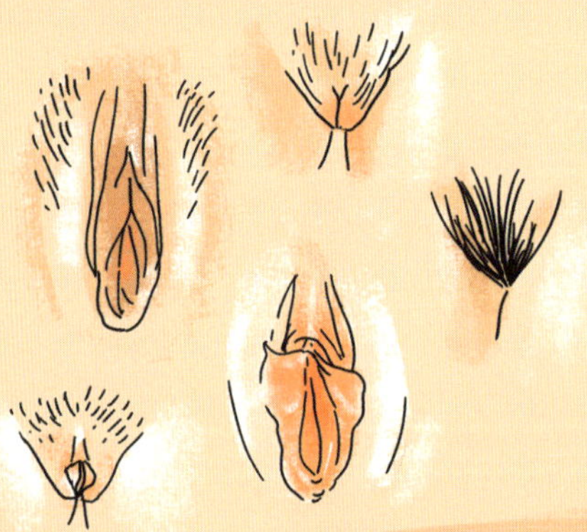

DIE LÄNGE DER KLITORISSPITZE AUSSEN KANN ZWISCHEN 5 UND 35 MILLIMETER LIEGEN. DIE GRÖSSE DER ÄUSSEREN LABIEN ZWISCHEN 7 UND 12 ZENTIMETER, DIE DER INNEREN LABIEN ZWISCHEN 20 UND 100 MILLIMETER. AUCH DIE UNTERSCHIEDE IN WEITE UND LÄNGE DER VAGINA SIND BETRÄCHTLICH.

EXPEDITION VAGINA

Ertaste dein Drinnen mit allen Sinnen. Innen in der Vagina sind die Wände rosig-knittrig, wundervoll warm, weich, feucht und wohlig. Sie ist die Verbindung von außen zu Muttermund und Gebärmutter. Wenn du erregt bist, öffnet sich der Vagina-Eingang und wird feucht. Die Vagina dahinter weitet sich mit zunehmender Erregung wie ein Trichter zum Muttermund hin. Durch den Druck, den die größer werdenden Schwellkörper der Klitoris von außen auf die Vaginawände ausüben, wird diese ebenfalls feucht. Das macht Berührungen noch angenehmer und der Penis kann gut reingleiten.

Im äußeren Drittel der Vagina befinden sich Reibungsrezeptoren, weiter innen sind Druckrezeptoren. Deshalb fühlt sich nicht nur eine »Rein-raus«-Bewegung schön an, sondern auch Kreisen und Druck gegen die Vaginawände. Wenige Zentimeter im Inneren der Vagina, Richtung Bauchdecke, befindet sich die sogenannte G-Zone. Eine raue Stelle, die bei Erregung fest wird. Wenn man sie massiert und stimuliert, ist das richtig gut, weil dahinter rund um die Harnröhre die weibliche Prostata liegt, und die ist »erogene Zone«.

FILMTIPP

→ **#female pleasure** (2020)
Der Film setzte sich mit der weiblichen Sexualität und dem weiblichen Genital im 21. Jahrhundert rund um den Globus in Kulturen und Religionen auseinander. Alles über sexuelle Mythen, Abwertung, Missachtung und Gewalt (Beschneidung).

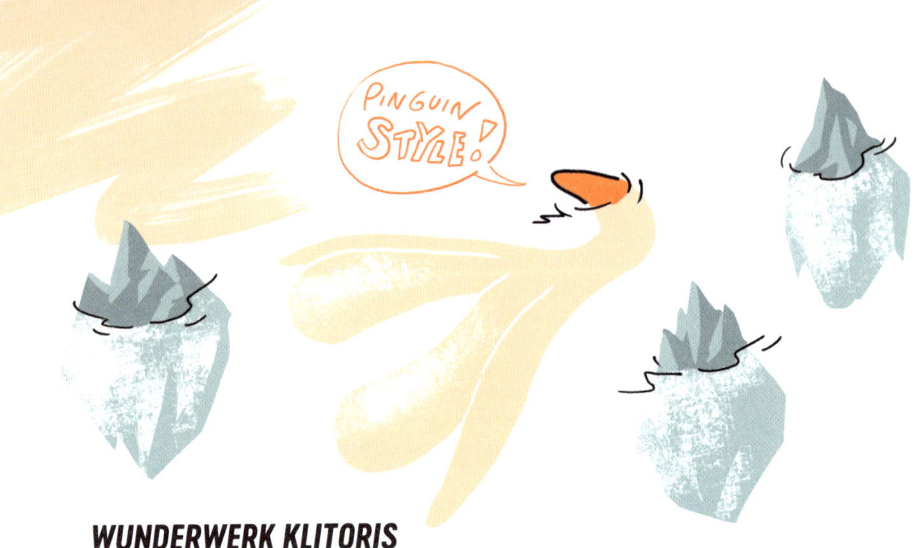

WUNDERWERK KLITORIS

Das weibliche Geschlechtsorgan ist im Grunde genauso aufgebaut wie das männliche. Aber nicht die Vagina ist das weibliche Pendant zum Penis, sondern die Klitoris. Die Klitoris ist sozusagen wie ein innerer Penis.

Die Klitorisschenkel bis hinauf zur Klitorisspitze sind Schwellkörper, die bei sexueller Erregung fest werden, also eine Erektion herstellen. Die Klitorisspitze selbst gehört zu den Schwammkörpern. Schwammkörper sind auch Schwellkörper, füllen sich ebenfalls mit Blut, bleiben aber dabei weich. Die Schwammkörper der Klitoris weiten sich aus und umfassen so die Vagina. Damit pressen sie Feuchtigkeit in das Vagina-Innere, wodurch du innen mehr spüren kannst. Mit 8000 Nervenendungen ist die Klitorisspitze extrem empfindsam. Bei großer Erregung pressen die Muskeln der Klitorisschenkel und die Schwammkörper über den Venenkomplex rhythmisch Blut in den gesamten Klitoriskörper. Denselben Effekt haben Penisstöße, die innen in der Vagina Schwammkörper und Klitorisschenkel stimulieren.

DIE KLITORIS IST KEIN KNOPF, SONDERN EIN EISBERG!

Hinter der Klitoris im Unterbauch liegt das suspensorische Ligament. Das ist ein Band, das den Klitoriskörper mit der Schambeinfuge und mit der »Linea alba« verbindet, einer senkrechten Sehnenplatte unterhalb des Bauchnabels. All das hängt zusammen wie ein Spinnennetz, das an einer Stelle der Klitoris zusammenläuft. Die Klitorisspitze registriert alles, was in diesem Netzwerk passiert, feinste Berührungen, ob am Bauch oder in der Analregion, in der Vagina oder an der Vulva. Erregung, Stimulation und Bewegung des Beckenbodens führen dann schließlich zum Orgasmus.

KLITORISKOMPLEX

BODY EXPERTS

Die sogenannte »äußere Eichel« (Klitorisspitze) ist buchstäblich nur die Spitze des Eisbergs und macht gerade mal einen Zehntel des Gesamtvolumens der Klitoris aus. Die zwei dazugehörigen 6 bis 9 Zentimeter langen Schenkel reichen tief ins Innere der Frau. Die Klitoris ist also viel mehr als das, was wir sehen. Und weil sie die Vagina sozusagen umringt, kann jede Frau durch vaginale Stimulation (Finger, Penis, Sextoy) potenziell zum Orgasmus kommen.

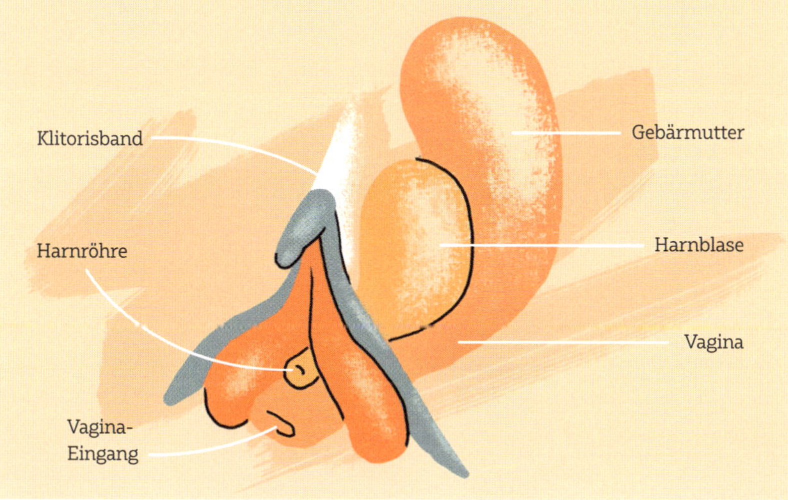

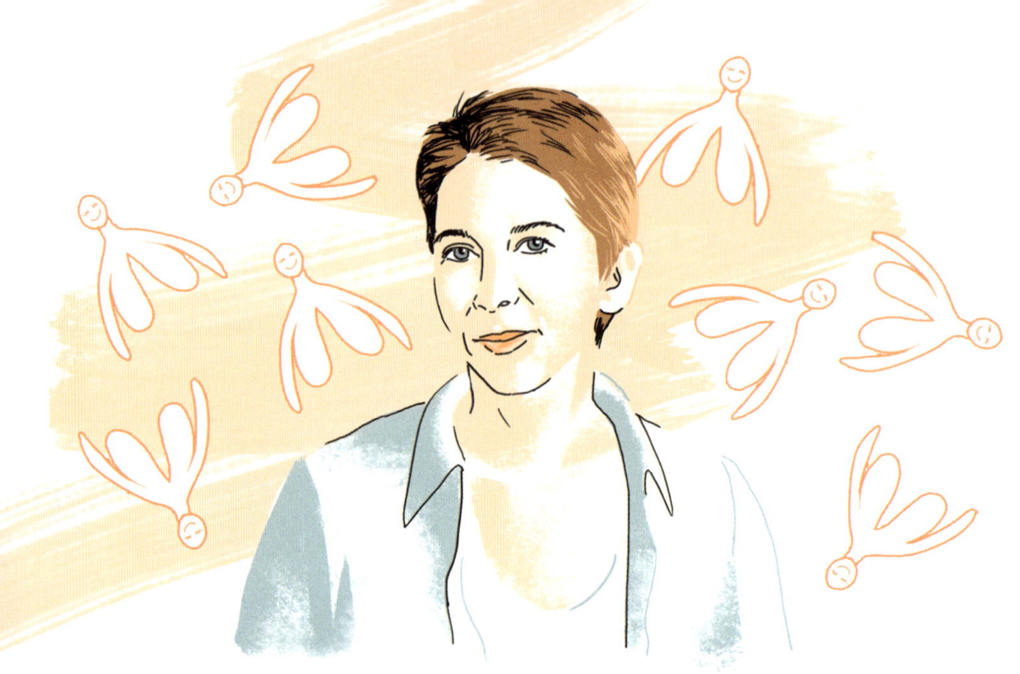

ODILE FILLODS' ERBE: DIE ERSTE 3-D-KLITORIS

2016 hat die französische Wissenschaftlerin Odile Fillod eine 3-D-Druck-Anleitung für ein originalgetreues Klitoris-Modell ins Internet gestellt, zur freien Verfügung. Damit endlich alle Mädchen und Frauen erfahren, wie ihre Klitoris wirklich aussieht. Denn lange wussten das viele Frauen nicht. Erst 1998 hatte die australische Urologin Helen O'Connell ihre Untersuchungsergebnisse über die weitverzweigte, tiefliegende Struktur der Klitoris publiziert.

Odile Fillods verteilt die Modelle an den Schulen Frankreichs, um den Sexualkundeunterricht zu verbessern. Ihr Ziel: Den Unterricht von all den Mythen rund um das weibliche Geschlechtsorgan zu befreien. Sie sieht in ihrem 3-D-Klitoris-Modell die Chance, das weibliche Geschlechtsorgan endlich dem Penis ebenbürtig darzustellen. Die Wissenschaftlerin sagt, die Klitoris habe zwar denselben embryologischen Ursprung wie der Penis und funktioniere sogar auf die gleiche Weise, doch trotzdem werde sie im Sexualkundeunterricht nicht gleichwertig behandelt.

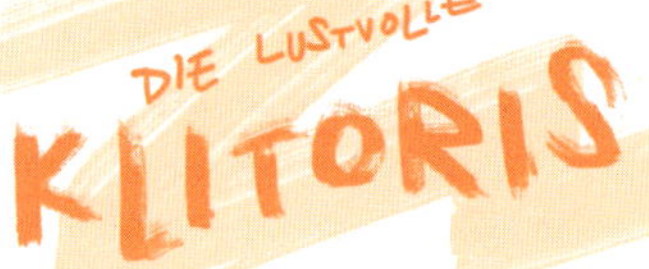

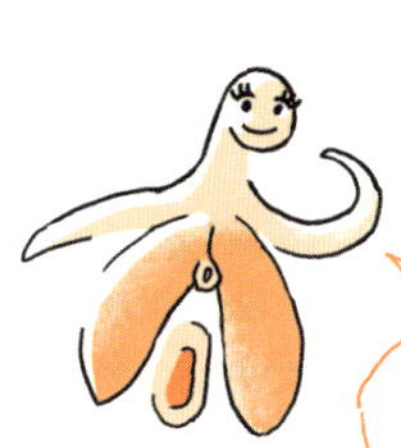

Hi, ich bin's, deine Klitoris!

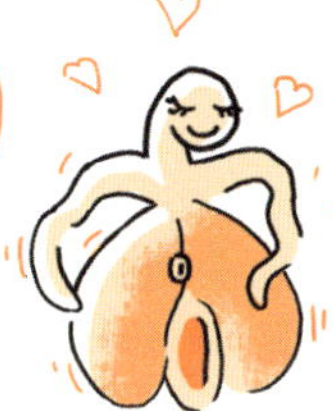

Mit mir kannst du lustvolle Gefühle genießen. Ich kann mich verändern, je nach Lust und Laune. Bin ich erregt, nimmt mein Umfang zu.

So liege ich in deinem Körper, wenn du stehst - immer mit Kopf voraus.

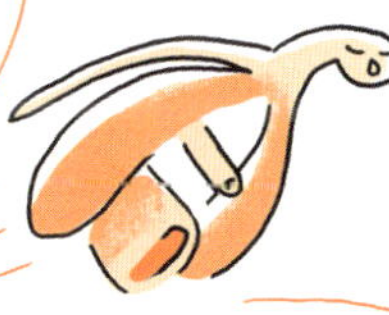

Von außen siehst du nur meinen kleinen Kopf, die Klitorisperle. Der größte Teil ist in deinem Körper verborgen - wie bei einem Eisberg unter Wasser.

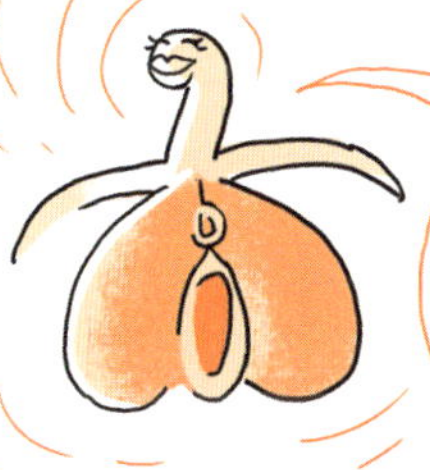

So sehe ich aus, wenn ich erregt bin. Prachtvoll, oder? Jetzt bin ich sehr empfindsam, und jede kleinste Berührung bringt die Gefühle so richtig in Schwung.

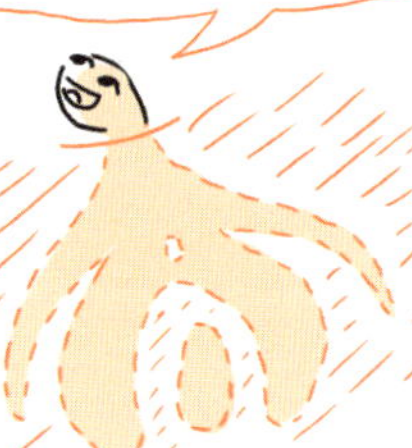

Das Wichtigste für einen Orgasmus ist, dass ich angeregt werde. Entweder außen an der Perle oder um die Perle oder innen über die Wände deiner Vagina.

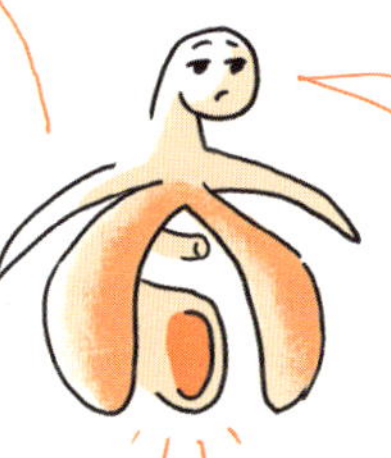

Bin ich nicht erregt genug, kann ich die Wände der Vagina nicht erreichen und das Gefühl für dich ist viel weniger schön.

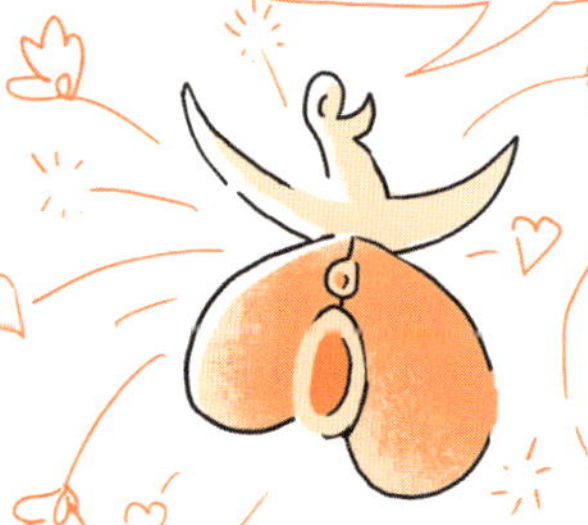

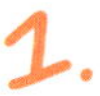

1.

Spiel mit mir und schenk mir Zeit.

2.

Entdecke und berühre mich – und lerne.

3.

Ich liebe verschiedenste Stimulationen.

4.

Und genieße!

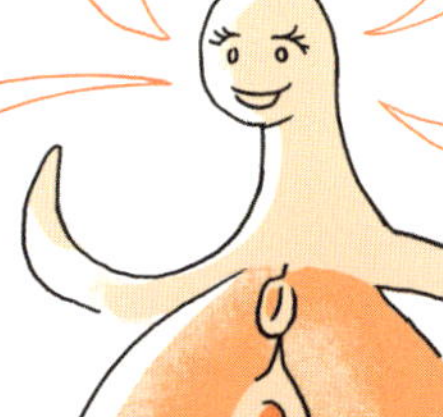

MYTHEN-CHECK JUNGFRÄULICHKEIT

Historisch gesehen bezeichnete das Wort »Jungfrau« zunächst einfach eine junge und unverheiratete Frau. Daraus wurde schließlich die noch nicht entjungferte (»durchstoßene«) Frau. Eine Frau, die noch keinen Geschlechtsverkehr (Penetration) hatte. Weil das Wort Penetration nur den aktiven Penis meint, nennen wir es im Buch ab jetzt eindringenden/umschließenden Sex. Penis und Vagina sind gleichzeitig aktiv. Der Penis dringt ein und die Vagina umschließt. Und beides ist für Penis und Vagina lustvoll.

DAS JUNGFERNHÄUTCHEN GIBT ES NICHT!

Sexuelle Unversehrtheit war lange ein Wertzeichen. Ihre Jungfräulichkeit machte oft den (einzigen) »Wert« einer Frau aus. In vielen Kulturen ist das bis heute so.

Es gibt so einige Gerüchte, die über die Jungfräulichkeit von jungen Frauen kursieren. Und das seit Jahrhunderten! Vielleicht ist dir das eine oder andere unten aufgeführte Gerücht auch schon mal untergekommen.

»Jedes Mädchen hat ein angeborenes Jungfernhäutchen!«

Das hätten Religion und Gesellschaft jahrhundertelang gerne so gehabt, um den Frauenkörper zu kontrollieren. Doch das ist ein Mythos, den wir jetzt ausrotten: Das Jungfernhäutchen gibt es nicht!

»Die Vagina wird durch ein Häutchen verschlossen, wie mit einer Frischhaltefolie.«

Viele denken das immer noch. Aber das stimmt nicht. Der medizinische Begriff »Hymen« oder auch »Vaginalmembran« ist irreführend. Das klingt, als wäre die Vagina wie mit einer Folie verschlossen. Doch dann könnte ja das Menstruationsblut gar nicht abfließen. Ein gesundheitsbedrohlicher Blutstau würde entstehen. Rund um den Vagina-Eingang ist ein Schleimhautkranz (Vaginale Korona). Dieser Kranz ist dehnbar und bewegt sich geschmeidig in jede Richtung mit.

Du kannst ihn dir vielleicht wie ein breites Haargummi vorstellen, eins aus Stoff oder Samt. Genauso funktioniert der Schleimhautkranz. Wird beispielsweise etwas in die Vagina eingeführt, dehnt er sich. Zwar gibt es Frauen, bei denen diese Schleimhaut durch einen kleinen Eingriff operativ geweitet werden muss – das ist jedoch extrem selten. Der Schleimhautkranz, der die Vaginalöffnung umrandet, sieht bei jeder Frau unterschiedlich aus und bleibt im Aussehen immer, wie es ist. Bei manchen ist er auch gar nicht vorhanden.

»Beim Sport oder durch die Nutzung von Tampons kann mein Jungfernhäutchen reißen.«

Was es nicht gibt, kann auch nicht reißen. Mit Beginn der Pubertät wird der Schleimhautkranz genauso dehnbar wie der Rest der Vagina – durch die ja bekanntlich bei einer Geburt ein ganzes Baby passt – und reißt weder durch Sport, Unfälle, Tampons, Selbstbefriedigung oder Dildos. Und folglich auch nicht beim ersten Sex.

»Jungfräulichkeit ist etwas, das Frauen verlieren.«

Dieser Mythos vermittelt, dass ein Frauenkörper etwas ist, das beim Sex irgendwie kaputtgeht. Ein Verlust, der ihn im Extremfall sogar wertlos macht. Für diesen Mythos gibt es weder medizinische noch theologische Grundlagen. Deshalb braucht's auch keine Gebete zur Wiederherstellung des Jungfernhäutchens und keine Operationen für eine neue Jungfräulichkeit.

»Ich gehe wie ein abgebissener Apfel oder wie eine angeschnittene Torte in meine Ehe, wenn ich vorher schon meine Jungfräulichkeit verloren habe!«

Ähm, gilt das nur für Frauen? Und nein, das ist Quatsch! Dir haftet kein Makel an, wenn du schon Sex hattest. Du bist dann weder wie ein »angebissener Apfel« noch wie ein »angeschnittener Kuchen«. Du wirst auch nicht beziehungsunfähig, weil du »wie ein Klettverschluss zu oft auseinandergerissen« wurdest. Du bist nicht in deiner Persönlichkeit zerstört, wie das Bild der zusammengeklebten und wieder auseinandergerissenen Papierblätter sagen will. Alle diese Mythen behaupten, dass Sex etwas ist, das irgendwie etwas zerstört oder das durch Gebrauch »weniger« wird.

Bei Jungs suggeriert es: »Du hast nur eine bestimmte Anzahl ›Schüsse‹ zur Verfügung.« Auch das stimmt natürlich nicht. Sex muss sich überhaupt nicht abnutzen. In einer gesunden, verbindlichen Beziehung ist Sex eine wunderschöne Bereicherung. Denn Sex stellt wichtige körperliche und emotionale Nähe her. Wenn Sex schadet, hat das wesentlich damit zu tun, ob die Beziehung und das Verhalten miteinander »zerstörerisch« sind.

»Beim ›Ersten Mal‹ gibt es einen Blutfleck auf dem Laken!«

Nicht einmal die Hälfte der Frauen blutet beim ersten Sex. Das hat anatomisch auch keine Grundlage. Es muss nicht bluten, wenn der erste Geschlechtsverkehr behutsam geschieht. Dieser Mythos ist uralt, er datiert mindestens zurück bis ins 15. Jahrhundert. Damals war es üblich, dass junge Mädchen (mit anatomisch kleinem Körper) mit viel älteren und somit größeren Männern verheiratet wurden. Beim Sex sind dadurch nicht selten Verletzungen entstanden. Das erklärt das Blut.

»Man kann am Schleimhautkranz erkennen, ob eine Frau schon Geschlechtsverkehr hatte.«

Nein, kann man nicht. Niemand kann beurteilen, ob eine Frau noch Jungfrau ist oder ob sie schon vaginalen Geschlechtsverkehr hatte. Weder medizinisch noch von einem Liebespartner kann dies festgestellt werden. Wirklich nicht. Und erst recht nicht am Bettlaken.

»Man kann das Hymen operativ wiederherstellen.«

Einige unterziehen sich einem chirurgischen Eingriff zur Hymen-Rekonstruktion – nur, um als »Jungfrau« zu gelten. Skandalöserweise verdienen Ärzte also Geld mit der Wiederherstellung von etwas, das es gar nicht gibt.

»Ich kann so tun, als wäre ich noch Jungfrau, aus Angst vor sozialen Konsequenzen.«

Das ist kein Mythos, sondern Tatsache: Das Internet bietet künstliche »Jungfernhäutchen« aus Zellulose mit Kunstblut feil. Die setzt man in die Vagina ein und durch Körperwärme, Reibung und Feuchtigkeit sollen sie sich dann auflösen. Der auf dem Laken hinterlassene rote Fleck soll beweisen, dass die Frau vorher noch keinen eindringenden/umschließenden Geschlechtsverkehr hatte. Alles absoluter Quatsch!

UND SO IST ES WIRKLICH

Die vaginale Korona (»Kranz«, »Krone«) ist ein Hautsaum aus Schleimhautgewebe rund um den Eingang der Vagina mit einer dehnbaren Öffnung. Sie kann – muss aber nicht – beim ersten eindringenden/umschließenden Sex (ein-)reißen und bluten. Wenn es passiert, ist es nicht weiter schlimm. Die Korona kann in der Form glatt-rund, mit kleinen Kerben oder fransig sein. In seltenen Fällen ist sie entweder sehr fest, schließt den Vagina-Eingang fast vollständig oder hat zwei oder mehrere Öffnungen. Dann bedarf es eines kleinen chirurgischen Eingriffs, um den Hautsaum ganz zu öffnen.

DAS JUNGFERNHÄUTCHEN WIRD IN SCHWEDEN ZUR »VAGINALEN KORONA«

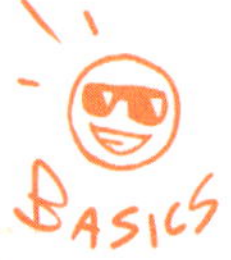

Im schwedischen Sprachgebrauch gibt es das »Jungfernhäutchen« nicht mehr. Im Jahr 2009 hat der schwedische Sprachrat den ideologisch aufgeladenen Begriff »Jungfernhäutchen« – auf Schwedisch »mödomshinna« – abgeschafft und durch den Begriff »vaginale Korona« ersetzt. Im deutschen Duden ist unter J nach wie vor der Begriff Jungfernhäutchen zu finden. Dabei ist es ziemlich unsinnig, ein Wort zu benutzen, das etwas beschreibt, was es gar nicht gibt. Auch die Erdscheibe ist ja schließlich längst zum Erdball geworden.

Informationen zum Mythos Jungfernhäutchen in vielen Sprachen: **www.holla-eV.de**

Die hoffentlich beste Zeit deines Lebens

Es ist echt beeindruckend, wie komplex und genial wir geschaffen sind, findest du nicht auch? Gott hat das wirklich mega hingekriegt.

Das Jugendalter ist die Zeit, in der du das alles so richtig entdecken kannst. Falls dich dein Körper und die Sexualität noch nicht so interessieren und du auch mit Flirten, Gefühlsaufregungen und Liebesbeziehungen noch nicht so viel am Hut hast – auch das ist völlig okay. Alles hat seine Zeit. Lass dich nicht stressen. Mit dir ist alles in Ordnung. Die Bedürfnisse sind einfach unterschiedlich und jeder Mensch hat auf dieser Entdeckungsreise sein eigenes Tempo. Es sind einfach nur Informationen, die dir in diesem Buch zur Verfügung stehen. Nimm davon, was du jetzt gebrauchen kannst. Den Rest kannst du für später aufheben.

LASS DICH NICHT STRESSEN. JEDER MENSCH HAT AUF DIESER ENTDECKUNGSREISE SEIN EIGENES TEMPO.

Auf jeden Fall aber genieß diese Zeit mit deinen Freundinnen und Freunden. Im Zusammensein mit deiner Clique erlebst du hoffentlich viele unbeschwerte und lustige Momente und wirst dabei so ganz nebenbei erwachsen. In einer coolen Gemeinschaft kannst du herausfinden, was du gern machst und was für eine Person du sein willst. Du lernst dich und die anderen besser kennen. Manchmal halten diese Beziehungen aus dieser Zeit sogar ein Leben lang.

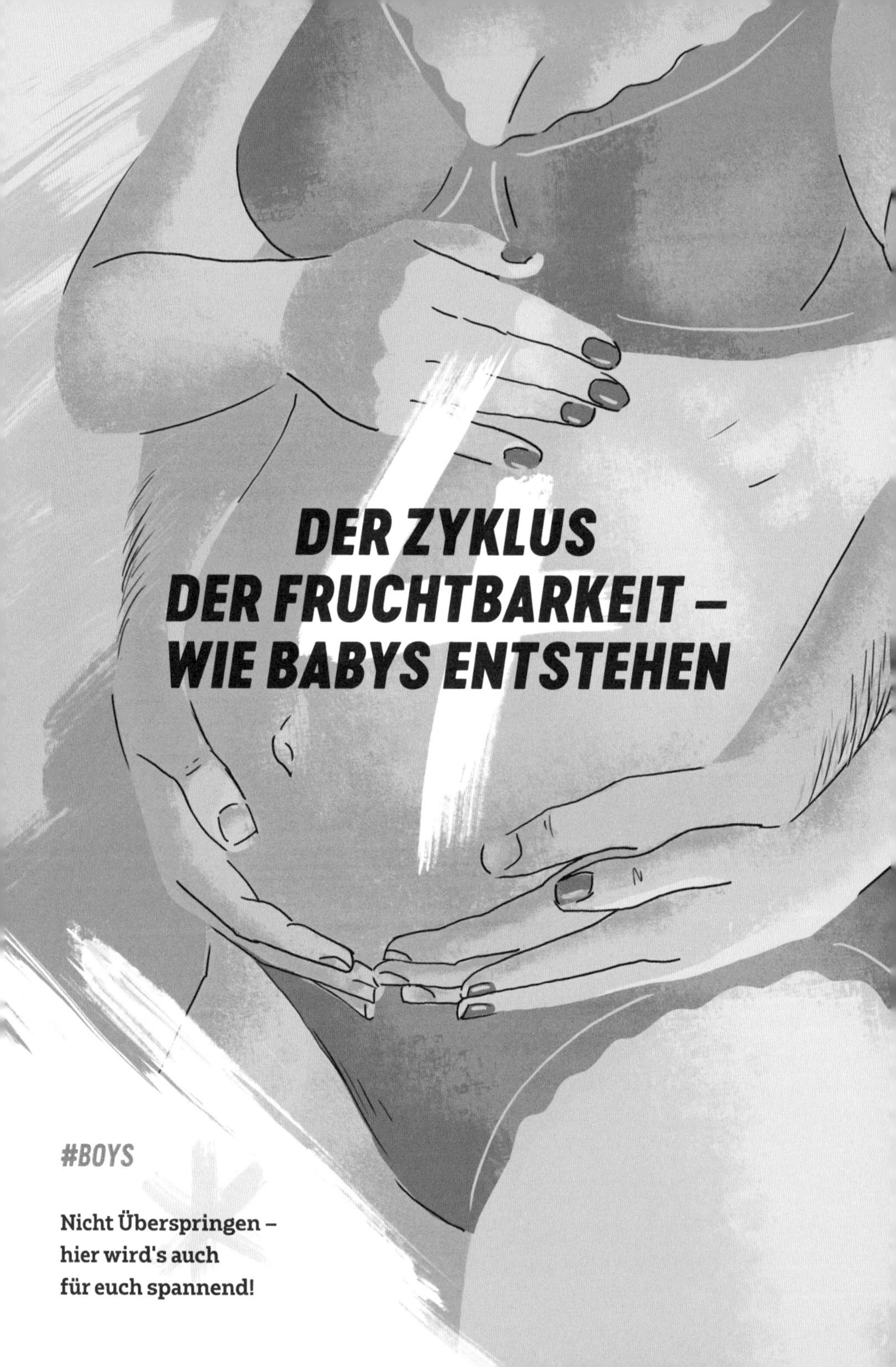

4 DER ZYKLUS DER FRUCHTBARKEIT – WIE BABYS ENTSTEHEN

#BOYS

Nicht Überspringen – hier wird's auch für euch spannend!

Der Menstruationszyklus der Frau ist, wie eigentlich alle Abläufe in unserem Körper, echt faszinierend, wenn man ihn sich mal näher anschaut. Jungs, wenn ihr dachtet »Das Kapitel kann ich ja überspringen«, – nee! Das ist auch was für euch! Ohne die Periode gäbe es nämlich keine Kinder – also auch dich nicht. Deine Mutter hat sie, deine Schwester, deine Freundin, deine Kollegin, deine zukünftige Frau. Schon deshalb solltest du auch darüber Bescheid wissen. Aber auch, weil es zur Frage »Wie genau entsteht eigentlich ein Baby?« dazugehört, und die interessiert dich vermutlich ja auch.

Die Gesellschaft holt die Mens glücklicherweise langsam aus der Tabuzone, und das ist gut so. Frauen sollten sich nicht länger wegen eines völlig normalen und natürlichen, ja sogar im wahrsten Sinne des Wortes lebensnotwendigen Vorgangs schämen und verstecken müssen. Sie sollten sogar eher auf Verständnis zählen dürfen, wenn sie sich in diesen Tagen etwas mehr Ruhe gönnen. Denn das allein kann schon Wunder wirken. Für einige Frauen sind die Menstruationsbeschwerden nämlich ganz schön heftig. Vor oder während der Mens Beschwerden zu haben, ist blöd, aber keine Seltenheit. Man nennt das PMS, das heißt: Prämenstruelles Syndrom. Dazu gehören Spannungen in den Brüsten, Kopfschmerzen, Essensgelüste, Reizbarkeit, Stimmungsschwankungen und Bauch- oder Rückenschmerzen. Melancholie während PMS, Weltschmerz während der Menstruation und Antriebslosigkeit danach – das machen alles die Hormone. Deshalb schauen wir uns diesen wichtigen Part jetzt genauer an!

DIE MONATLICHEN HORMON-SAUSEN KÖNNEN FRAUEN WÄHREND EINES ZYKLUS GERNE MAL AN DEN RAND DES WAHNSINNS TREIBEN.

Die Menstruation oder Monatsblutung ist Teil des immer wiederkehrenden Zyklus der Fruchtbarkeit. Menstruation heißt sogar übersetzt »das jeden Monat Wiederkehrende«. Zu Beginn der Pubertät stellt sich dein weiblicher Organismus langsam auf einen regelmäßigen Zyklus ein. Es kann einige Monate oder Jahre dauern, bis sich alles eingespielt hat. Bei einigen kann es deshalb am Anfang nur wenig oder unregelmäßig bluten. Andere bluten sofort regelmäßig und vielleicht auch stark. Nicht nur dein Körper, auch deine Seele lernt, mit dem dauernden Wechsel zurechtzukommen, um dich dann schließlich mit dem (immer zuverlässiger werdenden) Rhythmus wohlzufühlen.

Starte dein Zyklustagebuch

Der weibliche Zyklus dauert ungefähr vier Wochen. Die Hormone bewirken, dass du dich in jeder Phase anders fühlst. Du kannst entscheiden, ob du das mühsam finden willst oder das Gute darin siehst. Stell dir den Zyklus vor wie den Ablauf von Tag und Nacht. Oder wie die Jahreszeiten: Frühling, Sommer, Herbst und Winter. »Winter« repräsentiert die Phase, in der du mehr Pausen einlegen und mehr ausruhen solltest. »Frühling« bringt deine Kreativität hervor, während du im »Sommer« vor Energie und Tatendrang strotzt und produktiv bist. Der »Herbst« rückt deine Emotionen in den Vordergrund. Diese Erkenntnisse macht sich der Frauensport zunutze, in dem Sportlerinnen immer öfter zyklisch trainieren. Jede Frau kann ihr Leben auf diese Weise rund um den Zyklus planen. Das bedeutet »die Welle surfen«.

LERNE DEINE KÖRPERSPRACHE, DANN KANNST DU DEINEM KÖRPER VERTRAUEN!

Nimmst du schon früh die Pille, erlebst du keinen vergleichbaren spezifischen weiblichen Rhythmus und eigentlich auch keine Zyklusschwankungen. Denn die Pille schaltet den weiblichen Zyklus aus, eine Eireifung und ein Aufbau der Gebärmutterschleimhaut finden gar nicht statt. Und somit auch nicht das »Ausschwemmen« durch die

Mens. Die Pillenblutung ist eine »Fake«-Blutung. Mach dir zu folgenden Fragen Notizen:

- Wann habe ich viel Energie, wann wenig?
- Wann schlafe ich gut, wann nicht?
- Wann habe ich extrem starken Appetit und Essattacken, wann traurige Gefühle?
- Wann empfinde ich Wehmut oder Lust?
- Wann bin ich müde und wann voller Tatendrang?

Beobachte dich über mehrere Zyklen hinweg selbst. Schreib alles genau auf. Am Schluss vergleichst du deine Beobachtungen und beginnst, deinen Alltag danach zu planen. Wenn du so mit den vier Zyklusphasen lebst, kann das Erschöpfungszuständen vorbeugen.

Sehr viel Sport, sehr viel Stress, Magersucht, starkes Übergewicht, hormonelle Störungen oder lange Reisen können deinen Zyklus durcheinanderbringen. Nicht wenige Babys sind schon entstanden, weil der Eisprung zu einem unerwarteten Zeitpunkt stattfand.

ÖSTROGEN

BODY EXPERTS

Östrogene sind die wichtigsten weiblichen Sexualhormone. Der Gehalt des Östrogens im Blut steigt zwischen Menstruation und Eisprung stetig an und wird von den Eibläschen (Follikel) in den Eierstöcken produziert. Östrogen stabilisiert und unterstützt die Stimmung, die Fruchtbarkeit und die Entwicklung des weiblichen Organismus.

Period Positivity

Ist dir schon aufgefallen, dass in der Werbung für Binden und Tampons die Menstruationsflüssigkeit immer blau ist, nicht rot? Rot ist offenbar zu eindeutig. So genau will man es dann doch nicht darstellen. Leider prägen Scham und Unwissenheit immer noch die Vorgänge im weiblichen Körper.

Monatsblutung, Regel, Tage, Menstruation. Um sie nicht beim Namen nennen zu müssen, gibt's schon mal Codewörter dafür: Besuch von Tante Rosa, Erdbeerwoche, Besuch aus Rotenburg, der Blutsbruder oder wenig schmeichelhaft: Sauerei. Oder dir wird an den Kopf geschleudert: »Du hast ja miese Laune – hast du deine Tage?«

Wie schade, wenn ein so großartiger Vorgang, der dazu beiträgt, neues Leben in die Welt zu bringen, so negativ belastet ist! Lass uns das ändern und eine wertschätzende Haltung zu dem haben, was dein Körper da jeden Mo-

LESETIPP

- → Luisa Stömer und Eva Wünsch hoffen, dass «Kinder nicht nur Smartwatches oder Postzustellung durch Drohnen erklärt bekommen, sondern auch den Uterus, aus dem sie kamen». Deshalb haben sie das Buch **»Ebbe und Blut«** (Gräfer & Unzer 2018) geschrieben.
- → Nina Brochmann und Ellen Støkken Dahl sind zwei junge Ärztinnen, die die Entdeckerfreude an der Vagina und dem weiblichen Körper wecken wollen: **»Viva la Vagina«** (S. Fischer 2018).

nat Geniales leistet. Schau mal nach dem Hashtag #HappyToBleed[16], da findest du eine Menge Beiträge zur »Period Positivity«, die eine bessere Wahrnehmung dafür schaffen wollen.

Eine Frau blutet in ihrem Leben hochgerechnet ungefähr 2300 Tage – in 35 bis 40 Jahren. Das sind jeweils in etwa 50 Milliliter pro Zyklus. Das Periodenblut ist das nährstoffreichste Blut des gesamten Körpers. Da es kein gewöhnliches Blut ist, sondern eigentlich als Brutstätte für den Embryo gedacht war, gerinnt es nicht. Es ist auch nicht so flüssig wie normales Blut. Es ist reich an Vitaminen, Eiweißstoffen, Kupfer, Eisen und einigem mehr.

ES IST EIN MYTHOS, DASS HEUTIGE TEENAGER DIE PERIODE IMMER FRÜHER BEKOMMEN! BEI 90 PROZENT ALLER MÄDCHEN SETZT SIE ERSTMALS ZWISCHEN 12 UND 13 JAHREN EIN. DIESE ZAHL IST SEIT 1960 ZIEMLICH KONSTANT.

STATIONEN IM WEIBLICHEN ZYKLUS

BEI EINER DURCHSCHNITTLICHEN DAUER VON 28 TAGEN

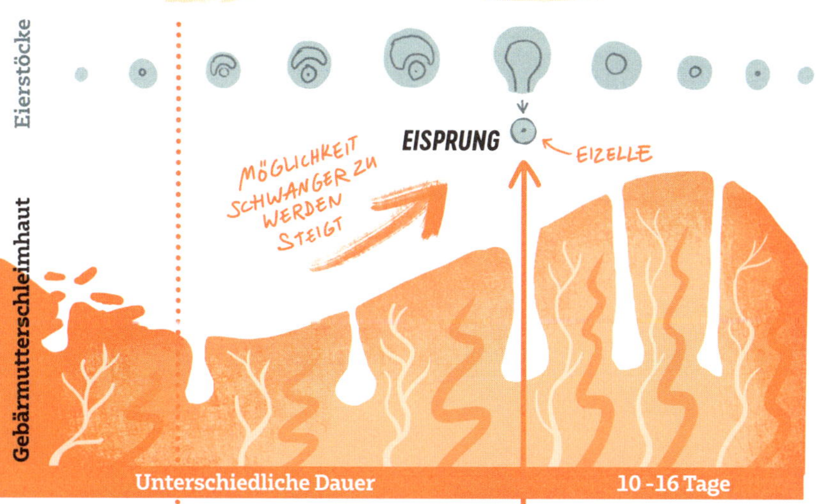

Ohne Mens kein Mensch

Wir alle waren mal nicht mehr als Eizelle und Spermium. Die monatliche Blutung erinnert uns daran, dass wir alle gleich sind. Die Gebärmutterschleimhaut baut sich jeden Monat neu auf und ab, es sei denn, ein befruchtetes Ei hat sich eingenistet und die Frau ist schwanger. Die Gebärmutterschleimhaut ist ein kostbarer Nährboden, ohne den neues Leben nicht möglich wäre. In der Menstruation steckt also krass viel Kraft und Bedeutung. Und doch wird die Blutung als Schwäche betrachtet.

Der weibliche Zyklus ist ein Fruchtbarkeitszyklus. Nach einer unfruchtbaren Phase zu Zyklusbeginn steigt einige Tage vor dem Eisprung die Wahrscheinlichkeit, dass die Frau schwanger wird, zunächst langsam an. Je näher der Eisprung rückt, desto wahrscheinlicher wird eine Schwangerschaft. In dieser Phase tritt am Muttermund der sogenannte Zervixschleim auf. Erst ist er weißlich und dickflüssig. Je näher der Eisprung rückt, desto klarer wird er.

Wenn du ihn zwischen Daumen und Zeigefinger nimmst, kannst du ihn in Fäden ziehen, er ist »spinnbar«. Nun ist die hoch fruchtbare Zeit. Der Zervixschleim ist das wichtigste sichtbare Zeichen dafür. Seine Funktion ist es, den Spermienzellen Nahrung und Energie zu bieten. Er schützt sie vor dem sauren Klima in der Vagina und transportiert sie nach oben Richtung Muttermund. Außerdem schaffen die nicht so fitten Spermien es nicht durch ihn hindurch, sodass nur die gesündesten weiterkommen.

WESHALB IST DIE VAGINA »SAUER«?

Sie ist ständig von Bakterien verschiedenster Art und von Pilzen besiedelt – der Scheidenflora (Vaginalflora). Da die Vagina eine Öffnung nach außen hat, kann ständig etwas hineinkommen (auch dein Mund ist von jeder Menge Bakterien besiedelt). Damit die Besiedelung mit Bakterien und Pilzen im Gleichgewicht bleibt, hat die Vagina ein raffiniertes System entwickelt: Sie enthält ganz viele Milchsäurebakterien (Laktobazillen), die aus Stoffen im Vaginalsekret Milchsäure und auch Wasserstoffperoxyd machen. Dadurch wird das feuchte Klima in der Vagina sauer. Das sogenannte Scheidenmilieu hat einen pH-Wert von 3,8 bis 4,5. In diesem sauren Milieu können sich unerwünschte Bakterien nicht vermehren.

Die Vagina sorgt auf diese Weise auch dafür, dass das eher basische (nicht saure) Menstruationsblut und Sperma das Scheidenmilieu nicht aus dem Gleichgewicht bringen. Das bewirken Östrogene. Deshalb ist die Vagina vor, während und nach der Mens, wenn der Körper weniger Östrogen produziert, etwas weniger sauer als sonst im Menstruationszyklus. Du kannst den Unterschied schmecken, wenn du den Finger in die Vagina steckst und ihn ableckst. Findest du unappetitlich? Tatsache ist: Es gibt keinen saubereren Ort an deinem ganzen Körper.

Spätestens einen Tag nach dem Eisprung kann man nicht mehr schwanger werden. Dann beginnt die unfruchtbare Zeit. Der Zervixschleim wird wieder weißlich und verschwindet dann ganz. In der zweiten Zyklushälfte sorgt das Progesteron dafür, dass die Gebärmutterschleimhaut dicker wird. Denn die möglicherweise befruchtete Eizelle soll es gemütlich haben, wenn sie sich einnistet. Wenn sich keine Eizelle einfindet, hört der Gelbkörper (»Corpus Luteum«, ein hormonproduzierender Zellcluster) nach 12 bis 16 Tagen auf, Progesteron zu produzieren. Darauf wird die für eine mögliche Schwangerschaft aufgebaute Gebärmutterschleimhaut während der Menstruation wieder abgestoßen.

Mens-Produkte – Alles für die roten Tage

Um das Blut aufzufangen, gibt es verschiedene Hilfsmittel. Besprich am besten mit deinen Eltern die Anschaffung und finde heraus, was für dich passt. Eine kleine Auswahl kannst du ja schon mal zu Hause horten, bevor du deine erste Mens bekommst.

Du kannst das Blut außerhalb des Körpers auffangen – dazu gibt es Einwegbinden, Slipeinlagen, Stoffbinden und Periodenslips. Oder innerhalb mit Tampons (mit oder ohne Einführhilfe), mit Menstruationscups oder einem Periodenschwamm.

Slipeinlagen und Einwegbinden werden in die Unterhose geklebt und sind leicht zu wechseln. Es gibt verschiedene Größen, je nach Stärke der Blutung. Stoffbinden sind waschbar und werden mit einem Druckknopf in der Unterhose befestigt. Die Periodenslips fangen das Blut ebenfalls mit einem speziellen »Innenleben« auf und werden dann gewaschen. Je nach Modell wird von so einem Slip eine Blutmenge wie von ein bis drei Tampons aufgefangen. Und die »Period Pants« sind stylisch und gar nicht omamäßig!

Produkte für die Vagina brauchen in der Anwendung etwas Übung. Hast du den Dreh aber erst mal raus, bemerkst du sie fast nicht mehr. Tampons werden in die Vagina geschoben. Entweder mit dem Finger oder mit einer Einführhilfe (einem Röhrchen, in dem der Tampon steckt). Am besten beginnst du mit der kleinsten Größe. In jeder Packung ist eine Gebrauchsanweisung beigelegt. Das Einführen sollte nicht schmerzen. Je entspannter du und dein Beckenboden sind, desto einfacher geht es. Tampons müssen regelmäßig gewechselt werden. Je nach Stärke der Blutung alle 4 bis 6 Stunden, spätestens aber nach 8 Stunden. Länger sollte man sie auf keinen Fall in der Vagina lassen oder

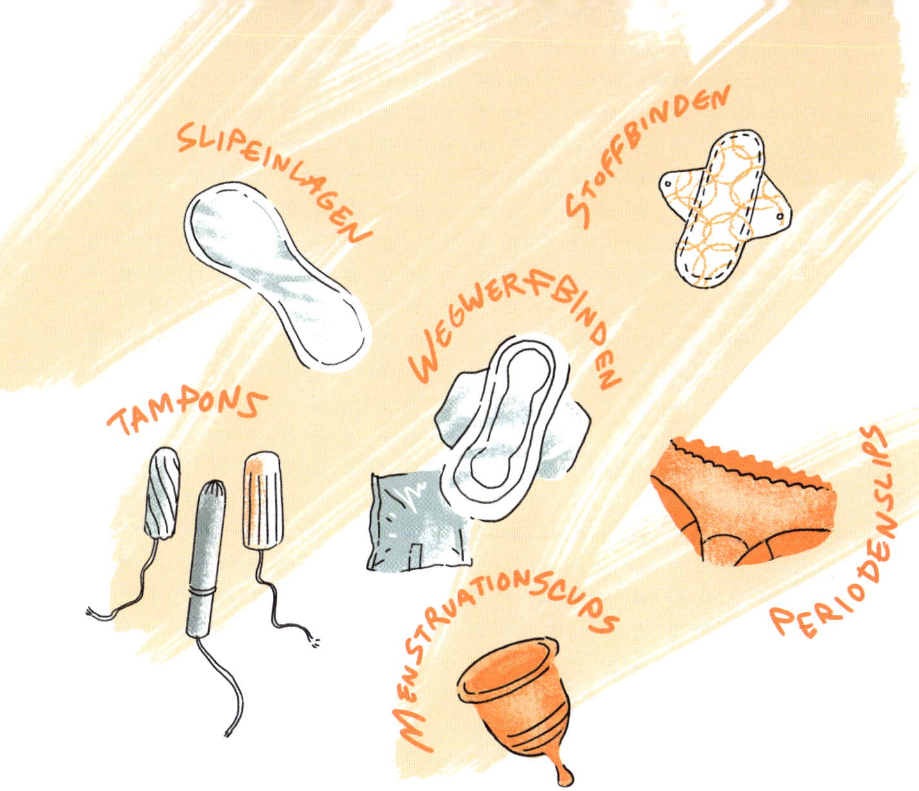

vergessen, weil sonst eine bakterielle Infektion droht: das »Toxic Shock Syndrom« (TSS).

Mehr Übung braucht das Einführen und Entfernen der Menstruationstasse oder des Periodenschwamms. Die genaue Anleitung findest du in der Packung. Auch im Internet wird die Handhabung und Falttechnik erklärt.[17] Tasse und Schwämme sind wiederverwendbar. Der Schwamm muss sorgfältig mit kaltem Wasser gereinigt werden, die Menstruationstasse kocht man nach jedem Zyklus aus. Je nach Größe des Produkts und Stärke der Blutung kann die Menstruationstasse oder der Periodenschwamm zwischen vier und acht Stunden drinbleiben.

Menstruationstassen sind eine gesunde und nachhaltige Art der Monatshygiene. Dank ihrer langen Haltbarkeit schonen sie Geldbeutel und Umwelt. Mit jeder in Europa verkauften »Ruby Cup« erhält auch ein Mädchen in der Dritten Welt eine.

ÜBRIGENS

BASICS

Tampon oder Periodenschwamm können im Inneren nicht verloren gehen oder zu weit eingeführt werden. Die Vagina ist kein endloser Tunnel, sondern wird durch den Muttermund abgeschlossen.

Und wenn du von der Blutung überrascht wirst? Immer mehr Schulen haben damit angefangen, Perioden-Produkte in Spendern auf der Toilette gratis zur Verfügung zu stellen. Und sonst? Einfach eine Mitschülerin oder Lehrerin fragen, ob sie dir aushelfen kann.

Einwegbinden, Tampons oder Einwegslips müssen in einen Abfalleimer oder einen speziellen Behälter in der Toilettenkabine entsorgt werden. Auf keinen Fall in die Toilette werfen, denn dort können sie zu Verstopfungen führen, und das will niemand!

EIN BLICK ÜBER DEN TELLERRAND – MÄDCHEN UND DIE ROTE WELLE WELTWEIT

Viele Mädchen in armen Ländern haben nichts von all den schönen Hilfsmitteln und Hygieneprodukten. Weil die Menstruation ein Tabuthema ist, schämen sie sich und haben keine Möglichkeit, auf eine gute Weise damit umzugehen. Mit Einsetzen der Periode brechen viele Mädchen sogar die Schule ab, weil sie nicht wissen, wie sie die Mens weg von zu Hause »händeln« sollen. Auch in Europa gibt es wegen Armut und durch Zuwanderung immer mehr Mädchen, die in der Zeit der Menstruation der Schule fernbleiben. Deshalb starten nun Projekte in vielen Ländern, die Perioden-Produkte in der Schule kostenlos zur Verfügung stellen.

Menstruationsbeschwerden & weniger coole Seiten des Frauseins

Vor allem zu Beginn der Menstruation treten häufig Schmerzen auf. Während der Periode zieht sich die Gebärmutter krampfartig zusammen, um die Schleimhaut abzustoßen. Das kann wehtun.

Auch das Gewebshormon Prostaglandin, das normalerweise das Immunsystem und das Zellwachstum im menschlichen Körper reguliert, kann während der Menstruation Schmerzen hervorrufen. Seine Aufgabe ist es, eine stärkere Blutgerinnung auszulösen, die Wahrnehmung von Schmerzen zu verstärken und für das Verengen der Blutgefäße zu sorgen. Die dabei gewünschten Effekte wirken entzündungshemmend bei Verletzungen oder Wunden. Was eigentlich wünschenswert ist, kann eben auch »plagen«. Je höher der Prostaglandin-Gehalt, desto stärker die Schmerzen.

Ruhe, eine Wärmeflasche, eine warme Decke, Kräutertee, Schokolade, ein heißes Bad, aber auch Bewegung können die Schmerzen lindern. Wenn das nicht oder zu wenig hilft, kannst du auch ein Schmerzmittel nehmen. Hast du sehr starke Schmerzen, solltest du dir ärztlichen Rat holen. Auf keinen Fall musst du still vor dich hin leiden.

In einer großen Umfrage[18] sagten 43 Prozent der Teilnehmerinnen, sie nehmen bei Menstruationsbeschwerden Medikamente, 42 Prozent wählen Masturbation, der Rest praktiziert eine Mischung aus Medikamenten, Selbstbefriedigung, Wärme, Schlaf, Bewegung und Naturheilmitteln. 90 Prozent der Teilnehmerinnen an der Umfrage empfehlen Masturbation zur Linderung von Schmerzen während der Periode.

ÖKO-TIPP

→ Bio-Tampons und andere nachhaltige Frauenprodukte findest du hier: **www.mylily.eu**

Warum hilft Selbstbefriedigen bei Regelschmerzen? Die Dopaminausschüttung und die Durchblutung der Beckenregion nach dem Orgasmus wirken schmerzlindernd. Aber auch ohne Orgasmus wirkt die Stimulation und Erregung während der Masturbation – wenn auch in etwas schwächerer Form. Durch regelmäßiges Masturbieren nehmen sogar die Intensität und die Häufigkeit der Periodenschmerzen laut Studie ab. Masturbieren hilft aber nicht nur bei Krämpfen, sondern auch bei Kopfweh, Rückenschmerzen, sensiblen Brüsten und einem aufgeblähten Gefühl.

DIE PERIODE TUT EIGENTLICH NICHT WEH – ABER SIE KANN!

»GENDER HEALTH GAP« – GREIF NICHT ZU SCHNELL ZU MEDIKAMENTEN

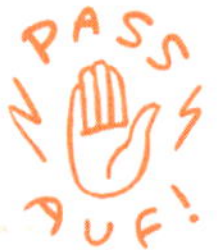

Arzneimittel basieren vorrangig auf männlichen Versuchsgruppen. Männer werden dabei als Norm angesehen. Das hat schlimme Folgen für Frauen: Fehldiagnosen, falsche Medikation und womöglich eine höhere Sterblichkeit. Die sogenannte »Gender Health Gap« besagt, dass Medizin und Forschung an Frauen historisch vernachlässigt wurden.

Sprich, gesundheitliche Beschwerden, die hauptsächlich Frauen und die Menstruation betreffen, sind weniger erforscht als die, die auch Männer betreffen. Das betrifft auch alltägliche Beschwerden wie PMS oder Periodenschmerzen. Viele Frauen greifen zu Schmerzmitteln, ohne sich medizinisch beraten zu lassen. Dadurch bleiben häufig Krankheiten unerkannt – Endometriose zum Beispiel.

PMS

Das Prämenstruelle Syndrom umfasst eine Vielzahl von Beschwerden, die im Zeitraum nach dem Eisprungtag bis zur Periode auftreten können. An den »Tagen vor den Tagen« können Pickel, Kopfschmerzen, Stimmungsschwankungen, Angstzustände oder Spannungsgefühle in den Brüsten dich plagen. Aber auch Rückenschmerzen, Ziehen im Unterleib, Aufgedunsenheit durch Wassereinlagerungen, Schlaf- und Verdauungsprobleme können auftreten. Jede vierte Frau (25%) im gebärfähigen Alter gibt an, regelmäßig unter PMS-Symptomen zu leiden.

SELBSTBEFRIEDIGUNG LINDERT MENSTRUATIONSBESCHWERDEN!

PMS ist eine multifaktoriell bedingte Störung, deren Ursachen in der Psyche, im Nervensystem sowie in der hormonellen Steuerung zu suchen sind. Vermutet wird, dass die zyklischen Veränderungen der Geschlechtshormone die Produktion und Aktivität von anderen Hormonen und Nervenbotenstoffen, den Neurotransmittern, beeinflussen. Das betrifft vor allem den Neurotransmitter Serotonin: Dessen Konzentration schwankt mit den hormonellen Veränderungen des Menstruationszyklus. Nach dem Eisprung nimmt der Gehalt des Nerven-

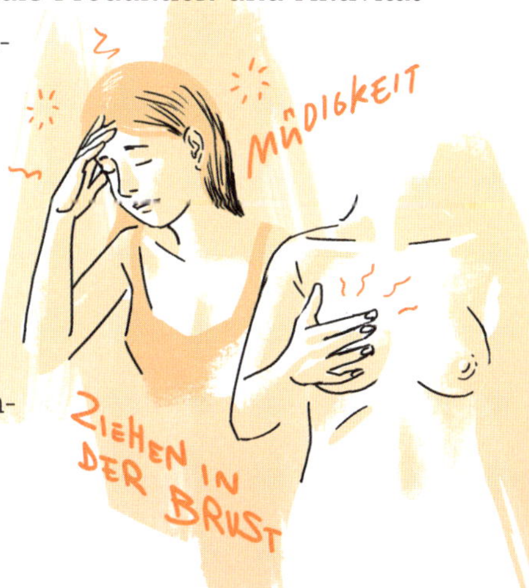

boten im Körper stetig ab. Kurz vor Menstruationsbeginn sinkt er dann rapide in den Keller.

Die Beschwerden treten auf, weil 80 Prozent der Körperreserven (Mikronährstoffe, Neurotransmitter etc.) mit den Zyklusvorgängen beschäftigt sind. Deshalb sind die restlichen Prozente des Immunsystems arg gefordert, den normalen Gesundheitszustand aufrechtzuerhalten. Deshalb ist es gut, wenn du einen Gang zurückschaltest. Ausreichend Schlaf, gesundes Essen und Bewegung helfen über das Gröbste hinweg.

TIPP

→ Einfach mal **PMS** googeln. Du findest viele weitere Tipps im Internet.

PMS wird häufig nur negativ erwähnt. Doch in dieser Phase haben die meisten Frauen auch einen extrem klaren Kopf und sind konzentriert. In solchen hormonellen Veränderungsphasen kannst du besser spüren, was im Leben für dich passt und was nicht, und entsprechende Weichen stellen.

ENDOMETRIOSE

Wenn deine Periodenschmerzen so stark sind, dass du während dieser Tage kein normales Leben führen kannst, solltest du unbedingt zur Ärztin/zum Arzt gehen und das abklären lassen. Möglicherweise könnte Endometriose dahinterstecken. Wenn du es abklärst, weißt du danach, woran du bist und wie du am besten damit umgehst. Jede zehnte Frau leidet darunter, doch viele wissen es nicht.

Endometriose ist eine chronische Krankheit, die das Gewebe der Gebärmutterschleimhaut auch außerhalb der Gebärmutter wachsen lässt. Im Beckenbereich, an den Eierstöcken oder zwischen Gebärmutter und Darm. Diese Schleimhaut verhält sich wie die normale Gebärmutterschleimhaut – sie macht folglich den Zyklus mit. Das führt zu starken Blutungen und schmerzhaften Entzündungen. Die Gewebewucherungen außerhalb der Gebärmutter können aber sogar Unfruchtbarkeit auslösen. Die Schmerzen können viel länger andauern als die Menstruation an sich und belasten die Betroffenen auch psychisch und emotional. Weil aber so viele Frauen denken, das seien eben Regelschmerzen, vergehen oft Jahre, bis eine Endometriose-Diagnose gestellt wird.

Die häufigsten Symptome sind:

- sehr starke Krämpfe, mehr als Regelschmerzen
- Schmerzen beim Urinieren und/oder Stuhlgang
- Schmerzen beim Geschlechtsverkehr
- Schmerzen im unteren Rücken oder Ischias
- starke Übelkeit oder Erbrechen
- manchmal Ohnmachts-Anfälle
- Müdigkeit und geschwollener Darm (Blähungen)

Das bedeutet natürlich nicht, dass jeder Krampf auf eine Endometriose-Erkrankung hinweist. Wenn du aber um deine Tage herum starke Schmerzen hast, ist es sowieso sinnvoll, deine Frauenärztin aufzusuchen und dich beraten und untersuchen zu lassen.

BLASENENTZÜNDUNG/HARNWEGSINFEKT

Harnwegsinfekte entstehen, wenn Bakterien durch die Harnröhre aufsteigen, sich in der Blase vermehren und eine Infektion verursachen. Die Symptome sind verstärkter und häufigerer Harndrang und starke brennende Schmerzen beim Urinieren, krampfartige Schmerzen im Unterleib, trüber und unangenehm riechender Urin, Blut im

Urin, Rückenschmerzen. Bekommst du Fieber oder sind die Symptome nach drei Tagen nicht verschwunden, solltest du zum Arzt oder zur Ärztin gehen, die dir wahrscheinlich ein Antibiotikum verschreiben. Denn eine unbehandelte Blasenentzündung kann zu einer Infektion der Nieren führen.

WAS LÖST BLASENENTZÜNDUNGEN AUS?

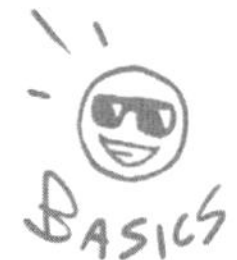

- hohe Beckenbodenspannung
- Unterkühlung (nasse Badesachen, Sitzen auf kaltem Untergrund)
- falsche Intimhygiene (Seife, Waschgels, Intimsprays, Scheidenspülungen und Ähnliches, durch die das Scheidenmilieu gestört wird)
- wenn der After von hinten nach vorne, statt von vorne nach hinten abgewischt wird
- häufiger Geschlechtsverkehr
- intensive Reibung an der Klitoris
- verzögertes Wasserlassen nach dem Geschlechtsverkehr
- geschwächtes Immunsystem
- zu wenig trinken

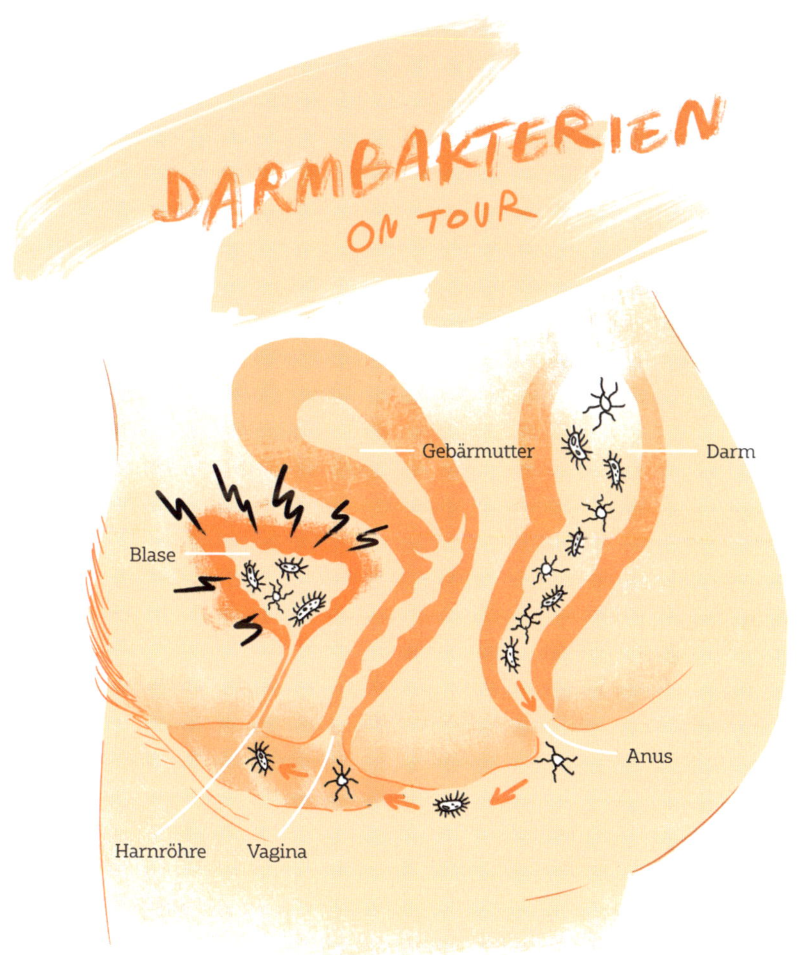

Sowohl zur Vorbeugung als auch bei einer bereits bestehenden Entzündung ist es gut, viel zu trinken. Je häufiger die Blase »durchgespült« wird, desto schneller werden auch die Bakterien ausgeschwemmt. Generell solltest du deine Blase regelmäßig und vollständig entleeren, damit sich darin keine Bakterien ansiedeln, vor allem nach dem Geschlechtsverkehr. Der Urin schwemmt so die Bakterien aus.

Bei wiederkehrenden Blasenentzündungen hilft das Produkt D-Mannose. Mannose ist eine Zuckerart und kommt natürlich in Pflanzen vor. Dieser Zucker kann Bakterien binden und so Blasenentzündungen entgegenwirken.

LICHEN SCLEROSUS

Lichen Sclerosus[19] (griechisch für »trockene weiße Flechte«) wurde erstmals 1886 von dem Dermatologen François Hallopeau beschrieben und früher auch »Weißfleckenkrankheit« genannt. Lichen Sclerosus ist die am weitesten verbreitete nichtinfektiöse Hauterkrankung der Vulva oder des Penis. Sie ist keine sexuell übertragbare Krankheit. Schätzungen gehen davon aus, dass jede fünfzigste Person mit Vulva und Vagina und jede tausendste Person mit Penis betroffen ist.

Zu den häufigsten Symptomen gehören Jucken und/oder Brennen, Schmerzen in der Intimzone, Einreißen der Haut an der Vulva oder der Vorhaut beim Sex, Beschwerden ähnlich wie Blaseninfekte und Hautveränderungen im Genitalbereich. Die Symptome werden nicht selten mit Pilz, Herpes, Hauttrockenheit, Blaseninfekten oder Entzündungen verwechselt.

Oft wird Lichen Sclerosus erst spät erkannt. Doch eine frühe Diagnose ist wichtig, um Spätfolgen wie Krebs und Operationen zu vermeiden. Lichen Sclerosus ist nicht heilbar, aber meistens gut behandelbar. Deshalb ist es immer klug, bei Beschwerden zum Arzt zu gehen.

Bei der Gynäkologin oder beim Gynäkologen

Es gibt verschiedenste Gründe, um das erste Mal einen Frauenarzt oder eine Frauenärztin aufzusuchen.

Vielleicht möchtest du einfach wissen, ob alles in Ordnung ist. Erwachsene Frauen gehen alle ein bis zwei Jahre zur Kontrolluntersuchung. Vielleicht hast du aber auch Beschwerden, wie zum Beispiel starke Menstruationsschmerzen oder einen störenden Ausfluss, Juckreiz an der Vulva oder in der Vagina. Oder du möchtest Sex haben und brauchst eine Verhütungsmethode. Deine Periode ist ausgeblieben. Und vieles mehr.

Ein Frauenarzt-Besuch besteht aus einem Gespräch und einer Untersuchung. Die gynäkologische Fachperson wird dir jeden Schritt genau erklären. Und wenn du Fragen hast, kannst du sie jederzeit stellen. Damit du deine Fragen in der Aufregung nicht vergisst, schreib sie dir am besten im Voraus auf. Wenn du ein wenig Angst oder Schamgefühle verspürst, kannst du das ansprechen, denn das geht vielen Leuten so.

IST DIR WÄHREND DER BEHANDLUNG ETWAS UNANGENEHM ODER SCHMERZT, SOLLTEST DU ES UNBEDINGT SAGEN.

Bei der Untersuchung wird dein Unterbauch und eventuell die Vagina abgetastet und hineingeschaut. Falls der Arzt oder die Ärztin hineinschaut, wird dazu ein sogenanntes Spekulum eingeführt, eine Art Spreizzange, um die Vaginawände auseinanderzuhalten. Das kann etwas unangenehm sein, tut aber nicht weh. Es wird vielleicht ein Abstrich gemacht, das heißt, mit einem Wattestäbchen wird eine kleine Menge deines Vaginalsekrets entnommen. Das wird dann unter dem Mikroskop untersucht.

Es werden auch die Brüste abgetastet, um zu sehen, ob man etwas Auffälliges entdeckt. Die Brüste solltest du auch selbst regelmäßig abtasten. Meist sind es die Frauen selbst, die etwas Ungewöhnliches bemerken.

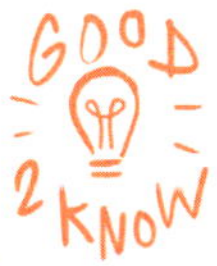

Die Ärztin oder der Arzt steht unter Schweigepflicht und darf ohne deine Zustimmung niemandem Informationen über dich geben, auch nicht den Eltern. Fühlst du dich mit einer Person nicht wohl, kannst du einfach jemand anderes aufsuchen.

Um eine passende Fachperson zu finden, fragst du am besten Freundinnen oder andere Vertrauenspersonen oder wendest dich an eine Fachstelle für sexuelle Gesundheit.

Wie ein Kind entsteht

Durch Sex kann neues Leben entstehen. Auch deshalb wohnt der Sexualität diese große Faszination und Bedeutung inne, der sich wohl niemand entziehen kann. Wir alle entstammen diesem göttlichen Ritual und können selbst Leben weitergeben und damit am übergeordneten Lebenszyklus teilhaben. Gott hat uns als geschlechtliche Wesen geschaffen und uns damit die Möglichkeit gegeben, selbst ebenso neues Leben zu schaffen. Und Fruchtbarkeit und Sex sind untrennbar miteinander verbunden.

Fruchtbarkeit und Sex sind untrennbar miteinander verbunden.

Normalerweise wird eine Frau bei ungeschütztem Geschlechtsverkehr schnell schwanger. Unter Umständen bei einem einzigen Mal. Wünscht sich ein Paar Kinder, funktioniert das bei 80 Prozent innerhalb von sechs Monaten, wenn sie regelmäßig in der Phase vor dem Eisprung ungeschützten Geschlechtsverkehr haben.

Bleibt eine Schwangerschaft aus, liegt das Problem bei einem Drittel der Paare beim Mann, bei einem Drittel bei der Frau und beim dritten Drittel bei beiden Partnern. Am relevantesten ist die Frau, denn die Eizellen der Frau sind hochkomplex und sie trägt den ganzen Reproduktionsapparat in sich.

Bei Frauen werden die Eizellen bereits in der Embryonalentwicklung angelegt. Dadurch hat ein Mädchen bei der Geburt einen großen

Vorrat von 400 000 bis zu 2 Millionen Eizellen – also viel mehr als benötigt. Allerdings schwinden diese Zellen nach und nach. Ab etwa Mitte 30 sinkt die Fruchtbarkeit bei Frauen. Zudem häufen die Eizellen mit zunehmendem Alter Defekte an, weshalb es als riskant gilt, beispielsweise mit über 40 noch schwanger zu werden.

Männer hingegen bilden ständig neue Spermien. Ein Ejakulat, in dem sich 15 Millionen Spermien pro Milliliter lebendig und aktiv verhalten, gilt als gesund. Erst ab etwa 60 Jahren lässt die »Produktionsmenge« nach. Der Grund dafür ist, dass sich die Stammzellen, die in den Hoden die Spermien bilden, mit zunehmendem Alter verändern. Auch Infektionen (vor allem Mumps) und Umweltgifte können in seltenen Fällen zu Unfruchtbarkeit führen.

DER WEG DER SPERMIEN ZUR EIZELLE

Wenn ein Mann beim Paarsex ejakuliert hat, schwimmen etwa 200 Millionen Spermien durch die Vagina in die Gebärmutter, um von dort die Eileiter zu erreichen. Der Weg ist lang und beschwerlich, und nur eine kleine Anzahl der Spermien erreicht das Ziel. Gerade mal um die hundert. Wer es schafft, gehört zu den Stärksten der Startgruppe, doch am Ende kann nur ein einziges Spermium, nämlich das Allerschnellste, in die Eizelle eindringen und diese befruchten. Die befruchtete Eizelle ist jetzt ein Ei, das bereits alle genetischen Merkmale des zukünftigen Babys enthält.

Die beiden Eileiter befinden sich im Bauchraum und sehen aus wie zwei frei schwebende Fangarme. Damit greifen sie zum dazugehörigen Eierstock und »schnappen« sich ein herangereiftes Ei. Eileiter und Eierstock sind also nicht direkt miteinander verbunden. Der eine Eileiter kann sogar auf die andere Seite schwingen, um sich ein Ei von der Gegenseite zu holen – für den Fall, dass auf seiner Seite etwas mit der Fortpflanzung schiefläuft.

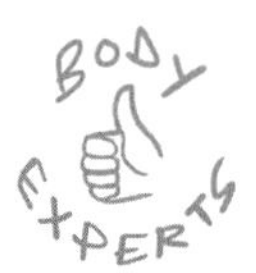

DER WEG ZUR EIZELLE

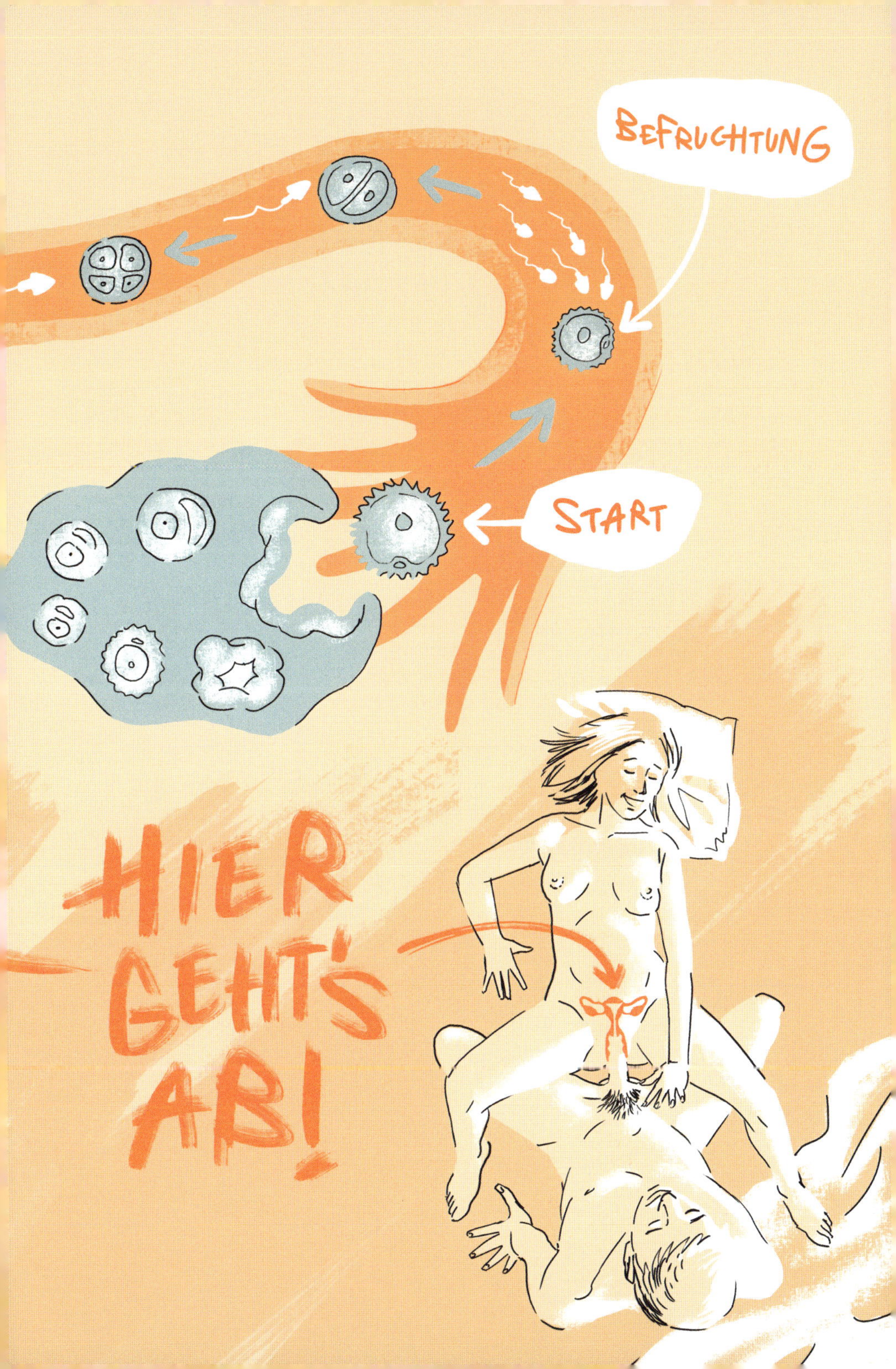

BEFRUCHTUNG

START

HIER GEHT'S AB!

Wenn zum Beispiel ein Eileiter entfernt werden muss, kann daher trotzdem jeden Monat ein Ei für die Befruchtung bereitgestellt werden. Sowohl die weiblichen als auch die männlichen Geschlechtsorgane sind vorausschauenderweise jeweils doppelt angelegt, also auch die Hoden. Selbst wenn einer seiner beiden Hoden ausfällt oder gar nicht vorhanden ist (was es auch gibt), kann ein Mann dennoch Kinder zeugen.

9 MONATE LEBENSWUNDER

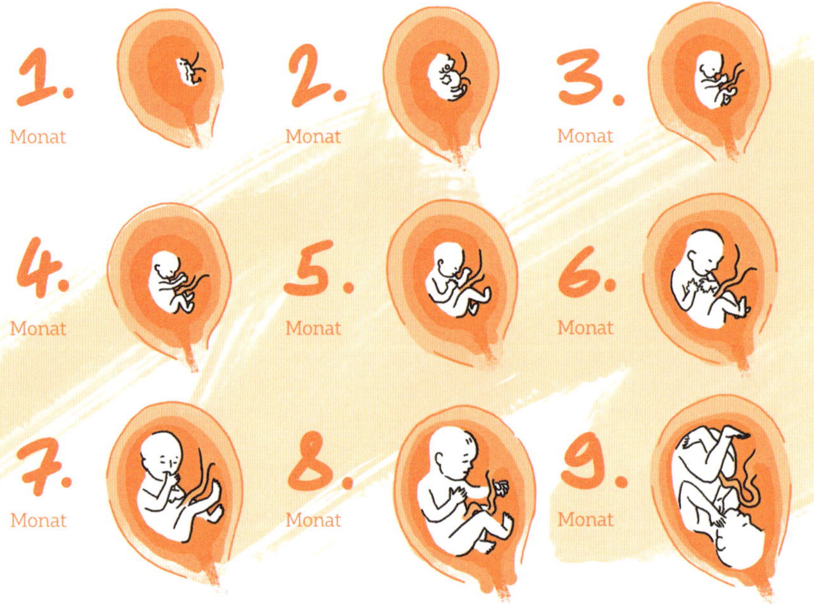

Neun Monate oder 40 Wochen, so lange dauert eine Schwangerschaft. Das befruchtete Ei beginnt nun mit der Zellteilung. Das heißt, dass sich im Inneren des Eis die Zelle teilt: zuerst in zwei Teile, dann in vier und immer so weiter. Während sich die Zellen stetig teilen und weiterverdoppeln, wird es von den Härchen der Eileiterwände langsam hinunter in die Gebärmutter befördert. Nach acht Tagen »verankert« sich das Ei an der Gebärmutterwand, ein kleines »Nest« bildet sich um es herum. Das Ei wird nun zum Embryo.

Mit drei Wochen ist der Embryo etwa zwei Millimeter groß. Nach vier Wochen ist er bereits über einen Zentimeter lang und beginnt, ein Skelett und ein Gehirn zu bilden. Mit acht Wochen hat er schon alle seine Glieder und Organe und misst vier Zentimeter. Nun nennt man ihn Fötus. Mit vier Monaten kann man schon gut erkennen, ob es ein Junge oder ein Mädchen wird. Ab dem vierten Monat kann die Mutter spüren, wie sich das Baby in ihrem Bauch bewegt. Mit sieben Monaten dreht sich das Baby mit dem Kopf nach unten und behält diese Position meist bis zur Geburt bei. Mit neun Monaten wird es geboren, es verlässt die Gebärmutter durch Muttermund und Vagina.

Kopf des Kindes ist ins Becken eingetreten
Kopf des Kindes ist genau im Becken ausgerichtet
SENKWEHEN
VORWEHEN
ERÖFFNUNGS-WEHEN
– 3-4 Wochen vor der Geburt
– unregelmäßige Abstände
– wenige Tage vor der Geburt
– 6-12 mal pro Stunde
– Können sehr schmerzhaft sein
– Zunächst alle 10 Minuten
– Später alle 2 Minuten

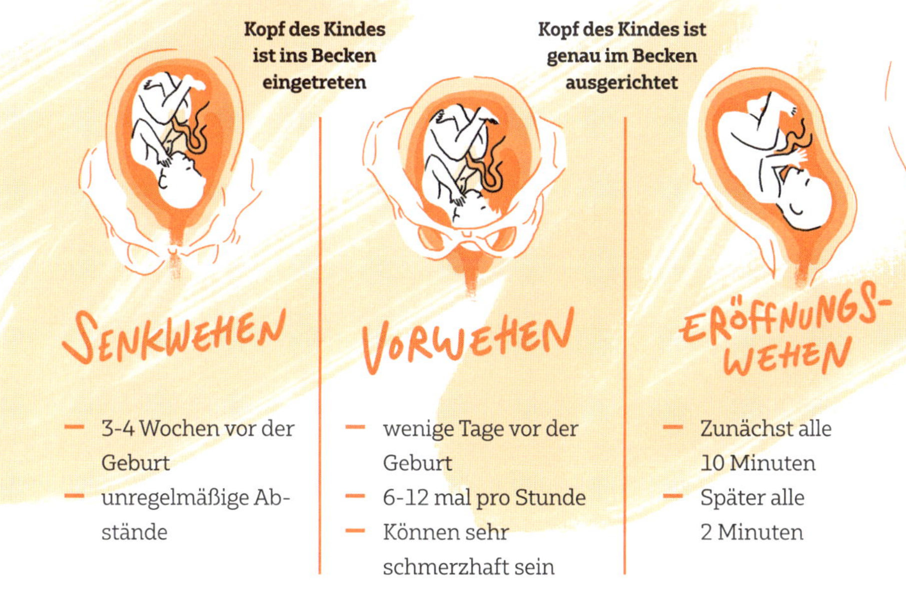

Nach neun Monaten will das Baby raus aus dem Bauch. Manchmal auch schon früher. Die Wehen setzen ein, das sind Muskelkontraktionen der Gebärmutter, die das Baby auf die Welt befördern. Kurz bevor oder nachdem die Wehen einsetzen, platzt die Fruchtblase, die das Baby umhüllt. Das Fruchtwasser läuft aus der Vagina, manchmal in einem Schwall, manchmal langsam oder tropfenweise.

Mit den Wehen verkrampft sich der Bauch und drückt das Baby Richtung Muttermund, der sich immer mehr öffnet. Das dauert unterschiedlich lange, manchmal nur ein, zwei Stunden, manchmal viele. Frauen erleben auch die Geburt als unterschiedlich schmerzhaft. Werden die Schmerzen zu groß, gibt's Schmerzmittel oder eine teilweise Betäubung (Peridural- oder Spinalanästhesie). Die werdende Mutter ist dabei wach und erlebt die Geburt des Kindes bewusst mit. Nur das Schmerzempfinden ist ausgeschaltet.

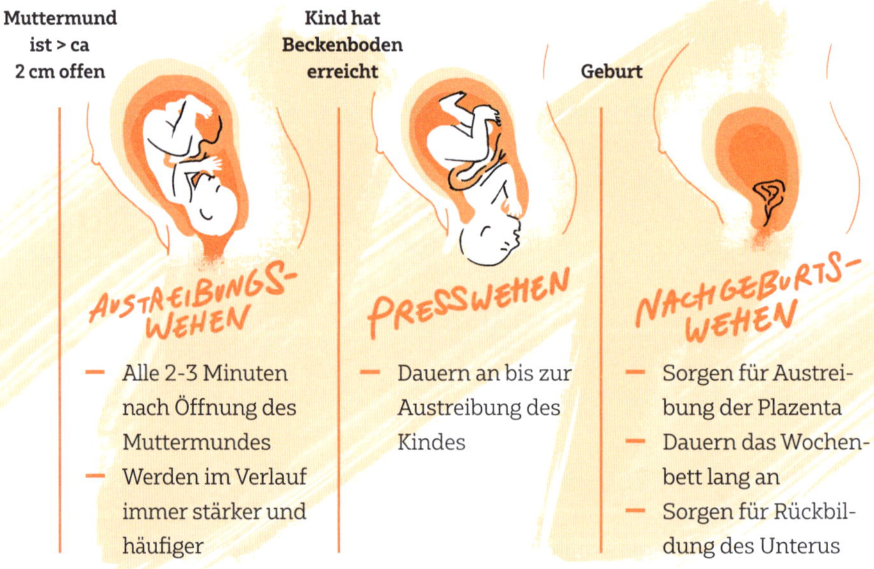

Nach vielen Wehen passiert das Baby schließlich den Muttermund und gelangt in die Vagina. Presswehen und aktives Pressen der Mutter helfen dem Baby raus. Idealerweise (und normalerweise) kommt das Kind mit dem Kopf voran.

Manchmal ist eine solche natürliche Geburt aus verschiedensten Gründen nicht möglich oder zu riskant für Mutter und/oder Kind. Zum Beispiel, weil das Kind zu groß ist, falschrum liegt oder vorzeitig geholt werden muss, weil ein gesundheitliches Risiko für das Kind oder die Mutter besteht. Dann macht man einen sogenannten Kaiserschnitt. Dabei wird das Kind unter Teilnarkose oder Vollnarkose durch einen Schnitt in der Bauchdecke vom Arzt/der Ärztin geholt.

Ein Neugeborenes wiegt um die drei Kilo, manche mehr, manche weniger. Es ist meist durch die Geburt ziemlich zerknautscht und sieht noch fast nichts, kann aber schon die Stimmen um sich herum wahrnehmen. Direkt nach der Geburt ist es noch durch die Nabelschnur mit der Mutter verbunden. Diese wird abgebunden und dann durchtrennt. Nach ein paar Tagen fällt der Rest der Nabelschnur ab. Übrig bleibt eine kleine Narbe – der Bauchnabel.

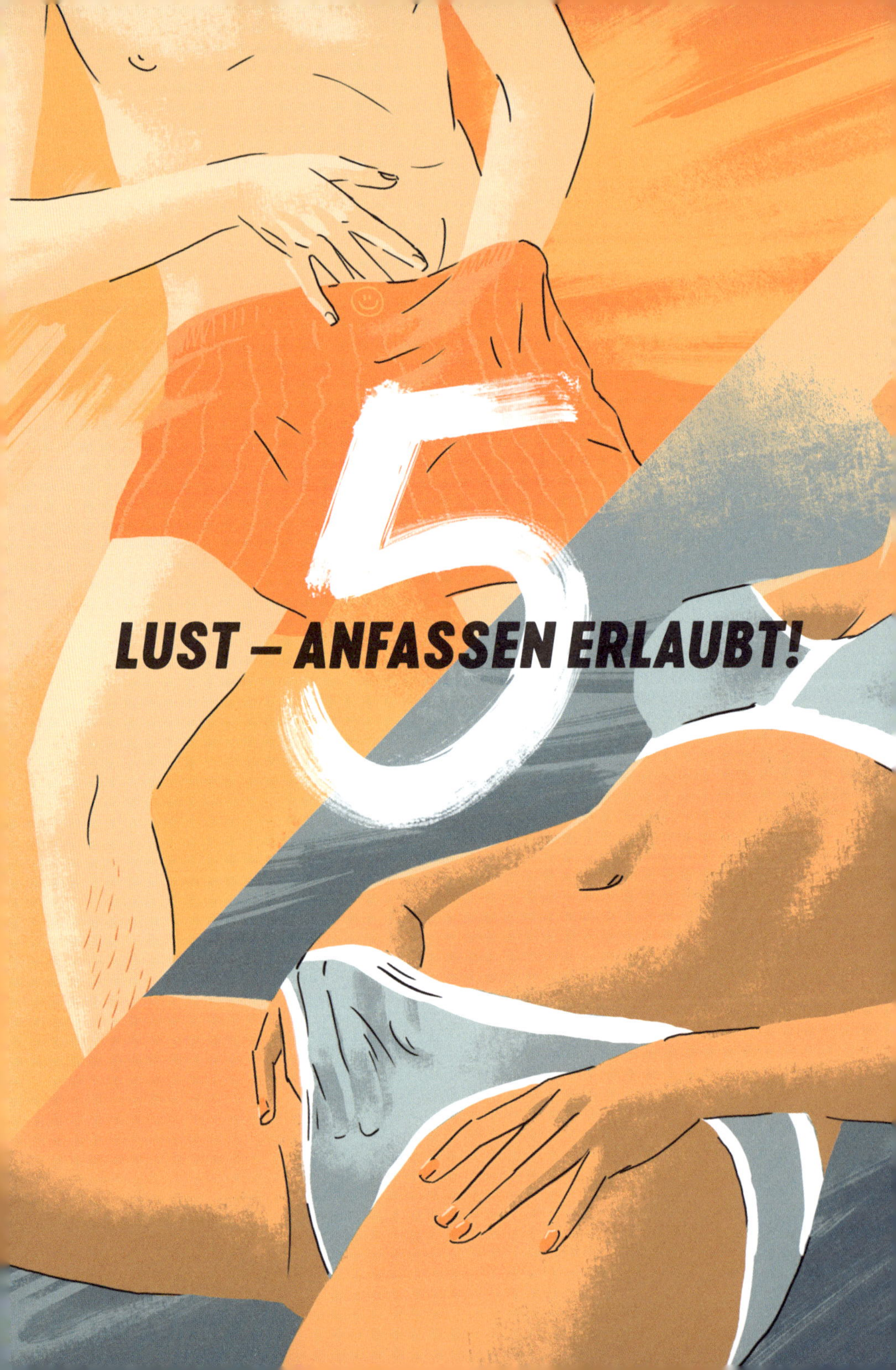

5
LUST – ANFASSEN ERLAUBT!

Wenn du dich selbst sexuell stimulierst, nennt man das Selbstbefriedigung. Oder Solosex, Selbstliebe oder Selbststimulation. Das sind verschiedene Namen für eine wichtige und gute Sache: Sex mit dir selbst. Denkst du dir jetzt: »Oh Gott! Wie peinlich!« Kein Grund zur Panik, lass uns einfach in Ruhe darüber reden!

Selbstbefriedigung ist nicht nur das Normalste der Welt, sie tut auch ausgesprochen gut. Wenn du dich selbst befriedigst, lernst du deinen Körper und deine sexuellen Bedürfnisse kennen und durchläufst eine sexuelle Entwicklung. Aber natürlich musst du dich nicht selbst berühren, wenn du das (noch) nicht möchtest. Das ist ganz allein deine Sache.

LUST IST LERNBAR UND SEX MIT DIR SELBST OKAY!

Mit dem Testosteronschub in der Pubertät wird der Impuls zur Selbstbefriedigung bei fast allen Jungs geweckt. 80 bis 90 Prozent der Männer befriedigen sich im Laufe ihrer Entwicklung selbst. Phasenweise oder regelmäßig. Mädchen und Frauen tun es auch immer häufiger. Anders als Jungs entdecken Mädchen Selbstbefriedigung oft schon vor der Pubertät, weil sie merken, dass sie bei bestimmten Berührungen oder Bewegungen angenehme Gefühle empfinden.

Spätestens, wenn man den ersten Orgasmus erlebt hat, ist klar, warum alle Sex so toll finden. Dieses unbeschreibliche Gefühl ist wunderschön, und man will es deshalb immer wieder haben. Einen Orgasmus zu haben, ist toll, schön und gesund. Und das kann und soll man auch!

Selbstbefriedigung ist Teil der Beziehung zu dir selbst und hat zunächst einmal nur mit dir selbst und nichts mit einer Paarbeziehung zu tun. Es ist eine »Liebesbeziehung mit dir selbst«. Diese Form der Selbstliebe begleitet die meisten Menschen ihr ganzes Leben lang, egal, ob sie Single oder in einer Beziehung sind. Wie genial der Schöpfer das eingerichtet hat!

Warum Selbstliebe Freude oder Scham auslöst

Selbstliebe ohne Schuld- und Schamgefühle bringt für deine sexuelle Entwicklung den größten Gewinn. Negative Botschaften und Verbote oder totales Verschweigen haben bei dir vielleicht Schuld- und Schamgefühle im Hinblick auf Selbstbefriedigung ausgelöst. Oder auch überhaupt kein Gefühl: Was nicht benannt wird, existiert gefühlt auch einfach nicht.

Selbstliebe wird, wie alle Erfahrungen und Emotionen, im Steuerungszentrum des Hirns gespeichert. Wie ein Mensch eine Sache einordnet, wird durch ein kompliziertes Regelwerk von Hormonen und Botenstoffen bestimmt. Vereinfacht gesagt ist eine Region für Belohnung und die andere für Bestrafung zuständig. Je nach Erfahrung und Empfinden ist eher das Belohnungs- oder das Bewachungssystem aktiv. Wird die »negative« Region stimuliert, fühlst du dich extrem unwohl. Wird die »positive« Region aktiviert, erlebst du Wohlgefühle und wünscht dir, es möge nie enden.

GOOD 2 KNOW

SELBSTBEFRIEDIGUNG BRINGT NETTE NEBENEFFEKTE

- Sie baut Spannungen und Ängste ab.
- Sie verbessert Wohlbefinden und Laune.
- Sie steigert dein Selbstvertrauen.

- Sie hilft, Komplexe abbauen.
- Sie vermindert Menstruationsbeschwerden.

Die Erfahrung lehrt dich vielleicht, dass Selbstbefriedigung sich toll anfühlt. Dann wird dein Hirn das Belohnungssystem aktivieren und dieses Erlebnis entsprechend abspeichern. Die Erinnerung an die zu erwartende »Belohnung« in Form von erneutem Wohlgefühl motiviert dich, dieses Erlebnis zu wiederholen. Und die Erinnerung macht es dir leicht, Freude dabei zu empfinden.

Wird dir hingegen vermittelt, Selbstbefriedigung sei schädlich oder schlecht, und du glaubst es, dann schaltet sich das Bewachungssystem ein und speichert diese Bewertung im »emotionalen Gedächtnis« ab. Selbstbefriedigung wird künftig unangenehme Gefühle bei dir auslösen, Scham oder vielleicht sogar Angst. Und dann kannst du sie nicht oder nicht mehr voll und ganz genießen.

SELBSTBEFRIEDIGUNG KANNST DU AM BESTEN OHNE PORNOBILDER GENIESSEN! BLEIB GANZ BEI DIR UND DEINEM KÖRPER, DANN ERLEBST DU ALLES INTENSIVER.

Wenn du positive neue Erfahrungen sammelst, werden deine bisherigen Schlüsse korrigiert und du kommst raus aus der Scham. Und ja, übermäßig praktiziert führt alles zu Drang oder Sucht, egal, um was für einen Belohnungsreiz es sich handelt. Fast alles kann zu einer Sucht werden: Spiele, Drogen, Nikotin, Alkohol, Sex, Pornografie, Naschereien, Arbeit, soziale Medien, Sport. Du solltest also besser noch ein paar andere Hobbys haben neben Solosex 😉!

DOPAMIN UND SEROTONIN – BELOHNUNGSEFFEKT IN DEINEM KÖRPER

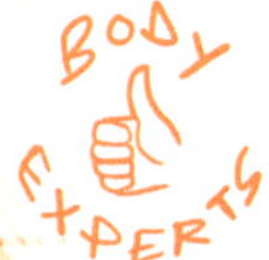

Dopamin dient im Gehirn der Kommunikation der Nervenzellen untereinander, ist also ein Nervenbotenstoff (Neurotransmitter). In bestimmten »Schaltkreisen« vermittelt er dabei positive Gefühlserlebnisse (»Belohnungseffekt«), weswegen Dopamin – so wie auch Serotonin – als Glückshormon gilt.

Dopamin und Serotonin arbeiten zusammen. Noradrenalin spielt dabei auch mit. Wie genau, wird immer noch untersucht. Doch was man weiß, ist, dass dieses Zusammenspiel zuständig ist für Wachsamkeit, Erregung, Aufmerksamkeit und Erinnerung, und das Gehirn mobilisiert für Kampf- oder Flucht-Reaktionen.

Na, fühlst du dich gut an?

Durch Berührungen lernst du deinen Körper kennen und bekommst zu ihm und zu dir selbst eine positive Beziehung. Es stärkt dein Selbstbewusstsein. Du findest heraus, welche Berührungen du magst, was dir gefällt und was nicht. Die Welt deiner eigenen Sexualität öffnet sich dir. So wirst du Zärtlichkeiten und Berührungen an deinem ganzen Körper und den intimen Zonen genießen lernen.

Dabei gibt es Zeiten, in denen du mehr Lust hast, dich zu streicheln oder zu stimulieren, und solche, in denen es dich weniger interessiert. Du lernst deine Sexualität wertschätzen, und nur, was du selbst schätzt und begehrst, kann zum wertvollen Geschenk für jemand anderen werden.

Du hast sicher schon die Vorstellung gehört, dass Sex ein Geschenk für den zukünftigen Ehepartner ist, das nicht vor der Ehe »ausgepackt« werden soll. Und dass das auch für Selbstbefriedigung gilt. Aus sexologischer Sicht ist das aber realitätsfremd und wenig hilfreich. Denn so verbietest du dir eine gesunde sexuelle Entwicklung, die dir sogar dabei hilft, später mit deinem Lieblingsmenschen Sexualität zu genießen. Denn ohne Erfahrung mit deinem eigenen Körper entwickelst du unter Umständen kein Verlangen nach Sex. Aber erst solltest du deinen eigenen Körper kennen und »gut bewohnen«, bevor du jemand anderen »bei dir wohnen lässt«.

DIE SEX-AUTOBAHN IM KOPF

Jungs und Männer machen in der Regel früher mehr Erfahrungen mit ihrem Geschlechtsteil als Mädchen und Frauen. Der Hauptgrund dafür ist, dass sexuelle Lust von Frauen jahrhundertelang totgeschwiegen wurde. Eine Frau, die ihre sexuellen Wünsche kennt und weiß, wie sie sie erfüllen kann – das war lange undenkbar! Dabei ist Selbstbefriedigung nicht nur schön, sondern auch hilfreich für dein späteres Sexleben.

Dein ganzer Körper, jedes noch so kleine Körperteil, ist im Hirn »abgebildet«. Dort wird sämtliche Sinneswahrnehmung der jeweiligen Körperregion abgespeichert. Durch Berühren, Stimulieren, und stetige Wiederholungen und Gebrauchen entstehen im Hirn Synapsen, die es dir ermöglichen, entsprechende Wahrnehmungen wieder abzurufen.

»In unserem Gehirn gibt es Unmengen verschlungener Wege und Pfade«, sagt der Hirnforscher Gerald Hüther. »Viele davon werden im Laufe des Lebens verkümmern, weil sie nicht benutzt werden. Andere werden ausgebaut zu leicht begehbaren Wegen, glatten Straßen, Autobahnen, ganz abhängig davon, wie häufig wir sie mit unseren Gedanken und unseren Sinnen beschreiten.«[20] Jede Frau, jeder Mann kann den Weg zum Orgasmus zu einer »glatten Straße« im Hirn ausbauen, der dir dann vertraut und leicht begehbar ist – so kommst du sicher ans Ziel.

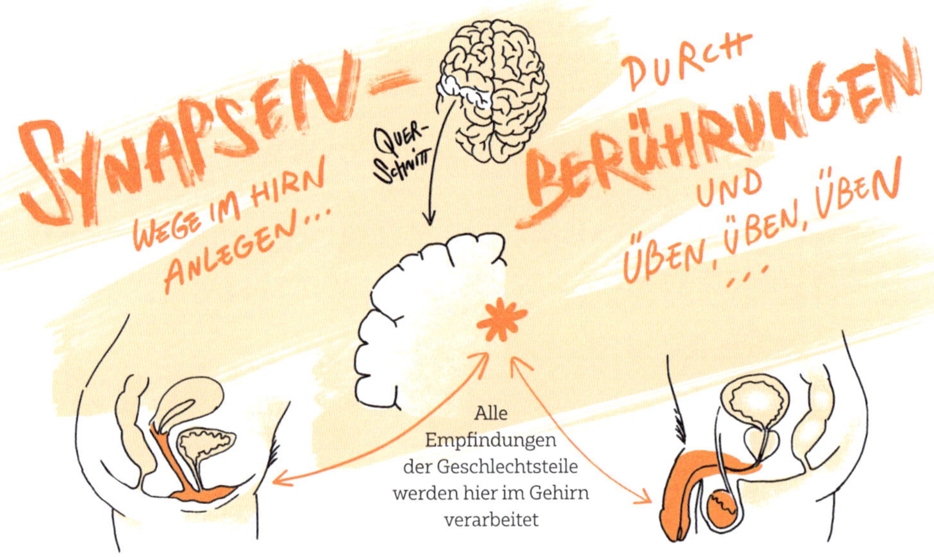

Wenn du dich selbst befriedigst, erlebst du dabei körperliche Entspannung und kannst auch innere seelische Spannung abbauen. Du stillst also sowohl körperliche als auch emotionale Bedürfnisse. Ein spontaner Orgasmus kann unbeabsichtigt in der Nacht passieren, auch bei Frauen. Er ist eine rein körperliche Reaktion. Dafür ist das Großhirn verantwortlich, in dem Fantasien, Vorstellungskraft, Träume und Bewusstsein angesiedelt sind.

PORNOBILDER, INSTAGRAM UND TIKTOK BRINGEN DICH WEG VON DEINEM EIGENEN KÖRPERGEFÜHL!

Durch Berührungen entstehen in deinem Kopf Fantasien und Bilder, und du fühlst dich erotisch und sexuell begehrenswert. Damit wirst du unabhängig von äußeren Bildeindrücken. Wer auf äußere Bilder fixiert ist, spürt sich und seinen Körper weniger oder schlimmstenfalls gar nicht. Wenn du dich unabgelenkt selbst spürst, macht dich das frei und selbstbewusst. Nimm öfter zu deinem Körper Kontakt auf. Auch ohne dass du dich stimulierst und befriedigst. Leg vor dem Einschlafen deine Hand auf dein Geschlechtsteil und spüre deinen Empfindungen nach. So bleibst du in liebevollem Kontakt mit deinem Genital.

ERREGUNG IN BEWEGUNG

Nicht nur dein Genitalbereich und deine Geschlechtsorgane sind erogene, also sexuell erregbare Zonen. Sie finden sich am ganzen Körper. Da, wo du gern berührst oder berührt wirst, weil es in dir lustvolle Empfindungen auslöst. Verschiedene Menschen sind in verschiedenen Bereichen, vielleicht sogar zu verschiedenen Zeiten und Momenten erregbar. Auch unterschiedliche Emotionen können diese Bereiche für Berührungen empfänglich machen … oder gerade nicht.

DIESE KÖRPERZONEN SIND ALLER WAHRSCHEINLICHKEIT NACH AUCH BEI DIR EROTISCH AM SENSIBELSTEN:

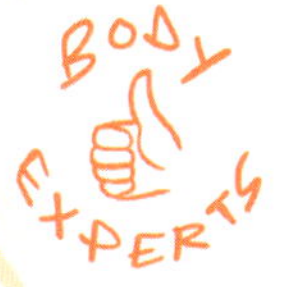

der Genitalbereich und die Geschlechtsorgane, der Haaransatz, der Augenbereich, Ohren, Nase, Mund, Nacken und Hals, Achselhöhlen, Arme, Brust und Brustknospen (auch beim Mann), Bauch, Rücken, Lenden (unterer Rücken), Po, Hände, Damm und Anus, Venushügel, Vulva und Vagina, Penis und Hodensack, Oberschenkel, Oberschenkelinnenseite, Knie, Füße.

Am ganzen Körper können Berührungen Lust auslösen. Ebenso auch Bewegungen mit den Muskeln des Beckenbodens. Viele Mädchen und Jungs befriedigen sich hastig und mechanisch mit viel Druck und einem verkrampften Körper – vor allem, wenn sie sich dafür schämen. Doch das ist wenig sinnlich. Viel schöner ist es, deinen Körper mit allen Sinnen lustvoll zu erleben. Genieß deine Berührungen, Bewegungen, das Muskelspiel mit dem Beckenboden und auch Fantasien bewusst. So spürst du deinen Körper und schließt mit ihm immer innigere Freundschaft.

Klitoris- und Penis-Yoga – Der Beckenboden

Bestimmt hast du längst rausgefunden, dass du mit deinem Penis wippen und damit angenehme Gefühle auslösen kannst. Oder du hast interessante Empfindungen entdeckt, wenn du deine Vagina, Pobacken und Beine zusammenpresst. Das passiert alles dank der Beckenbodenmuskeln. Der Beckenboden ist das eigentliche Steuerungselement deines Körpers. Hier im Körperzentrum entstehen ganz generell idealerweise sämtliche Körperbewegungen und setzen sich über den Rumpf und die Wirbelsäule fort. Nach unten, oben und außen.

Der Beckenboden ist etwa einen Zentimeter dick und besteht aus drei Schichten Muskeln, jeder Menge Bändern und Faszien. Wie eine Hängematte oder ein Trampolin spannt er sich kreuz und quer zwischen Beckenknochen, Scham- und Steißbein und verbindet mit seinem fein entwickelten Muskelsystem die Bauch- und Rückenmuskulatur. Der Beckenboden ist verantwortlich für die Aufrichtung der Wirbelsäule und die gesamte Körperhaltung. Er bestimmt den Grundmuskeltonus, zieht die Beinmuskulatur straff und ist zuständig für die Schließmuskeln der Ausscheidungsorgane.

Neben dem Hirn ist der Beckenboden dein wichtigstes Sexualorgan. Die Schwellkörper von Klitoris- und Peniskomplex münden direkt in die Beckenbodenmuskulatur und werden bei jeder Bewegung des Beckenbodens automatisch stimuliert. Du kannst den Beckenboden mit dem Resonanzboden eines Instruments vergleichen: Er gibt einen schönen Klang. Damit dein »sexueller Klang« schön schwingt, müssen diese Muskelfasern in Bewegung kommen. So wird deine Beckenregion durchblutet und du kannst Erregung gut spüren. Bist du eine Frau, ist die Durchblutung zusätzlich wichtig, damit deine Vagina gut feucht wird.

Stell dir den Beckenboden wie eine »innere Unterhose« vor. In diesem Muskelkomplex befinden sich beim Mann zwei (für Harnröhre und Darm) und bei der Frau drei Öffnungen, eine zusätzlich für die Vagina. Ein Teil der Muskulatur sorgt dafür, dass die Öffnungen geschlossen bleiben und sich nur auf Befehl öffnen. Ein guter Muskel ist flexibel. Das heißt, er kann sich sowohl anspannen, beispielsweise beim Sport, als auch komplett entspannen – im Bett, bei der Geburt, auf der Toilette. Diese Muskeln machen aber den Sex interessant, wenn du beides kannst: bewusst anspannen und loslassen. Wie in einer Art »Pumpbewegung«. Ist der Beckenboden flexibel und nicht starr, kannst du ihn variabel beim Sex einsetzen.

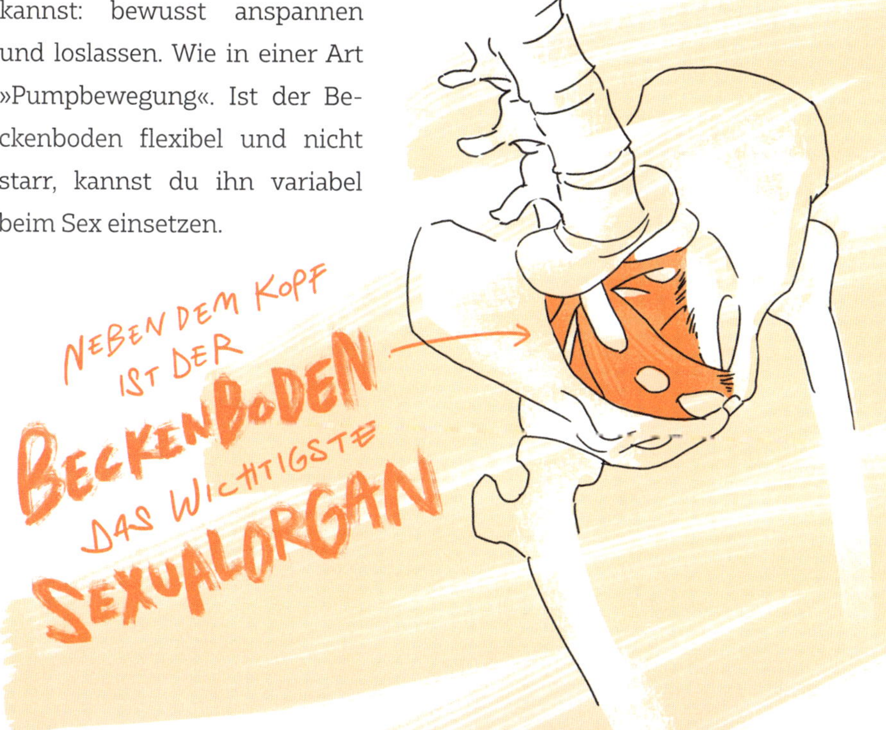

ERSPÜRE UND AKTIVIERE DEINEN BECKENBODEN

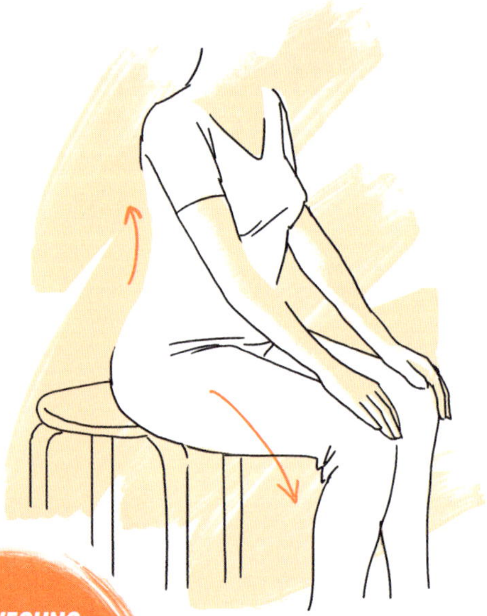

Mit einem zu fest angespannten Beckenboden kannst du Erregung weniger gut spüren. So lernst du ihn zu entspannen: Setz dich auf eine Stuhlkante, mach deinen Bauch lang und dein Kreuz hohl. Und dann kippst du Vulva oder Penis in Richtung Boden, als gäbe es da für sie etwas zu sehen. Lass die Muskeln des Beckenbodens so los, dass du theoretisch (!) pinkeln könntest.

MIT BEWEGUNG UND FREIER ATMUNG FÜHLT ES SICH BESSER AN. OBEN UND UNTEN KOMMEN MEHR IN EINKLANG.

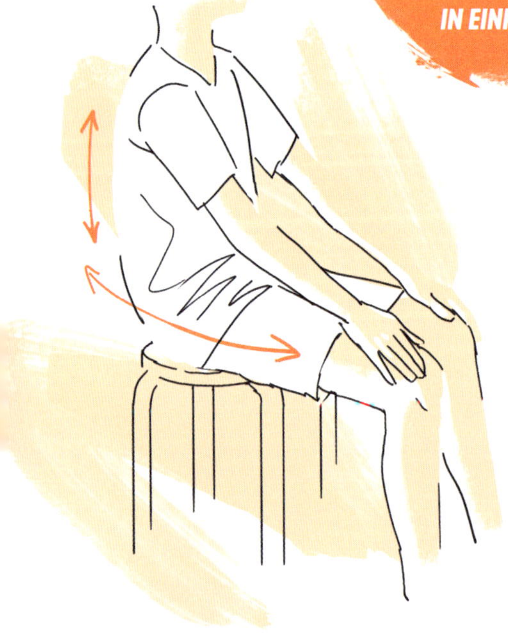

Und so gehst du in die Gegenbewegung: Zieh deine Pobacken Richtung Damm zusammen. Dein Kreuz wird rund, dein Bauch wird kurz. Mach das ein paar Mal: Pobacken rhythmisch zum Damm zusammenziehen, wieder loslassen und den Bauch lang werden lassen. Pobacken zusammenziehen, loslassen. Nun atmest du gleichzeitig aus, wenn du die Pobacken zusammenziehst, und lässt den Atem wieder einströmen, wenn du sie loslässt.

Diese Bewegung kannst du mehrmals hintereinander und mehrmals am Tag machen und so deinen Beckenboden trainieren und flexibel machen. Noch eine gute Übung: Spann auf dem Stuhl sitzend abwechselnd erst die linke, dann die rechte Pobacke an. Links loslassen, rechts anspannen, rechts anspannen, links loslassen. Auf diese Weise kannst du wie mit »Po-Füßen« gehen und bewegst asymmetrisch deine Beckenbodenmuskeln. Probiere solche Muskelspiele auch bei der Selbstbefriedigung aus.

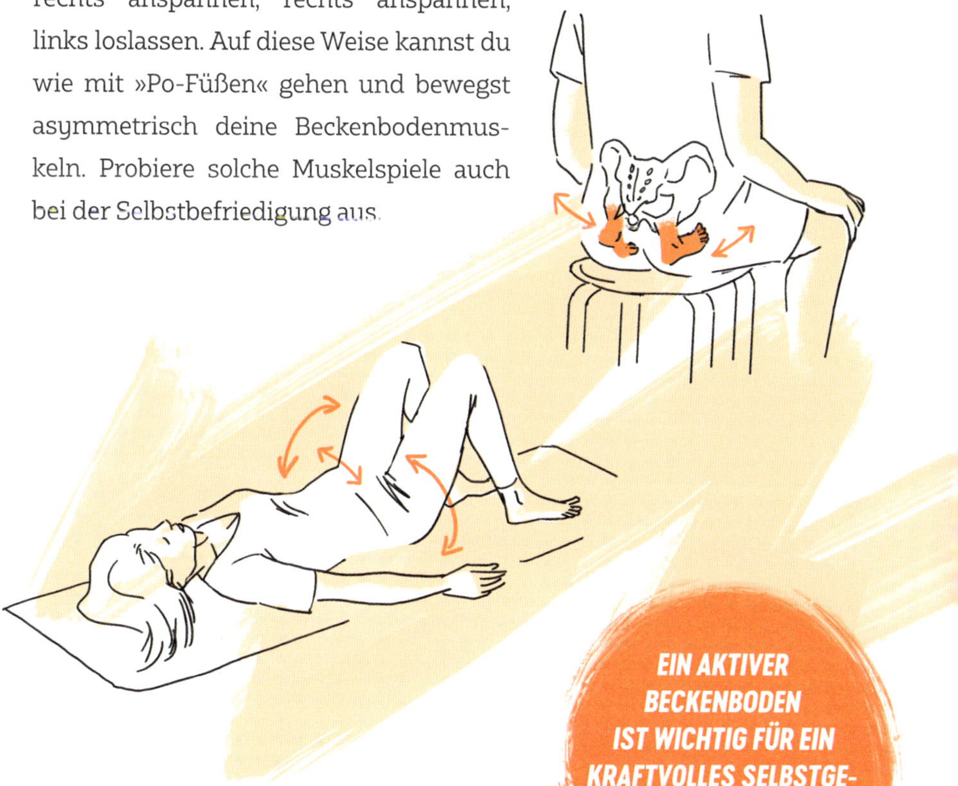

EIN AKTIVER BECKENBODEN IST WICHTIG FÜR EIN KRAFTVOLLES SELBSTGEFÜHL UND TIEF EMPFUNDENE LUST.

Im Sitzen oder im Liegen kannst du deinen Unterkörper leicht schaukelnd vor und zurück und hin und her bewegen. Und im Uhrzeigersinn und Gegenuhrzeigersinn kreisen. Spüre diesen kleinen Bewegungen nach, die durch deinen Körper fließen, hinauf zu den Haarwurzeln, hinunter zum Beckenboden, weiter zu den Füßen, und achte darauf, wie sich die Empfindungen im ganzen Körper ausbreiten.

DER BECKENBODEN IST WIE EIN BLASEBALG

Dir deinen Beckenboden zu »eratmen«, lohnt sich nicht nur, um deiner Lust auf die Spur zu kommen, sondern stärkt ganz generell dein Selbstbewusstsein. Du wohnst in deinem Körper – dein Beckenboden bildet deine Körpermitte. Ihn bewusst zu spüren, kann dich bei Angst, Panik, Nervosität, Anspannung, Frust und Ärger enorm stabilisieren.

Das Zwerchfell lässt beim Ein- und Ausatmen den Beckenboden parallel mitschwingen. Lässt du beim Atmen dein Kiefergelenk locker und öffnest leicht den Mund, lösen sich die Gesichtsmuskeln und du wirst noch entspannter.

Atme ein, der Körper ist entspannt und die Schultern bleiben locker. Achte auf ein Echo im Beckenboden.

Atme mit leicht geöffnetem Mund aus. Dabei schwingt das Zwerchfell wieder nach oben. Beobachte wieder, wie sich dein Bauch nach innen bewegt. Bewegt sich der Beckenboden mit? Atme betont aus – auch hörbar.

Atme erst wieder ein, wenn der Atemreflex ganz natürlich einsetzt. Lass die Luft hineinströmen bis hinunter in den Bauch. Dein Brustkorb wird weit.

Ausatmen – einatmen. Finde deinen Rhythmus, deine Intensität. Atme langsam und konzentriert. Spür in dich hinein. Schließ die Augen, wenn du möchtest. Höre auf den Fluss deines Atems.

STRESS ABBAUEN

ACTION

Mit bewusst kräftigem Ausatmen kannst du sogar negative Empfindungen aktiv loswerden. Spann gleichzeitig den Beckenboden und den Bauch kräftig an und mach deinen Bauch kurz und das Kreuz rund. Währenddessen stößt du die gesamte Luft hörbar aus. Halte diesen Zustand, bis du unbedingt Luft holen musst.

Jetzt lässt du die Anspannung los und lässt die Luft wieder einströmen. Nicht aktiv einatmen – nur geschehen lassen, sonst bekommst du zu viel Luft und deine Anspannung wird größer. Mach das drei bis fünf Mal.

Auf diese Weise kräftig zu atmen, hilft dabei, dass Aufregung oder Angst nachlassen. Der Körper entspannt sich, du atmest automatisch nach unten in den Bauch ein und es werden Stoffe im Körper freigesetzt, die beruhigen.

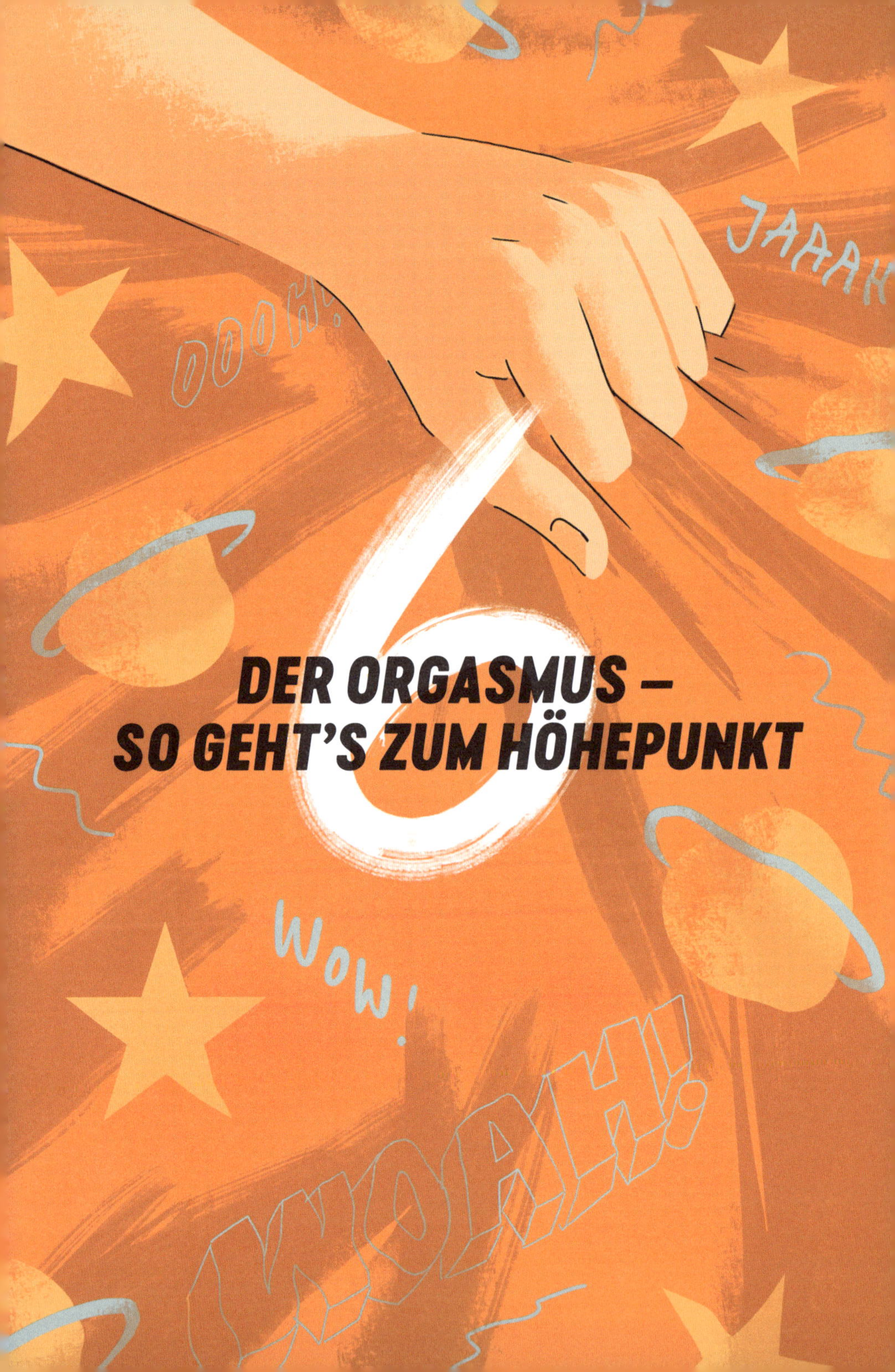

6 DER ORGASMUS – SO GEHT'S ZUM HÖHEPUNKT

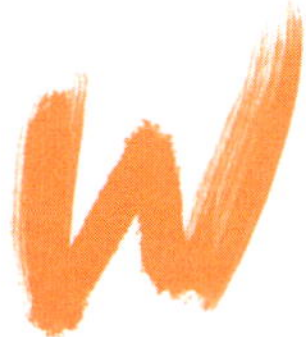

as genau ist denn nun dieser geheimnisvolle Orgasmus? Warum stellen Menschen alles Mögliche an, um einen zu bekommen?

Das ist ganz einfach – und eigentlich unbeschreiblich. Im Prinzip ist der Orgasmus das »Gefühl der Gefühle«, ein emotionaler und sensorischer Höhenflug, ein Feuerwerk in Kopf und Körper, ein Gefühl wie Fallen und Fliegen gleichzeitig, ein totaler Kontrollverlust und ein herrlicher Glücksmoment. Und damit ist der Höhepunkt des sexuellen Lusterlebens immer noch nicht richtig erfasst. Weil das auch gar nicht geht. Jeder Mensch erlebt ihn anders und auch von Mal zu Mal unterschiedlich.

Auf jeden Fall ist es einfach herrlich. Aber was genau passiert dabei eigentlich?

Klick, Licht an. Du oder jemand anders hat dich sinnlich angefasst. Sofort oder allmählich schaltet sich der genitale sensorische Kortex (Erregungsreflex) ein. Diese Region des Scheitellappens in der Großhirnrinde verarbeitet die Berührungen in der Intimzone. ***Flirr*** Die Sache wird heißer, jede Berührung sendet neue Impulse. Weil der Orgasmus an unterschiedlichen Punkten ausgelöst werden kann, wird er intensiver, wenn du nicht nur an einem Spot, sondern gleich an mehreren stimuliert wirst. Je größer die Lust, desto stärker wird die Aktivität in den grauen Zellen – und nun auch im limbischen System, wo Gefühle verarbeitet werden und Triebe ihren Ursprung haben.

Wow. Jetzt ist im Gehirn ganz schön was los! Gleich werden Bereiche miteinander vernetzt, die ansonsten nicht verbunden sind. Kurz vor dem Orgasmus veranlasst das Kleinhirn einen Spannungsaufbau in Oberschenkeln, Po und Bauch, während die Areale, die jetzt stören könnten, abgeschaltet werden (Kontrollzentrum im Hirn), damit Fantasien Platz bekommen und Angst und Hemmungen unterdrückt werden. Auch das Schmerzempfinden wird gedämpft und damit ist der Weg frei für intensive Lust.

Die Muskeln im Becken ziehen sich rhythmisch zusammen. Die sexuelle Erregung baut sich auf wie eine Welle, die unwiderstehlich auf ihren Höhepunkt zustrebt. Und dann die Entladung: **Hallo, Orgasmus!**

Das Feuerwerk zündet, leuchtet und kracht, der Hypothalamus überflutet den Körper mit Oxytocin, das die typischen Kontraktionen deiner Vagina und deines Penis und diese unendlich köstlichen Gefühle auslöst. Manchmal stöhnt man, manchmal lacht man, manchmal weint man oder manchmal schreit man beim Orgasmus vor lauter lustvollen Gefühlen. **Ah! Oh! Hmmmm!**

Der Orgasmus ist aber nicht nur eine körperliche Sensation, denn Oxytocin ist zugleich das zentrale menschliche Liebes- und Bindungshormon. Deshalb willst du nicht nur die ganze Welt umarmen, sondern vor allem die oder den Liebsten an deiner Seite. Auch der Nucleus accumbens, das Belohnungszentrum im Hirn, wird mit Dopamin überschwemmt – das Glückshormon lässt dich noch höher fliegen.

Nach dem Orgasmus wird sozusagen das Licht in den Lustzentren des Gehirns langsam runtergedimmt. Das Gefühl totaler Entspannung ist die Folge der hormonellen Gehirnwäsche. **Schlaf gut oder kuschel schön!**

Sexuelle Aktivität ist gesund und bewirkt, dass ein genialer Hormoncocktail freigesetzt wird. Wusstest du das? Sogar sexuelle Fantasien sind gesund. Oder eine Unterhaltung und ein Flirt mit einem Menschen, der einem gefällt. Durch all das wird im Gehirn das Hormon Testosteron produziert. Testosteron ist maßgeblich am Aufbau von Muskeln beteiligt. Sexuelle Aktivität liefert nicht nur die für den Muskelaufbau benötigten Hormone, sondern auch den erforderlichen Muskelreiz in Form von rhythmischer Bewegung. Auch eine Erektion ist gesund und gut für den Körper, denn jede Erektion bringt frisches Blut in die Schwellkörper. Häufiges Steifwerden trainiert den Penis, wodurch wiederum die Erektionsfähigkeit verbessert wird. Dasselbe gilt übrigens für die Klitoris der Frau!

Der Orgasmus selbst ist ein richtiger Gesundheitsbooster. Was hinter den sexuellen Vorgängen im Körper steckt, ist also absolut faszinierend.

TU WAS FÜR DEINE GESUNDHEIT, HAB ORGASMEN! 😉

- Zwanzig Minuten sexuelle Aktivität regt im Gehirn die Bildung des Botenstoffs Dopamin an. Dopamin bewirkt Glücksgefühle, wirkt schmerzlindernd und baut Stress nachhaltig ab. Auch die Ausschüttung von Serotonin und von Endorphinen nimmt mit Dauer der sexuellen Aktivität zu.

- Kommt es zum Höhepunkt, folgt eine wahre Schwemme von Hormonen. Wie Oxytocin, das Kuschelhormon. Das macht auch in der Solosexualität zufrieden.

- Sexuelle Aktivität ist ein Jungbrunnen. Beim Orgasmus wird Somatropin, ein Wachstumshormon aus der Hypophyse (einer Hormondrüse), ausgeschüttet. Das macht die Haut elastischer und lässt einen jünger aussehen.

- Ejakulationen verbessern die Prostata-Gesundheit. Die Samenflüssigkeit wird zu etwa dreißig Prozent in der Prostata erzeugt. Beim Orgasmus zieht sich die Wandmuskulatur der Prostata zusammen und die Samenflüssigkeit wird in die Harnröhre gepumpt. Jede Ejakulation fördert das Ausschwemmen infektiöser Keime aus den unteren Harn- und Spermawegen.

- Orgasmen können den Zyklus regulieren. Wer einen unregelmäßigen Zyklus hat, sollte mindestens einmal pro Woche sexuell aktiv sein.

- Frauen mit Unterleibsschmerzen während der Periode sollten dann masturbieren. Denn der Hormonbooster wirkt gegen Krämpfe.

- Orgasmen stärken die Abwehrkräfte. Wer häufig Orgasmen hat, hat besonders viele Antikörper im Blut – und somit ein gestärktes Immunsystem.

- Orgasmen machen intelligent. Durch die totale Entspannung nach dem Orgasmus kann das Gehirn besonders viele Nervenzellen produzieren.

- Orgasmen verbessern den Schlaf. Orgasmen senken das Stresshormon Cortisol und steigern die Östrogenwerte, was uns nach dem Sex besonders entspannt schlafen lässt.

FILMTIPP

→ **Orgasmus – Das höchste der Gefühle**[21]

Orgasmus für Jungs

Du hast als Junge zwar deinen Penis oft in der Hand und kommst in der Regel auch recht einfach zum Orgasmus. Aber alles wird viel besser, wenn du deine Genitalien und deinen Körper differenziert spüren und genießen kannst. Viel zu oft »rubbeln« sich Jungs einfach rasch einen runter und verpassen so ganz viel Schönes.

Deine Erregungsfähigkeit beschränkt sich nicht auf die Eichel. Der ganze Genitalbereich und auch der restliche Körper sind voller Erregungsquellen, und die verschiedensten Nervenzellen reagieren unterschiedlich auf Druck, Streicheln und schnelle, langsame, kräftige oder sanfte Bewegungen. Wenn sich etwas gut anfühlt, dann verweile ein bisschen dabei. Feuchte Berührungen sind meist angenehmer als trockene. Zum Anfeuchten eignen sich Mandelöl, Kokosöl, Gleitmittel, Bodylotion, Speichel etc.

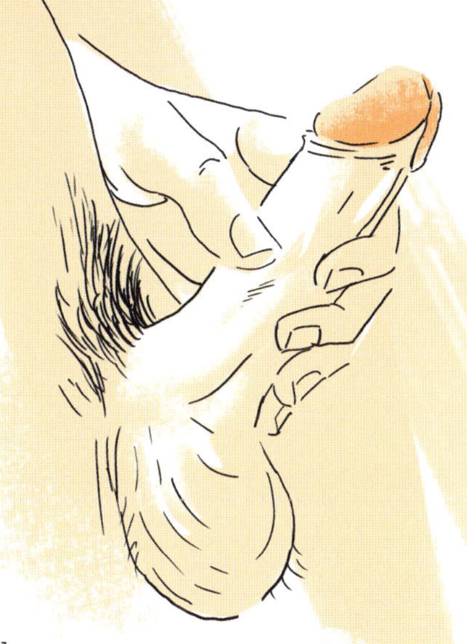

Stimuliere deinen Penis auch mal langsam und sanft, wenn du sonst eher zum rustikalen Rubbeln oder Drücken neigst. So imitierst du die Weichheit der Vagina und kannst diese dann auch beim späteren Geschlechtsverkehr intensiver spüren und genießen. Du kannst mit der Hand deinen Penis umschließen, um die Vorhaut vor- und zurückzuschieben, oder du bewegst dich mit dem Becken in die den Penis umschließende Hand hinein. Wenn du gleichzeitig die Beckenbodenmuskeln an- und abspannst, kannst du den Penis sozusagen von innen her »massieren«, erregen und steuern. Mit fließenden Bewegungen verteilt sich die Erregung im ganzen Körper. Mit dem Becken kannst du nicht nur vor und zurück stoßen, du kannst es auch kreisen lassen oder mit ihm eine Acht beschreiben.

JE MEHR (NICHT JE SCHNELLER!) DU DICH BEIM SEX BEWEGST, UND JE MEHR DU DEN GANZEN KÖRPER IN DIE BEWEGUNG EINBEZIEHST, DESTO STÄRKER UND VIELFÄLTIGER WIRST DU DIE ERREGUNG ÜBERALL SPÜREN.

Wenn du die Beckenbodenmuskulatur anspannst und wieder locker lässt, verstärkst du die Durchblutung der Beckenregion. Dadurch spürst du insgesamt mehr und kannst den Erregungsaufbau besser kontrollieren. Indem du zwischen Anspannung und Entspannung abwechselst, steigerst du den Genuss. Wenn du nur anspannst, riskierst du, dass du zu schnell kommst oder durch die weniger gute Durchblutung die Erektion nicht so gut halten kannst. Wenn du diese Techniken gut entwickelst, wirst du damit später ein geschickter Liebhaber, der vielfältig die Vagina mit dem Penis stimulieren und darin kreisen kann und auch für sich selbst daraus viel Genuss zieht.

So wirst du mehr davon haben. Beweg dich auch mal so langsam wie nur möglich und achte darauf, was dein Penis besonders gern spürt und was ihn erregt. Wenn du dir Zeit lässt, wirst du die sexuelle Erregung vor der Entladung mehr genießen. Und es gibt dir ein noch besseres und selbstsicheres Gefühl, weil du die Erregung besser kontrollieren kannst.

So etwas wie einen Samenstau kann es nicht geben. Der Körper produziert einfach weniger Sperma, wenn keines »abgerufen« wird. Man vermutet, dass häufige Ejakulationen die Fruchtbarkeit des Spermas erhöhen.

GOOD 2 KNOW

WENN ER NICHT (DRAUF) STEHT

Die männliche Erregung ist ein komplexes, vom Hirn gesteuertes Geschehen. Du kannst dir unbewusst über »innere moralische Polizisten« die sexuelle Lust verbieten. Oder du wirst nervös und angespannt, weil du unsicher bist und Angst hast zu versagen, statt Vorfreude und erotische Gedanken zu haben.

Wenn man Angst hat, spannt sich der Beckenbodenmuskel stark an. Das Nervensystem reagiert auf Angst und Stress mit einem Fluchtreflex, ausgelöst durch eine »warnende« Botschaft des Bewachungssystems im Gehirn, woraufhin die Erektion ausbleiben kann. Auch wenn du über lange Zeit deinen Penis stark reibst und drückst, kann das den arteriellen Zufluss der Schwellkörper und damit deine Erektionsfähigkeit beeinträchtigen. Oder deine Aufmerksamkeit ist so sehr auf Pornobilder fixiert, dass du die Abläufe in deinem Körper immer weniger wahrnimmst und »es« irgendwann nicht mehr geht.

Durch Übung, Variation und Spiel mit Muskelan- und entspannung, Bewegungsrhythmen und Atmung in der sexuellen Erregung kannst du die Körperwahrnehmung und den Genuss verstärken – und damit die Erektionsfähigkeit wieder verbessern.

DER WEG ZUM MÄNNLICHEN HÖHEPUNKT

Die Erregung entwickelt sich phasenweise bis zum Orgasmus. Die verschiedenen Anzeichen auf dem Weg dahin kannst du bewusst wahrnehmen und steuern. Vermutlich spürst du gern, dass dein Penis funktioniert und steif wird. Der Penis bleibt steif, solange du erregt bist. Deshalb ist es wichtig, dass du später beim Sex mit der Aufmerksamkeit auch bei dir bleibst und nicht nur daran denkst, was der Frau gefallen könnte.

Es hilft in der Regel der Frau, wenn der Mann die vaginale Stimulation mit dem Penis länger hinziehen kann. Deshalb ist es gut, wenn du die verschiedenen Phasen des Orgasmus kennst. Vor allem kannst du lernen, auf die Signale vor dem sogenannten »Point of no return« (der Punkt, ab dem sich die Entladung des Orgasmus nicht mehr zurückhalten lässt) zu achten (siehe nächste Seite).

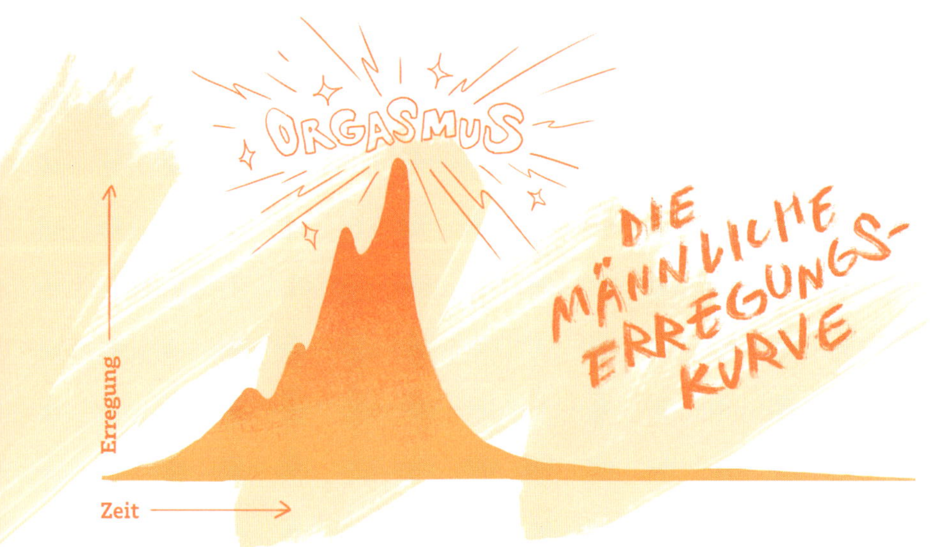

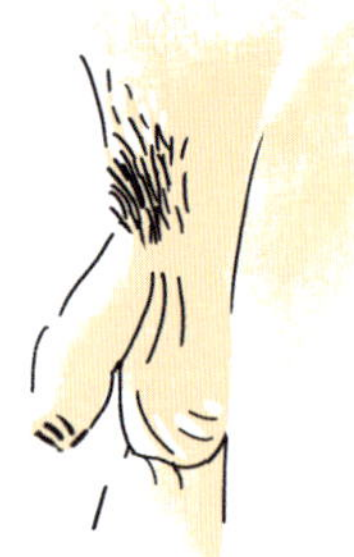

Die **Erregungsphase** wird durch verschiedenste sinnliche Reize von außen oder in Gedanken ausgelöst, auch ungewollt. Dabei wird der Penis durch den vermehrten Blutfluss größer und fester und richtet sich auf. Der pralle Penis ist sensibler für Berührungen und Druck als der nicht erigierte. Der Hodensack zieht sich zusammen, und die Hoden schwellen an, während die Prostatadrüse die Harnblase verschließt. Die Penisspitze wird durch die verstärkte Durchblutung dunkler. Das Herz schlägt schneller, der Atem geht rascher, manche spüren die Erregung auch in den Brustknospen.

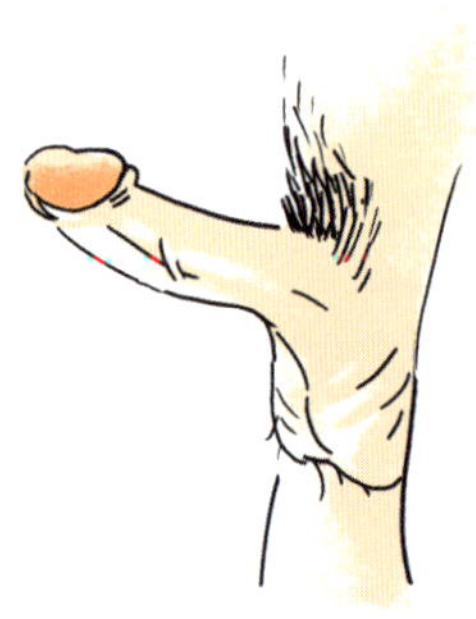

In der **Plateauphase** hast du bereits einen hohen Grad an Erregung erreicht. Diese kannst du eine längere Zeit halten. Der Penis ist jetzt voller Blut und steht ganz. Die Atemfrequenz wird noch mal schneller. Bei zunehmender Erregung treten die sogenannten Lusttröpfchen aus der Penisspitze aus. Darin können bereits Samenzellen enthalten sein, also eine Schwangerschaft verursachen. Diesen Zustand der sexuellen Erregung empfinden manche Männer als besonders lustvoll. Willst du ihn länger aufrechterhalten, musst du darauf achten, dass die Erregung nicht noch mehr zunimmt, weil sonst der Orgasmus unmittelbar eintritt. Ihn hinauszuzögern, gelingt mit Übung und bewusstem Atmen und durch kontrollierte Bewegungen. Steigt jetzt die Muskelspannung, löst das den Orgasmus aus.

Auf dem **Höhepunkt der sexuellen Erregung** steht der Penis in seiner vollen Größe. Bei manchen Männern ist er doppelt so groß wie in entspanntem Zustand. Die Ejakulation geschieht im Moment der stärksten Anspannung. Es kommt zu einer raschen Folge von Muskelkontraktionen, und das Sperma spritzt aus dem Penis. Ein Gefühl, als ob sich alles zusammenzieht und gleichzeitig explodiert.

Nach einer länger andauernden und hinausgezögerten Erregungs- und Plateauphase ist der Orgasmus oft besonders intensiv.

Nach dem Orgasmus tritt die **Entspannungsphase** ein, die Muskeln im ganzen Körper entspannen sich, Atem und Puls beruhigen sich. Die Geschlechtsorgane kehren in ihren ursprünglichen Zustand zurück. Unmittelbar nach dem Orgasmus reagieren die männlichen Geschlechtsorgane nicht auf neue sexuelle Reize. Der Körper braucht eine Zeit der Erholung, die unterschiedlich lang sein kann.

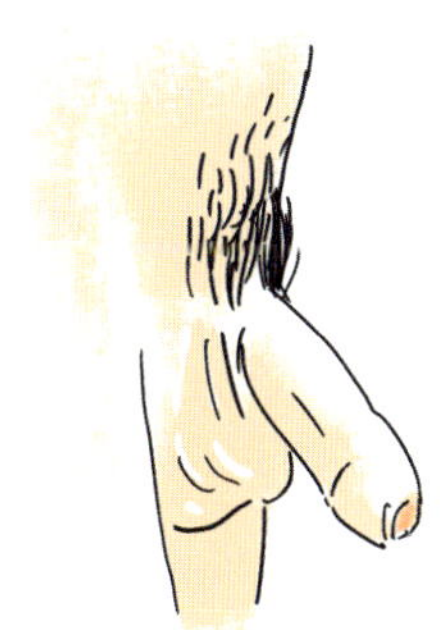

POINT OF NO RETURN

Ab einem bestimmten Punkt der Erregung kann der Orgasmus nicht mehr zurückgehalten werden, das nennt man den »Point of no return«. Mit der Zeit lernst du, wann du an diesem Punkt ankommst. Das Abgeben der Samenflüssigkeit geschieht in zwei Etappen: der Emission, dem »Laden«, und der Ejakulation, dem »Abspritzen«. Das Laden geschieht als Reflex. Dabei kommt es zu Kontraktionen in den Samenleitern und in der Prostata, wodurch deren Sekrete in den hinteren Teil der Harn-Samen-Röhre befördert werden. Gleichzeitig kontrahiert ein Muskel, der die Harnblase verschließt, um einen Rückfluss der Sekrete in die Harnblase zu verhindern. Das ist die Emission. Durch den Dehnungsreiz der hinteren Harnröhre kommt es nun zum sogenannten »Point of no return«, das heißt, der Samenerguss, die eigentliche Ejakulation, wird unwiderruflich ausgelöst. Durch Kontraktionen der Beckenbodenmuskulatur wird das Sperma aus der Harnröhre herausgeschleudert.

Wenn du rechtzeitig vor dem »Point of no return« deine Erregung halten willst, musst du lernen, die Phase vor der Emission gut zu erspüren. Möglicherweise spürst du kurz vor dem Kommen zuerst eine große Erregung in der Eichel und dann ein kleines Ziehen. Das entscheidende Zeichen ist die Erregung in der Eichel. Spürst du das Ziehen, ist es schon zu spät. Diesen Punkt, ab dem der Höhepunkt nicht mehr aufzuhalten ist, kannst du hinauszögern, indem du den Beckenboden entspannst, die Muskeln etwas lockerst, langsamer stimulierst und tief atmest.

Wenn du regelmäßig unbeabsichtigt zu früh kommst, ist es hilfreich, genau in sich hineinzuspüren, wie sich die Erregungsphase anfühlt, und dann zu versuchen, drei- bis fünfmal die Erregung zu halten und wieder leicht abfallen zu lassen, bevor du den Orgasmus kommen lässt. So kannst du lernen, wo genau du mit der Erregung bist, und sie steuern.

Orgasmus für Mädchen

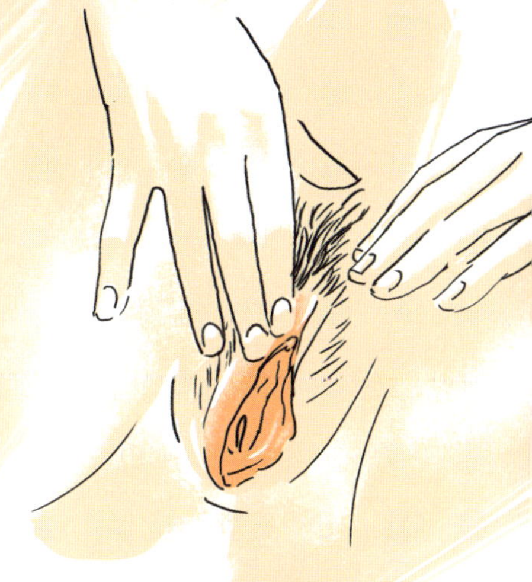

Orgasmen lassen sich auslösen durch Stimulation von Klitoris, Vulva (besonders der inneren Genitallippen), des äußeren Drittels der Vagina oder durch Stimulation von G-Zone und der hinteren zwei Drittel der Vagina. Die Unterteilung in klitoralen und vaginalen Orgasmus ist im Übrigen unsinnig. Denn egal, mit welcher Stimulation, und wo – ausschlaggebend ist immer die Klitoris. Ihre Stimulation erfolgt auch indirekt.

Du bist auf der Suche nach Berührungen, die dich elektrisieren und in dir Erregung auslösen. Bezieh deinen ganzen Körper ein. Experimentiere mit leichtem und festerem Streicheln, Drücken und Massieren. Bewege dazu leicht dein Becken, indem du die Beckenbodenmuskeln unterschiedlich stark, langsam und schnell an- und entspannst. Du kannst dein Becken auch kreisen lassen, eine Acht damit beschreiben oder es asymmetrisch bewegen (auf der einen Seite Pobacke zurückziehen, auf der anderen Seite Hüfte vorschieben).

STELL DIR VOR, DEINE FINGER HÄTTEN AUGEN UND DU WÜRDEST DAMIT DIE LANDSCHAFT DEINES KÖRPERS ERKUNDEN.

Mit leichter Bewegung werden deine Empfindungen intensiver. Mit fließenden Bewegungen verteilt sich die Erregung im ganzen Körper. Du kannst dir vorstellen, du wärst eine Wasserpflanze und lässt dich vom Wasser bewegen. Mit dieser Vorstellung bewegst du dich in die Berührungen hinein und atmest regelmäßig ganz tief in deinen Bauch ein. Atme eher wenig Luft ein, dafür bewusst und kräftiger aus, während du gleichzeitig die Beckenbodenmuskeln anziehst und mit der Bewegung das Becken nach vorn schiebst. Wenn du dabei noch den Mund öffnest, erhöht sich das Gefühl der Sinnlichkeit. Du lässt deine Erregung steigen.

Wenn du stark erregt bist, beginnt das letzte Wegstück zum Orgasmus. Um den »Point of no return« (Orgasmusreflex) auszulösen, brauchst du eine gewisse Intensität. Mit zu sehr entspannten Muskeln ist ein Orgasmus nicht möglich. Anspannung ist jetzt wichtig und gut für die Entladung – aber am besten mit Bewegung. Bewegte Spannung im Beckenboden, dem unteren Rücken und dem unteren Bauch erregt dich mehr als unbewegte. Die Berührungen werden kräftiger und schneller, die Muskelspannung steigt, die Schaukelbewegung wird schneller, größer und stärker, der Atem wird intensiver und auch die Fantasien und Bilder in deinem Kopf. Du kannst ruhig mal richtig eskalieren und dich trauen, neue Bewegungen und Laute auszuprobieren. Benutz deinen Beckenboden wie eine innere Pumpe, indem du ihn abwechselnd an- und ganz entspannst.

Um oben »über die Schwelle« zu kommen, verringerst du die Spannung und »lässt dich gehen«. Wie das bei dir am besten geht, musst du ausprobieren. Starkes Ausatmen, feste Stöße mit der Hüfte und zwei-, dreimal tiefes Stöhnen können helfen. Ein Orgasmus ist ein »Entladen« von körperlicher sexueller Erregung, zusammen mit einem »Gehenlassen« auf der Gefühlsebene. Den Orgasmus erlebst du umso intensiver, je besser du Brust, Schultern, Hals, Nacken, Kopf und auch deine Gedanken locker lassen kannst. Spürst du den Orgasmus kommen, gibst du dich deinem Körper hin und lässt ihn einfach die Führung übernehmen. So gleitest du in einen wundervollen Zustand hinüber.

SPIELEND ZUM HÖHEPUNKT

Die Anzahl der Frauen, die noch nie einen Orgasmus erlebt haben oder nur selten einen erleben, hat im Laufe der letzten 20 Jahre erfreulicherweise abgenommen. Doch noch immer wissen nicht alle Frauen, dass man lernen kann, einen Orgasmus zu bekommen. Ich hoffe, dieses Buch kann dir da ein wenig weiterhelfen!

Setz dich nicht unter Erfolgsdruck, das hemmt nur die Erregung. Der Weg ist das Ziel. Ein gutes Ziel ist es zum Beispiel auch, das, was du erlebst, einfach zu genießen. Genuss ist der beste Weg zum Orgasmus. Ansonsten heißt es: einfach weitermachen und dich nicht entmutigen lassen. Der Orgasmus kommt vielleicht, wenn du ihn am wenigsten erwartest.

FEUCHT WERDEN

Hast du schon bemerkt, dass lustvolle Fantasien, Filmszenen, erotische Beschreibungen in Büchern, ein verliebter Blick oder eine Berührung deine Vagina feucht werden lassen? Das ist ein Zeichen dafür, dass durch die ausgelöste Erregung die Schwellkörper deiner Klitoris sich vergrößern. Genau so, wie wenn bei den Jungs der Penis steif wird. Einerseits sind es Drüsen, die den Vaginavorhof befeuchten. Im Vagina-Inneren übt die größer werdende Klitoris Druck auf die Vagina aus. Durch diesen Schwellvorgang füllen sich die hohe Anzahl der Gefäße in den seitlichen Vaginawänden mit Blut. Dadurch wird Flüssigkeit (vor allem Wasser) in kleinen Tröpfen durch die Gefäßwände nach innen in die Vagina abgegeben. Die Tröpfchen zwängen sich durch die Zellschichten der Vaginalschleimhaut hindurch und bilden in der Vagina den Feuchtigkeitsfilm.

Auf diese Weise bereitet sich die Vagina darauf vor, den Penis aufzunehmen, sodass es sich für sie angenehm und lustvoll anfühlt. Ohne Feuchtigkeit wären die Bewegungen des Penis in der Vagina unangenehm oder könnten sogar Schmerzen auslösen. Um prall anzuschwellen, brauchen die Klitorisschwellkörper genügend Zeit.

Etwa 15 Minuten lustvolle Stimulation, Beckenbodenbewegungen und auch erotische Fantasien und Gefühle sind dafür wichtig. Eine hohe Muskelspannung im Körper allgemein und im Beckenboden oder zu wenig Bewegung des Körpers, des Beckens und des Beckenbodens verhindern die Durchblutung der Muskeln der Geschlechtsregion, und dann kann die Vagina nicht genügend Flüssigkeit absondern. Mit dem Becken und dem Körper in Bewegung kommen (sich räkeln und mit den Beckenbodenmuskeln spielen), macht deshalb Sex schöner und Berührungen am Körper erst richtig toll, auch für sich allein.

DER WEG ZUM WEIBLICHEN HÖHEPUNKT

Die Erregung bis zum Orgasmus entwickelt sich phasenweise. Die verschiedenen Anzeichen auf dem Weg dahin kannst du wahrnehmen und steuern lernen.

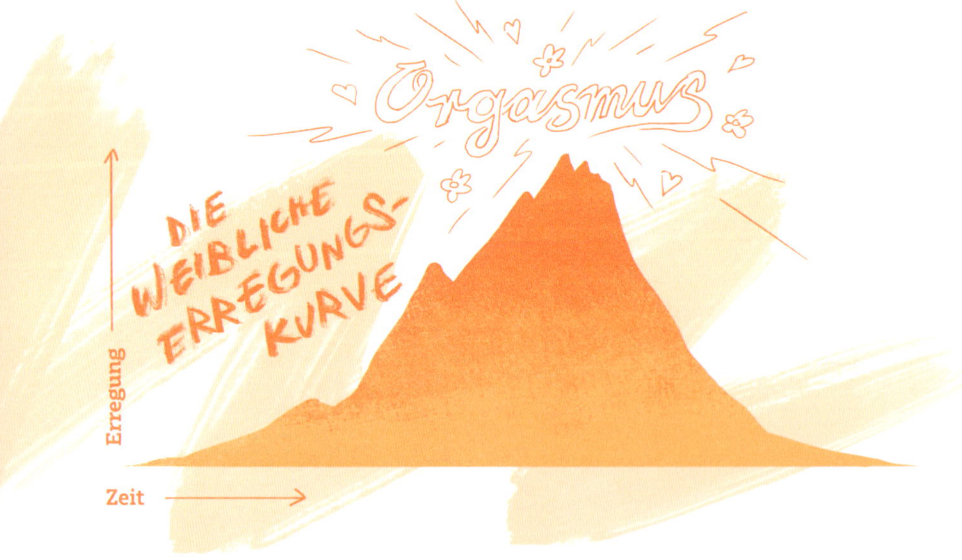

In der **Erregungsphase** beschleunigen erotische Fantasien, Berührungen an erogenen Zonen oder Liebesgefühle den Puls und der Blutdruck steigt. Die Brustknospen werden hart und die Brüste vergrößern sich. Der ganze genitale Komplex füllt sich mit Blut, was Spannung und Kribbeln in den äußeren und inneren Vulvalippen auslöst. Diese werden dunkler und öffnen sich leicht. Die Vagina wird feucht und spannt sich auf, die Klitoris schwillt an und wird, vergleichbar zum Penis, steif. Die Vagina bereitet sich darauf vor, einen Penis aufzunehmen.

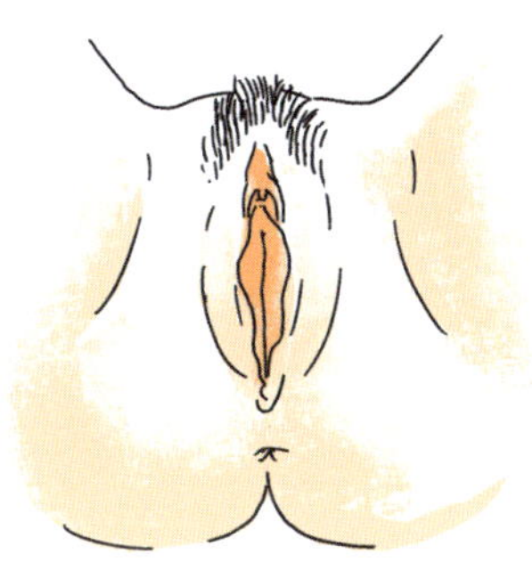

In der **Plateauphase** richtet sich die Gebärmutter auf, und der Muttermund zieht sich zurück. Das vordere Drittel der Vagina verengt sich nun durch die mit Blut gefüllten Schwellkörper zur sogenannten »orgastischen Manschette«, um einen Penis umschließen zu können. All dies kann man spüren, genau wie den schnelleren Herzschlag, die schnellere Atmung, die zunehmende Muskelspannung und das weitere Anschwellen des gesamten Genitalbereichs mit der aufgerichteten Klitoris. Auch in dir drin kannst du verschiedene Empfindungen wahrnehmen, beispielsweise das Hartwerden und Größerwerden der G-Zone. Schon vor dem eigentlichen Orgasmus kannst du gelegentlich ein Zucken spüren. Du kannst versuchen, die Erregung nochmals anzuhalten, sie abfallen und wieder ansteigen zu lassen und so deinen Orgasmus auszudehnen.

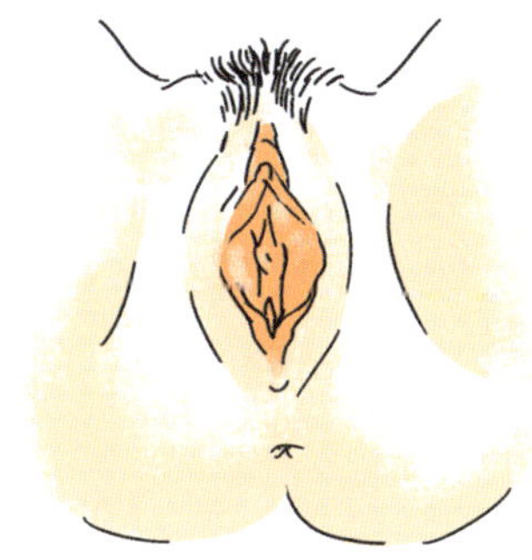

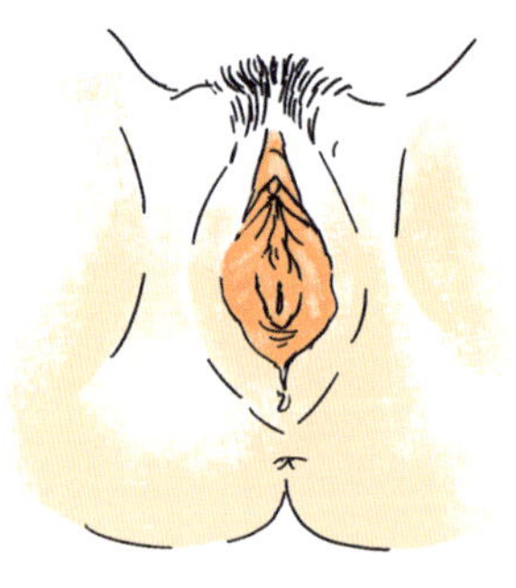

Die **Orgasmusphase** wird am besten ausgelöst durch Beckenbewegungen und bewusstes Ausatmen (stöhnen). Das hilft, im Kopf und im Körper loszulassen. Den Höhepunkt begleiten Muskelkontraktionen des Beckenbodens, der Vagina, der Gebärmutter und des Schließmuskels. Meist hält er einige Sekunden lang an, manchmal bis zu 30 Sekunden, bei manchen Frauen auch länger. Danach entspannen sich die Muskeln wieder, die Schwellungen gehen zurück und Klitoris, Vagina und Gebärmutter kehren in den Ursprungszustand zurück. Manche Frauen können direkt nochmals zum Orgasmus-Plateau aufsteigen und erleben erneut Orgasmen.

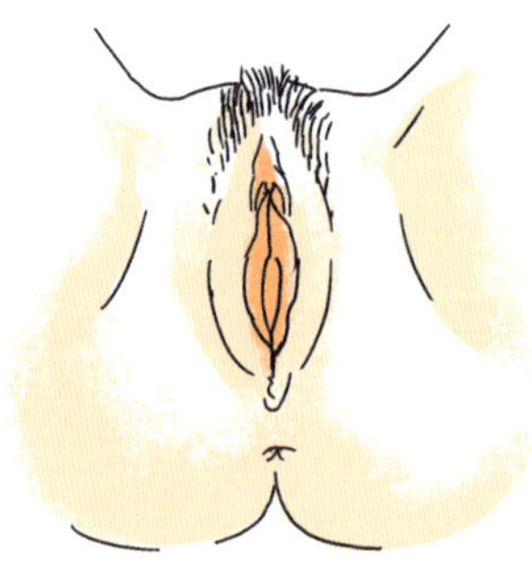

In der **Entspannungsphase** klingt die Erregung langsam ab und der Körper kehrt in den Ruhezustand zurück.

EROTISCHE STIMULATION VON VAGINA UND G-ZONE

Kurven, Täler und Berge – all das findest du im Inneren der Vagina. Diese »Landschaft« kann sich im Lauf der Zeit und durch Geburten verändern. Ganz innen am Ende der Vagina im Übergang zur Gebärmutter liegt der Gebärmuttermund. Wird er mit dem Finger oder dem Penis berührt, ist das für die einen sehr lustvoll, für andere ausgesprochen unangenehm.

Wenige Zentimeter innerhalb der Vagina Richtung Bauch befindet sich die G-Zone. Bei vielen ist sie rau, sie kann aber auch glatt sein. In der Erregung wird die Stelle hart, denn dahinter liegt das Prostatagewebe. Dieser Bereich kann kräftig stimuliert, gedrückt, massiert und gerieben werden. Doch oft wird er erst nach wiederholten Berührungen »wach«. Einige Frauen spüren diesen Bereich so intensiv, dass sie bei einem Orgasmus durch die kleinen Drüsenöffnungen unterhalb der Harnröhre »spritzen« (weibliche Ejakulation). Das macht aber keinen Unterschied in der Qualität des Höhepunkts.

Um herauszufinden, was dir gefällt, braucht es Zeit und Übung. Manche mögen es fest oder heftig, andere lieber zart und langsam. Die wellenartigen Muskelkontraktionen des Beckenbodens während eines Orgasmus sind innerhalb der Vagina mit einem Finger gut spürbar.

NICHT JEDE VAGINA WILL GENAU GLEICH STIMULIERT WERDEN.

Nicht alle Vaginen sind gleich groß. Es gibt kurze und lange, enge und weite, die auf die Penisgröße unterschiedlich reagieren. Kleine Penisse können eine große Vagina nicht ganz ausfüllen. Große Penisse dürfen in einer kleinen Vagina nicht einfach zustoßen. Deshalb müssen Paare zusammen herausfinden, wie ihre gemeinsame Art von Stimulation und Eindringen und Umschließen am lustvollsten für beide ist.

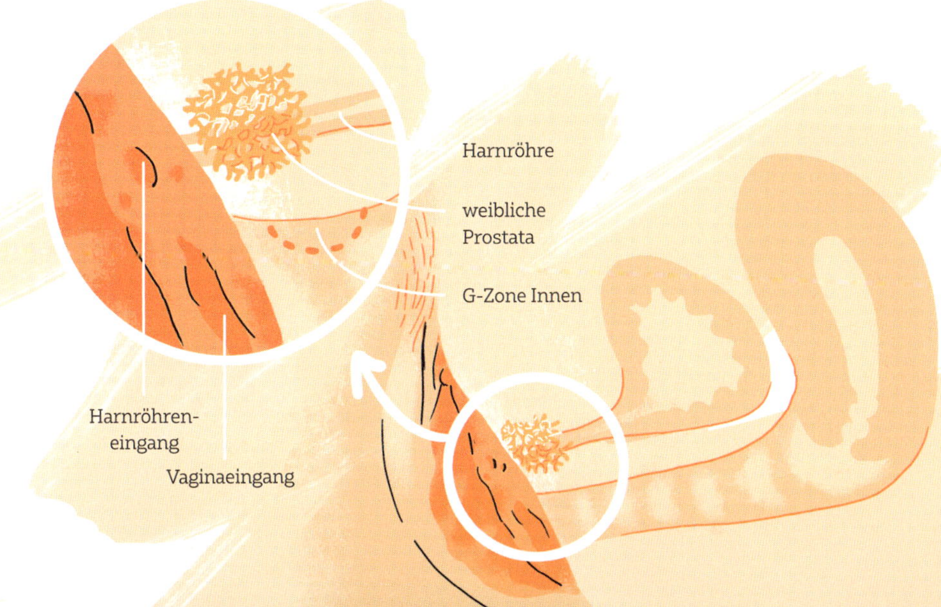

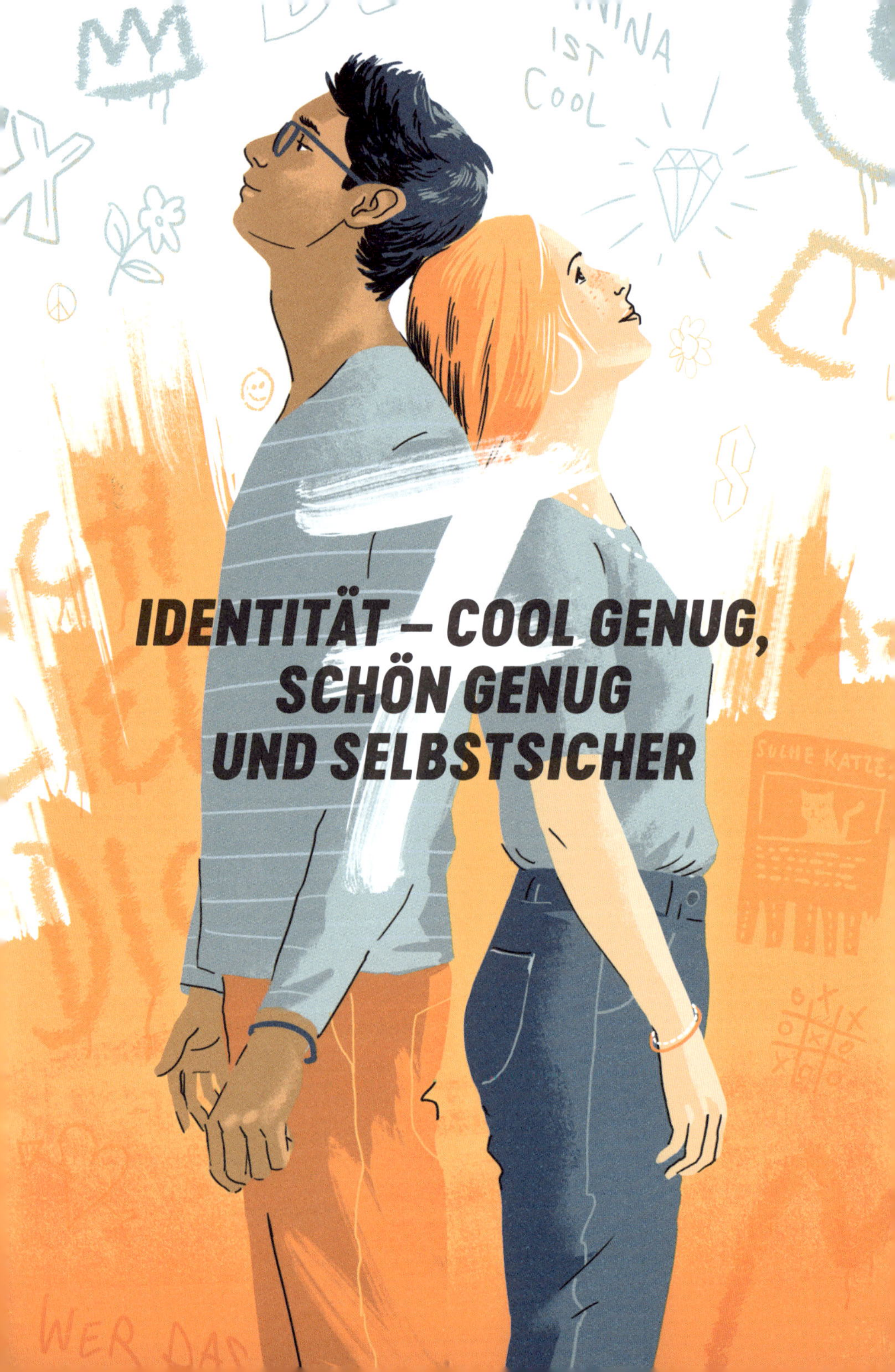

IDENTITÄT – COOL GENUG, SCHÖN GENUG UND SELBSTSICHER

Wie du gesunden Selbstwert und ein gutes Selbstgefühl entwickelst

Du machst gerade viele neue Erfahrungen, was dich ganz schön verunsichern kann. Vielleicht stehst du vor der Berufswahl, sollst dich für eine weiterführende Schule entscheiden, lernst neue Leute kennen, verliebst dich, entdeckst sexuelles Verlangen, willst dich von den Eltern ablösen … und gleichzeitig stürzen dich alle diese Veränderungen in ein Gefühlschaos. Je besser du dich selbst kennenlernst, desto klarer weißt du, wer du bist und was du kannst, und kannst dich so annehmen, wie du bist. Das nennt man Selbstbewusstsein.

»Und wenn ich mich alles andere als selbstbewusst fühle?«, fragst du. Selbstbewusstsein wächst. Jeden Tag ein bisschen mehr. Ermutigende Menschen um dich herum sind hilfreich, ihre Bestätigung lässt dich stärker werden. Umgib dich mit Gleichaltrigen, Freundinnen und Freunden, die dir guttun. Meide Leute, die dich runterziehen, schlechte Stimmung verbreiten, dich von sinnvollen Tätigkeiten abhalten wollen und nur Quatsch im Kopf haben. Tu Dinge, die dir Freude bereiten und bei denen du Erfolgserlebnisse hast. Trau dir Sachen zu und probiere alles Mögliche aus. Lass dich herausfordern und mache Sachen, die du nicht einfach schon kannst. Und vor allem: Denke gut über dich!

SELBSTBEWUSSTSEIN KANN WACHSEN. JEDEN TAG EIN BISSCHEN MEHR.

Selbstbewusstsein kannst du gleichsetzen mit Selbstsicherheit. Mit dem Gefühl von »Dich-in-deiner-Haut-Wohlfühlen« – mit einem »gesunden Selbstgefühl«. Dazu gehört auch eine gesunde Beziehung zu deinem Körper. Eines baut aufs andere auf. Auf einem gesunden Selbstgefühl wachsen Selbstwert und Selbstvertrauen. Wenn dein

Selbstwert und dein Selbstvertrauen gut sind, musst du dich weder klein fühlen und zum »Opfer« machen, noch großtun und dich auf Kosten anderer beweisen. Und das alles macht dich bereit, um eine Liebesbeziehung zu leben.

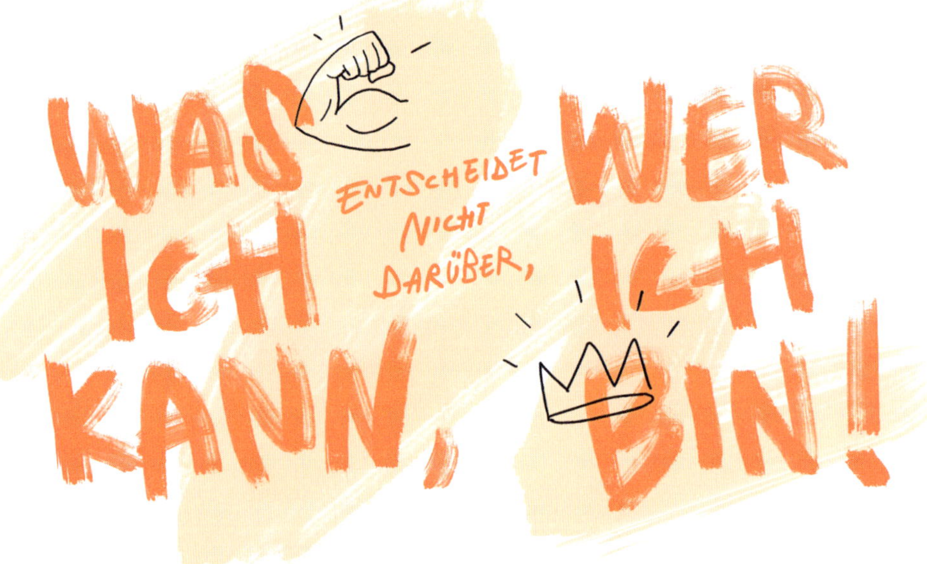

Du erkennst ein gutes Selbstbewusstsein oder Selbstgefühl, wenn du weißt, wie ein schlechtes aussieht. Wer ein schwaches Selbstgefühl hat, ist ständig (ich meine wirklich ständig) unsicher, kritisiert sich andauernd selbst, auch vor anderen, und fühlt sich schuldig, ohne Anlass, ohne dass etwas Negatives vorgefallen ist. Das kann dazu führen, dass man das Gefühl hat, perfekt sein zu müssen, damit einen jemand lieben kann. Das ist eine Falle. Kein Mensch ist perfekt und muss es auch nicht sein. Auch du nicht. Mach dich nicht mit hohen Ansprüchen an dich selbst fertig, denen du niemals gerecht werden kannst. Denn sonst wirst du dauerentmutigt, fühlst dich ständig schuldig und schämst dich grundlos. Selbstkritik und Minderwertigkeitsgefühle können Menschen aber auch aggressiv, dominant und extrem bestimmend werden lassen.

DUNKLE TAGE

Basics

Auch düstere Stimmungen und Gefühle gehören zum Leben dazu. Die Gedanken kreisen, du fühlst dich mies und allein, und dein Spiegelbild willst du lieber nicht ansehen. Manchmal glaubt man, solche Tage gehen nie vorbei. Du darfst zu den schlechten Gefühlen und Gedanken in dir stehen. Es beweist Mut, wenn du sie nicht einfach ignorierst. Bleib trotzdem nicht zu lange mit diesen Gefühlen allein und teil dich jemandem mit. Oder tu dir etwas Gutes.

Halten diese Stimmungen lange an, vertrau dich jemandem an, damit du Hilfe bekommst. Deinen Eltern, Freundinnen und Freunden oder einer Vertrauensperson. Du kannst auch mit außenstehenden Fachpersonen reden, es gibt viele Sorgentelefone oder Beratungsstellen, bei denen dir (kostenlos) geholfen wird.[22]

WENN DU DICH IN DEINEM KÖRPER WOHLFÜHLST UND IHN GUT KENNST, ENTWICKELST DU EIN GUTES GESPÜR DAFÜR, WAS UND WER DIR GUTTUT.

Natürlich gibt es Dinge, die dir nicht immer gelingen. Niemand kann alles gut. Selbstvertrauen bedeutet, dass du dir selbst vertraust und dir auch Dinge zutraust. Das schließt auch ein, dass du vieles noch lernen wirst und nicht alles schon heute können musst. Und wenn dir etwas gelingt, das du erst üben musstest, ist die Freude umso größer.

Und wieder hat das Ganze auch etwas mit deinem Körper zu tun. Du kannst für dich selbst einstehen und dich abgrenzen. So bist du unabhängiger von Bestätigung von außen und kannst ganz du selbst sein.

GOTT LIEBT DICH BEDINGUNGSLOS

BASICS

Ein gesundes Selbstgefühl entsteht, wenn du erlebst, dass du für jemanden wertvoll bist und dass dieser Jemand dir etwas zutraut. Zum Beispiel durch positive Botschaften deiner Eltern und später auch von anderen wichtigen Personen wie Lehrer, Gleichaltrige, Vorbilder – und ganz speziell auch von Gott. Gott ist sozusagen der Erfinder von bedingungsloser Liebe. Er hat dich so gewollt und geschaffen, wie du bist, und findet dich ganz und gar gut. Völlig unabhängig davon, was du leistest, wie du aussiehst oder was du kannst. Wenn du das annehmen kannst, ist es ein Riesenschritt in Richtung gutes Selbstgefühl.

Ein gutes Selbstgefühl ist eine Art innerer Stützpfeiler, Zentrum oder Kern. Selbstgefühl liegt tiefer als Selbstvertrauen (»Was ich kann«). Selbstgefühl ist »Wer ich bin«. Und die Dritte im Bunde ist die Selbstwirksamkeit. Das bedeutet, du bist davon überzeugt, dass du auch schwierige Situationen und Herausforderungen erfolgreich bewältigen kannst. Je öfter du erlebt hast, dass du Probleme meistern kannst, desto mehr bist du von deiner Selbstwirksamkeit überzeugt. Deshalb sind Herausforderungen echt eine gute Sache, weil du an ihnen trainieren kannst. Und wenn du dann mal vor einer richtig großen Sache stehst, bist du fit und gerüstet, die auch zu bewältigen.

VERANTWORTUNGSBEWUSSTSEIN

BASICS

Positive Beziehungen und Botschaften stärken dein Selbstgefühl. So kannst du innere Stärke entwickeln und Verantwortung für dein eigenes Leben übernehmen. Und das ist ein wichtiger Teil des Erwachsenwerdens.

Es gibt zwei Formen von Verantwortung, die du im Leben übernehmen kannst:

- **Soziale Verantwortung**: Verantwortung gegenüber anderen
- **Persönliche Verantwortung**: Verantwortung gegenüber dir selbst

Dich selbst zu lieben, ist übrigens die beste Voraussetzung für eine gelingende Beziehung und für gelingenden Sex. Die Reihenfolge ist wichtig – erst dich selbst lieben, um fähig zu werden, jemand anderen zu lieben. Sonst stehst du nämlich in der Gefahr, die Liebe des anderen als Ego-Booster unbedingt zu brauchen. Das macht dich aber wiederum auf ungesunde Weise abhängig.

WAS BRAUCHT MAN FÜR EIN ERFÜLLTES SEXLEBEN?

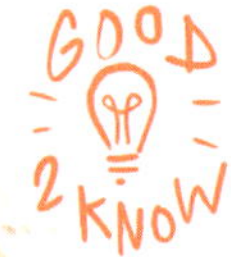

- **Das glauben viele oft**: Analverkehr, Lutschen oder Lecken, Fesselspiele, Blowjobs, Sex in der Öffentlichkeit, High Heels im Bett, Paartausch, One-Night-Stands, emotionale Vereinigung, Kamasutra, gleichzeitig kommen, Dreier

- **Das braucht man wirklich**: Selbstliebe

Gerade Männer trauen sich oft kaum zuzugeben, dass sie beim Sex mit ihrer Jugendliebe oder mit wenigen Liebespersonen und wenigen Stellungen zufrieden sind, wenn andere mit ihrem »aufregenden« Sexleben prahlen.

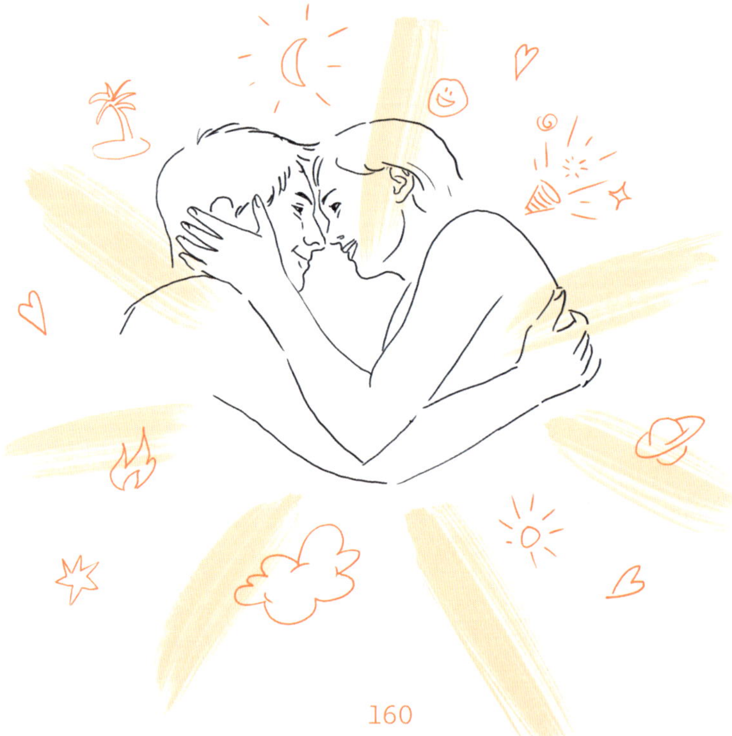

DEIN SELBSTGEFÜHL-BOOSTER – DAMIT FÜHLST DU DICH GLEICH BESSER

HÄNDE IN DIE HÜFTEN STEMMEN

Hände in die Hüften stemmen – und zwar kräftig – und mit beiden Beinen bewusst fest auf dem Boden stehen – so fühlst und zeigst du dich gleich selbstbewusst und mutig. Indem du mit den eingestützten Armen deinen Körper stabilisierst, stärkst du auch deine Psyche.

ARME WERFEN UND KREISEN UND ABWISCHEN

Beweg deine Arme kraftvoll in großem Bogen abwechselnd weit nach außen. Dadurch weitet sich dein Brustkorb und die Wirbelsäule richtet sich auf. Das gibt dir ein Gefühl von Freiheit und Großzügigkeit. Streich dir über Schultern und Arme und wisch damit alles weg, was dich belastet. Sozusagen ein emotionaler Frühjahrsputz: Wisch und weg – wisch und weg! Und wenn du schon dabei bist, wirf mit den Armen in einer großen Bewegung gleich noch den Selbstoptimierungswahn und die Zweifel und das Vergleichen und all den anderen Mist über deine Schultern weg. *Mir doch egal!*

SCHATTENBOXEN UND LAUFKICKEN

Das hilft echt gegen Frust und Traurigkeit: Lass die Gefühle raus, bring sie an die Luft. Mit Händen und Füßen. Schön locker in den Knien, tänzelnd und breitbeinig die Luft traktieren. Links-rechts-Bewegungen produzieren antidepressive Substanzen im Gehirn und helfen dabei, Stimmungstiefs zu überwinden.

TIEF DURCHATMEN

Langsames Einatmen – langsames Ausatmen. Das erhöht die Sauerstoffzufuhr für dein Gehirn. Wenn du richtig wütend bist, kannst du auch gern mal dazu stöhnen oder schreien.

Oder Sing-Schreien: Tief Luft holen und raus mit den Tönen, rhythmisch, den Oberkörper dazu bewegen, in die Luft boxen, in die Hände klatschen, auf den Boden stampfen.

Damit tankst du Kraft und Mut und vertreibst die trüben Gedanken und Stimmungen.

DAUMEN HOCH

Das Gehirn mag jede Art der Aufwärtsbewegung. Also Jubeln mit erhobenen Armen, Winken und eben Daumen hoch. Die Geste bewirkt Selbst-Anerkennung und Selbst-Ermutigung, hebt die Stimmung und gibt dir ein positives Gefühl. Du kannst den Effekt noch verstärken, indem du beide Arme nach oben streckst.

WEITE GEWINNEN, KOPF HOCH, BRUST RAUS

Mach deinen ganzen Körper, Wirbelsäule, Arme, Beine lang und breit, indem du dich so weit wie nur möglich dehnst und streckst. Streck die Brust raus und atme tief durch. Damit verschwinden Ängste, Ärger, Müdigkeit und schlechte Laune und du fühlst dich wieder kraftvoll, mutig und mit beiden Beinen im Leben.

Jungs-Identität – Vom »Frauenland« ins »Männerland«

Männliche Identität, was ist das eigentlich genau? Als Junge wirst du ins »Frauenland« hineingeboren. Ob du willst oder nicht. Du wächst in einer Frau heran und wirst von ihr geboren. Auch in der Familie und in der Schule wirst du häufig mehr von Weiblichkeit geprägt, weil dort Männer immer noch weniger präsent sind als Frauen. Das ist kein Nachteil, aber du brauchst auch hilfreiche und gute männliche Prägung. Im Laufe deiner Entwicklung solltest du das Frauenland verlassen und dich aufmachen ins Männerland. Dabei sind männliche Gefährten besonders wichtig, die dich mitnehmen auf diesen Weg.

Das Männerland ist nicht gleichzusetzen mit Imponiergehabe oder aggressivem und drohendem Verhalten. Im Gegenteil. Dieses Benehmen spricht gerade dafür, dass »Mann« das Frauenland nicht verlassen hat. Weshalb man heftig gegen alles »Frauenhafte« opponieren muss. Damit gekoppelt ist meist auch eine starke Abneigung gegen Homosexualität und betont »cooles« Verhalten gegenüber anderen Männern. Aber genau da, wo Männer zueinander nicht warm und herzlich sein können, entsteht eine ungesunde, falsch verstandene Maskulinität.

Eine liebevolle, zärtliche Vater-Sohn-Beziehung oder Männerfreundschaft begleitet dagegen Jungs auf hilfreiche Art ins gesunde Männerland. Und das ist kein bisschen »unmännlich«. Solche Beziehungen können gleichzeitig kraftvoll, ausgelassen und voller gemeinsam erlebter Abenteuer sein. Aber respektvoll und nicht hart. Freundlich und nicht kalt. Im gesunden Männerland schlagen Hände nicht zu, sondern umarmen, halten, tragen und streicheln. Da wird nicht aufgetrumpft und geprahlt, sondern es finden ehrliche und offene Gespräche statt.

Jungs, richtige Männer unterstützen sich gegenseitig, können auch verletzlich sein und Emotionen zeigen. Sie reden mit anderen darüber, wie es ihnen geht und was sie beschäftigt. Sie können Unsicherheit, Angst, Wut, Trauer, Liebe, Glück und Freude zeigen Und tiefe Freundschaften leben.

Es ist fatal für Männer, dass sie »so lange cool sein müssen, bis sie in all ihren Schulterklopfern, Bro-Umarmungen und ›No Homo!‹-Sprüchen erfrieren«, sagt Nils Pickert, Autor des Buchs »Prinzessinnenjungs«. Und das wäre so schade!

Lass dich täglich optimal frustrieren!

Wie gehst du mit Frust und Enttäuschungen um? Eins ist klar: Die Zukunft wird dir bestimmt einige davon zumuten. Und das ist etwas Gutes! Denn durch sie lernst du Selbstkontrolle. Eine entscheidende Fähigkeit, um ein zufriedenes Leben zu führen. Selbstkontrolle brauchst du in allen Lebenslagen. Denn, hey, du willst ja nicht bei jeder Enttäuschung oder Anforderung, die man an dich stellt, gleich austicken. Und auch nicht als Häufchen Elend in dich zusammenfallen.

DAS LEBEN KANN SPUREN VON »MÜSSEN« ENTHALTEN!

Ohne Frustrationstoleranz wird es dir schwerfallen, Ziele im Leben zu erreichen oder in einer Beziehung Kompromisse einzugehen. Selbstkontrolle oder Selbststeuerung – das sind Zeichen persönlicher Reife. Auch die Fähigkeit, Spannungen auszuhalten. Zum Beispiel, mit dem Sex zu warten, weil das vielleicht in deiner Situation gerade einfach vernünftig ist.

Darum ist es super, sich täglich optimal frustrieren zu lassen. Das bedeutet: Frustrierendes immer ein bisschen länger auszuhalten, als du meinst, es aushalten zu können. Das ist die beste Voraussetzung, damit du dich weiterentwickelst. Ein paar wegweisende Sätze für mehr Souveränität auf deinem Lebensweg:

»Das Leben ist ungerecht!«

Es wäre unfair, dir diese Tatsache zu verschweigen. Es geht im Leben nicht immer gerecht zu. Dir stehen nicht einfach alle Türen offen. Du kannst nicht überall dabei sein. Es gibt Menschen, die sind talentierter als du. Andere dürfen Dinge, die du nicht darfst. Geld spielt sehr wohl eine Rolle, auch im Familienbudget. In der Schule und im Leben kann es mal ungünstig laufen, ohne dass du daran etwas ändern kannst.

»Man kann nicht alles haben!«

Willst du deine Wünsche und Vorstellungen verwirklichen, gelingt das nicht ohne persönliche Einschränkungen und entsprechenden Aufwand. In etwas gut und erfolgreich zu sein, ohne zu üben und andere Dinge zurückzustellen, geht nicht. Dich für etwas zu entscheiden, bedeutet fast immer, auf etwas anderes zu verzichten. Du kannst nicht nur die Vorteile genießen, ohne die Nachteile hinnehmen zu müssen.

»Fehler machen ist gut!«

Bekommt dein Hirn keine Fehlermeldungen, kann es nicht lernen und sich nicht verbessern. Deswegen wirst du keine Fortschritte erzielen, wenn du immer alles nur richtig machen willst. Läuft etwas schief in deinem Leben, hilft es nicht weiter, auf andere wütend zu sein und sich in Zorn auf die Ungerechtigkeiten dieser Welt hineinzusteigern. Es hat nicht geklappt, wie du es dir vorgestellt hast? Na und? Neue Chance, neues Glück. Lern aus deinen Fehlern, übernimm Verantwortung, rapple dich wieder auf – und sei gnädig mit dir und den anderen.

»Guter Rat ist wertvoll!«

Gute Tipps von außen musst du nicht als Angriff werten. Wenn du es schaffst, auch kritische Inputs zu verdauen, ohne dich gleich zu verteidigen, oder eingeschnappt zu sein, kannst du extrem viel für dich mitnehmen. Selbst harte Kritik enthält oft ein Körnchen Wahrheit, vor allem, wenn sie von Menschen kommt, die dir mit ihrer Erfahrung durchaus weiterhelfen können. Noch besser: richtig zuhören, was das Gegenüber wirklich genau sagt, und nicht etwas raushören, was gar nicht drin war (zum Beispiel, dass man dich nicht mag).

»Nobody is perfect!«

Niemand ist perfekt – auch du musst es nicht sein. Manche Ziele im Leben erreicht man deshalb nicht, weil man sie erst gar nicht anpackt. »Ich kann das nicht.« – »Ich bin nicht gut genug.« – »Ich weiß zu wenig.« Diese Sätze lassen dich resignieren. Stattdessen könntest du mit der Einstellung rangehen: »Ich werde es versuchen.«

»Shit happens!«

Du wirst in deinem Leben viele unschöne Dinge erleben wie unerwiderte Liebe, Jobabsagen, Leute, die dich nicht mögen, oder Partys, zu denen du nicht eingeladen wirst. Diese Ablehnungen kratzen am Selbstwertgefühl, aber sie gehören zum Leben dazu. Sie tun weh, aber sie machen dich auch stärker, wenn du die Gelassenheit hast, sagen zu können: »Dann eben nicht« – und mutig weitergehst!

EXTRA

DEIN SELBSTFÜRSORGE-BOOSTER

DIE WELT UMARMEN – UND DAMIT DICH SELBST!

Umarme deine Brust- und Herzgegend, indem du in einem weiten Bogen ausholend die Arme um deinen Oberkörper legst. Eigentlich echt ein cooles Bild: Wenn du die Welt umarmst, umarmst du dich selbst.

Es tut dir gut, dich selbst zu umarmen – bildlich und tatsächlich. Jede Umarmung bewirkt im Gehirn und im Körper Gefühle von Geborgenheit, Sicherheit, Trost und neuer Kraft. Umfasse deinen Bauch. Setz dich hin und umfasse mit beiden Armen die angewinkelten Knie. Eine Umarmung ist ein starkes Schmerz- und Beruhigungsmittel. Wenn du eine brauchst – gib eine Umarmung, dann bekommst du eine.

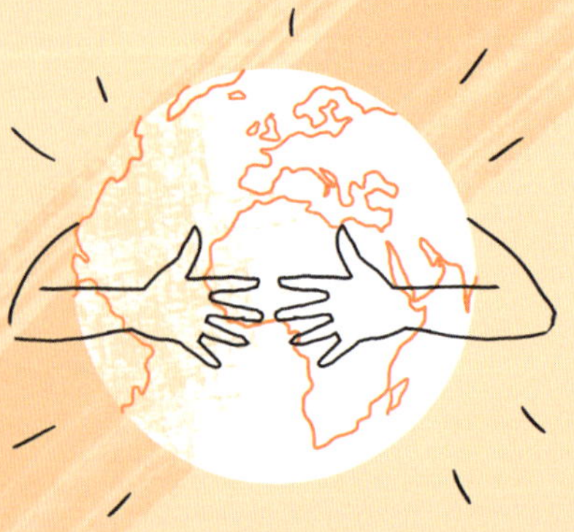

KÜSS DICH GESUND

Ein Kuss in die Luft, zu deinem Spiegelbild, auf deinen Handrücken, deinen Unterarm, ein Kuss auf die Finger und zu jemandem rüberpusten, ein Begrüßungs-Küsschen: Ganz egal wie, Küssen stärkt das Immunsystem genauso sehr wie Vitamin C.

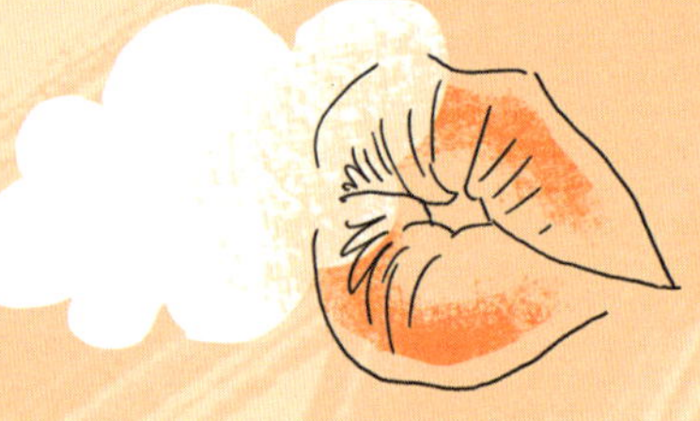

DIE KÖRPERSCHAUKEL

Sich selbst oder jemand anderen hin- und her zu wiegen, diese Bewegung ist so alt wie die Menschheit. Wiegen beruhigt. Das geht auch auf dem Stuhl sitzend oder im Stehen. Wiegebewegungen geben gute Laune und ein Gefühl sowohl von Weite wie von Gehaltensein. Die Muskeln und Gelenke lockern sich und senden entsprechende Locker-Impulse ans Gehirn. Das Leben fühlt sich leicht und unkompliziert an. Wird schon wieder alles gut!

HÄNDE AUF UND ZU

Alles im Griff? Einfach mal deine Hände öffnen und schließen. Finger auf – Finger zu. Gleichzeitig und im Wechsel. Das verbessert die Durchblutung in Händen, Armen und Gehirn und hilft gegen Niedergeschlagenheit und Mutlosigkeit.

MIT DER STIMME VIBRIEREN

Ob Summen, Pfeifen oder Schnauben wie ein Pferd und mit den Lippen Blubbern: Ein Ton, der sich vibrierend in deinem Körper ausbreitet und über den Vagus-Nerv zum Hirn weitergeleitet wird, beruhigt Blutdruck und Herzfrequenz und steigert die Endorphin-Produktion. Das wiederum löst Stress und Spannung.

STIRN AUSSTREICHEN

Wenn du dir abwechselnd mit der einen oder anderen oder mit beiden Händen gleichzeitig über die Stirn fährst, von der einen Schläfe zur anderen oder von der Mitte zu den Seiten, wird die Produktion von Oxytocin angeregt, das den Blutdruck und die Ausschüttung des Stresshormons Cortisol senkt. So werden Grübeleien, Ängste und Ärger abgemildert.

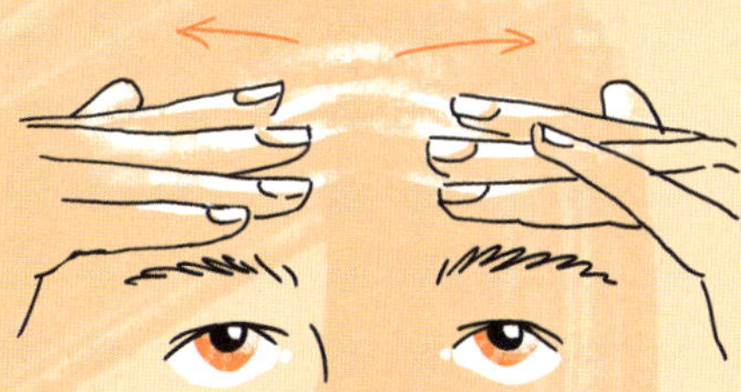

DEINE HÄNDE BERÜHREN

Reib deine Hände, fahre an den Fingern entlang, umfasse deine Handgelenke, berühre deine Hände und Finger sanft überall. Dich selbst liebevoll zu berühren sendet freundliche Botschaften an dein Gehirn, das dann Wohlfühl-Hormone produziert. Erinnerungen an frühere Zärtlichkeiten werden wach.

AKTIV LOSLASSEN

Lockere bewusst deinen Kiefer, öffne den Mund, streck die Zunge raus, und dann mach einen Ton: »Aaaaahh!« Und nochmal: »Aaaaaaaahh!« Und nochmal … bis du dich so richtig entspannt und entschämt fühlst. Damit löst du nicht nur die Muskulatur in Kiefer, Hals und Kopf und damit eventuelle Spannungsschmerzen, sondern auch den Beckenboden.

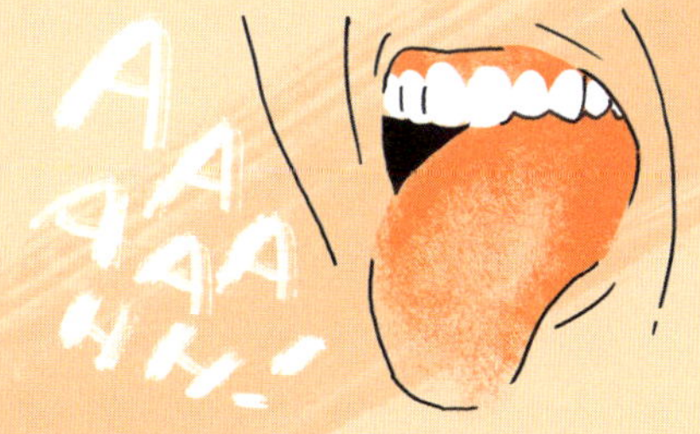

LIPPEN UND GESICHT BERÜHREN

Deine Lippen und dein Gesicht sanft mit den Fingerspitzen zu streicheln aktiviert die antidepressiven Neurotransmitter im Hirn und ist ein richtiger Booster für Körper und Psyche. Wenn dir gar nicht nach Lächeln zumute ist, mach es trotzdem: Zieh deine Mundwinkel mit den Fingern nach oben und außen zu einem Lächeln und lächle dich im Spiegel an. Du wirst sehen, das hebt die Stimmung!

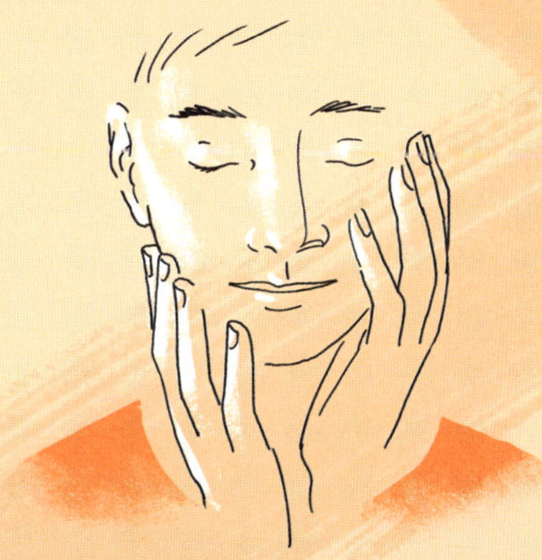

Schön genug

Niemand hasst doch seinen eigenen Körper. Vielmehr ernährt und pflegt er ihn. So sorgt auch Christus für seine Gemeinde.

Epheser 5,29; Hfa

In der Pubertät spielt das eigene Aussehen eine wichtige Rolle. Die Optik bestimmt auch leider oft, ob man irgendwo dazugehört oder nicht. Kleidung, Frisur, Schmuck, Make-up – alles, was gerade angesagt und Mode ist, kann ein Mittel sein, um deine Persönlichkeit zu unterstreichen. Aber Modetrends und Schönheitsideale verändern sich ständig. Deshalb ist es für dich vor allem wichtig herauszufinden, wie du es schaffst, dich unabhängig von Kleidertrends und Beautydruck in deinem Körper wohlzufühlen und dich schön zu finden.

HAND AUFS HERZ: HAST DU EINEN LIEBEVOLLEN UND WERTSCHÄTZENDEN BLICK AUF DICH SELBST?

Oh nein, das ist nicht nur ein Frauenproblem. Auch Jungs sind mit ihrem Äußeren manchmal unzufrieden. Schuld ist daran vor allem der gnadenlose Blick, den uns die Medien gelehrt haben. Aber wer hat eigentlich angefangen mit dem Quatsch, dass wir alle immer sexy, schlank und makellos sein müssen? Und warum? Kein Mensch ist perfekt.

Spaß haben, tolle Freundschaften führen, schöne Dinge sehen und erleben, reisen, lachen, lieben – das alles kann jeder Mensch genießen, ganz unabhängig davon, ob er oder sie nun drei Kilo mehr oder weniger wiegt, Cellulitis an den Beinen, einen kleinen oder großen Bizeps, mehr oder weniger Haare oder, oder, oder hat. Lass dich nicht durch einen nutzlosen Perfektionsanspruch daran hindern! Wenn du dich ständig mit anderen vergleichst, dich minderwertig fühlst und unzufrieden mit dir und deinem Körper bist, hält dich das nur davon ab, all das Schöne zu genießen, was um dich herum ist. Für ein zufriedenes (Sex-)Leben brauchst du einen wohlwollenden Blick auf dich selbst. Und deshalb – gib dir und anderen das Gefühl, unperfekt total okay zu sein!

SELBSTBEWUSST GEGEN KÖRPERSCHAM

PASS AUF!

- Nimm dir ein selbstbewusstes Ja zum Leben und zu dir selbst!
- Du brauchst keine straffere Haut, sondern eine dickere!
- Dich selbst zu lieben und zu akzeptieren, macht dich schön!

TIKTOK-CHALLENGE

KÖRPERKULT IST NICHT DASSELBE WIE »MEINEN KÖRPER GUT BEWOHNEN«. ES KOMMT DARAUF AN, WIE ES SICH ANFÜHLT, NICHT DARAUF, WIE ES AUSSIEHT.

Wenn du regelmäßig auf TikTok, Snapchat, Instagram und Co. Zeit verbringst, siehst du pro Woche mindestens 2000 bis 5000 digital bearbeitete Bilder von Körpern und Menschen. Längst werden Bilder und Videos sogar automatisch »zwangsverschönert«. Das geht an niemandem spurlos vorüber. Was geschönte Bilder auslösen können, ist schon Jahrzehnte bekannt: Selbsthass, ein gestörtes Körperbild, Unsicherheit, Ängste, Depressionen, Essstörungen, Fitness- und Muskelsucht (vor bei allem Jungs). Unsere Gesellschaft ist besessen davon, so als würde der Körper nicht geboren, sondern gemacht. Das Körper-Schaulaufen ersetzt oft leider die Persönlichkeit.

Du steckst mitten im Wettbewerb der Schönheits- und Diätindustrie, der Fitness-InfluencerInnen und Lifestyle-Bodybuilder, wenn sich bei dir alles um Kleidergröße, Essen und das richtige Erscheinungsbild dreht. Das tut dir nicht gut! Die obsessive Beschäftigung mit dem Körper verstört die Psyche und beeinflusst die Denkfähigkeit.

Obwohl du natürlich weißt, dass die Bilder inszeniert oder nachbearbeitet sind, schaden sie dir trotzdem, weil sie deine Wahrnehmung verzerren. Indem du ständig vermeintlich »perfekte« Körper ansiehst, wirst du mit deinem eigenen immer unzufriedener. Je mehr du (un)soziale Medien konsumierst, umso mehr steigt der psychische Druck.

DIE MEISTEN BAUCH-WEG-HOSEN WERDEN IN DER GRÖSSE 36/38 GEKAUFT. ALSO VON FRAUEN, DIE GAR KEINEN BAUCH HABEN.

Aus dieser Spirale rauszukommen (oder gar nicht erst rein), ist nicht so einfach. Ein erster Schritt kann es sein, deinen Medienkonsum selbst mal kritisch zu hinterfragen und vielleicht ein bisschen runterzuschrauben. Wenn du lernst, die körperlichen Besonderheiten bei dir und bei anderen Menschen zu akzeptieren und zu lieben, machst du dir das beste Geschenk, nämlich eine gesunde (sexuelle) Identität! Gerade wenn es um Sex geht, kommt es vor allem darauf an, wie es sich anfühlt, und nicht, wie es aussieht.

EIN GESUNDES MASS

Bewegung und gesunde Ernährung sind gut und richtig und gehören zur Selbstliebe dazu. Aber wenn es zu einer Obsession (also zum Zwang) wird, ist es nicht mehr gesund. Wenn du deinen Körper verändern willst, tu es bewusst mit Bewegung, gesunder Ernährung und vielleicht sogar unter Anleitung. Es geht nicht darum, einen perfekten Körper zu haben. Hauptsache, du fühlst dich wohl in deiner Haut.

Obwohl auch Jungs dem Druck des »Schön-und-fit-Seins« ausgesetzt sind und ihm zunehmend erliegen, führt dies weniger häufig zu der totalen Identitätskrise, die junge Frauen erleben. Meine Hypothese: Jungs kennen ihren Körper besser, haben ihren Penis ständig in der Hand. Ein vergleichbarer unverkrampfter Zugang zu ihrer eigenen Geschlechtlichkeit gibt ihnen ein größeres Selbstbewusstsein. Sie fühlen sich stolzer auf ihren Körper und damit auf sich selbst. Das bewahrt sie eher vom gnadenlosen Blick auf sich selbst. Das fehlt den meisten jungen Frauen. Und das führt zu einer unterschiedlichen Körperakzeptanz.

Seit Generationen wird Mädchen vermittelt, dass nur schlank schön ist. Also dünn. Wenn es um das Aussehen geht, haben wohl die meisten weiblichen Wesen einen Schaden. Seit der Schulzeit bekommen Frauen mit, dass »weibliches Aussehen« gar nicht easy ist. Sondern anstrengend. Man muss etwas dafür tun und man wird ständig kommentiert. Der Ausweg? Sich mit seinem Körper anfreunden, indem man ihn vor allem anfasst, überall, auch intim, und ihn fröhlich genießt. Das verändert die Perspektive weg vom Aussehen aufs Anfühlen. Ehrlich wahr!

STOPP DEM OPTIMIERUNGSWAHN!

PASS AUF!

Spritzen und OPs und Tattoos – besonders bei den dauerhaften Veränderungen würde ich dir gern ein herzhaftes »Stopp!« zurufen. Denn leider machen die dich nicht glücklich, sondern rufen nach immer neuer Umgestaltung. Auch wenn es immer mehr unzufriedene Menschen tun und viele Prominente und Stars es vormachen. Brustvergrößerung, Lidstraffung und Fettabsaugen sind die drei häufigsten ästhetischen Operationen. Die Anzahl von Operationen nimmt stetig zu, in dieser Reihenfolge: Genitalchirurgie (Labienkorrekturen) und Brustchirurgie, Lifting, Fettabsaugen.

Vor allem im Intimbereich, zu dem auch die Brüste gehören, solltest du auf keinen Fall herumschnippeln lassen. Du beeinträchtigst unter Umständen damit dein erotisches Potenzial. Denn jede Operation kann unempfindliches oder vielleicht sogar schmerzhaftes Narbengewebe zur Folge haben. Und was würde dir dann die ganze eventuell verbesserte Optik bringen?

FITNESS- UND MUSKELSUCHT

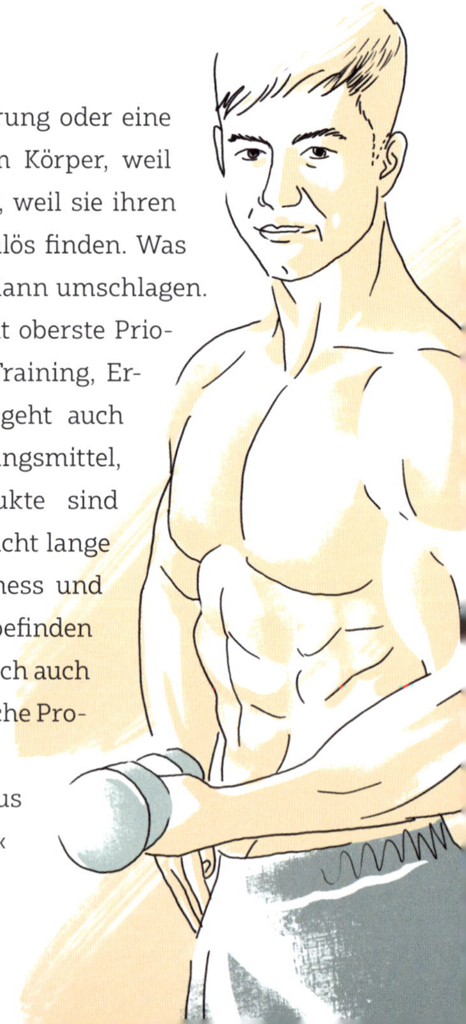

Jungs geraten seltener in eine Essstörung oder eine zwanghafte Beschäftigung mit ihrem Körper, weil sie schlank sein wollen, sondern eher, weil sie ihren Körper zu dünn und zu wenig muskulös finden. Was als gesundes Training beginnt, kann dann umschlagen. Der Besuch im Fitnessstudio bekommt oberste Priorität. Alles dreht sich nur noch um Training, Ernährungspläne und Aussehen. Das geht auch ins Geld: Studio-Abo, Fitness-Nahrungsmittel, Trainingsbooster und Lifestyleprodukte sind ein Riesengeschäft. Oft bleibt diese Sucht lange unbemerkt, weil die Gesellschaft Fitness und Sport stets mit Gesundheit und Wohlbefinden gleichsetzt. Doch unbemerkt können sich auch hier krankhafte Routinen und psychische Probleme entwickeln.

Der Schauspieler Chase Stokes aus dem Netflix-Surfer-Hit »Outer Banks«

will sich dem muskelbepackten Männer-Körperbild bewusst entgegenstellen. Für die Vorbereitung auf seine Rolle als Surfer John B. hat er zwar trainiert (er surft auch privat), aber eher Ausdauer als Muskelaufbau. »Ich wollte nicht, dass die Kids unrealistische Erwartungen bekommen«, sagt er. Er sei körperlich »einfach ein Junge«.

Eine Essstörung stiehlt dir unbeschwerte Jugendjahre. Wenn du erst mal da drinsteckst, kommst du meist so schnell nicht wieder raus. Ein zu geringer Körperfettanteil ist ungesund. Fettzellen sind hormonell aktiv und produzieren Leptin. Das Hormon ist an der Regulierung des Energiehaushalts beteiligt und normalisiert die Hormonausschüttung im Körper. Ist diese gestört, bleibt unter anderem bei Frauen die Periode aus. Der Hormonhaushalt von Frauen ist viel komplexer als bei Männern. Er ist störungsanfälliger und leichter aus der Bahn zu werfen. Wie bei anderen Vorgängen im Frauenkörper, müsste noch viel mehr dazu geforscht werden.

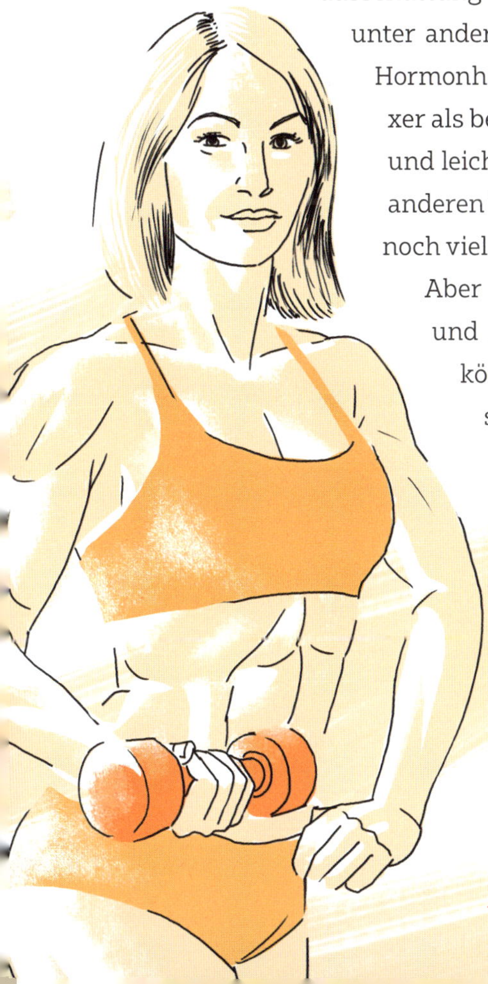

Aber auch Jungs brauchen gefüllte Fett- und Energiedepots. Vorpubertäre Jungs können sogar ruhig etwas pummelig sein, dann haben sie Reserven für den nächsten Wachstumsschub. Jungs-Eltern können ein Lied davon singen, dass diese ihnen »eine Schneise durch die Küche fressen«. Richtig sol

ESSSTÖRUNG – HOL DIR HILFE!

PASS AUF!

Wenn du dein Essverhalten ständig kontrollierst und dich gut dabei fühlst, auf Essen zu verzichten, dann ist das ein Alarmzeichen. Dein Belohnungssystem im Hirn hat sich umprogrammiert. Bitte hol dir Hilfe. Je früher, desto besser! Kontaktiere eine Fachperson, einen Arzt oder eine Ärztin oder eine Anlaufstelle für Essstörungen. Je früher die Krankheit behandelt wird, desto besser stehen die Chancen auf Genesung. Je länger es geht, desto schwieriger wird es, weil sich die Verhaltensmuster verfestigen.

Hier findest du diverse Anlaufstellen, die dir bei Fragen weiterhelfen können:

- Therapienetz Essstörungen: **www.tness.de**
- Schritt für Schritt gemeinsam aus der Essstörung: **www.anad.de**
- **www.hilfebeiessstoerungen.de**
- Arbeitsgemeinschaft-Essstörungen (AES): **www.aes.ch**
- Schweizerische Gesellschaft für Essstörungen: **www.sges-ssta-ssda.ch**

DEIN GLÜCKSBOOSTER

EXTRA

HÜPFEN – MIT UND OHNE SEIL

Hüpfen produziert Serotonin im Hirn – es liebt diese kräftige Bewegung. Ob auf zwei Beinen, einem Bein, abwechselnd, ob kleine oder große Hüpfer – sie bringen Leichtigkeit und Lebensfreude.

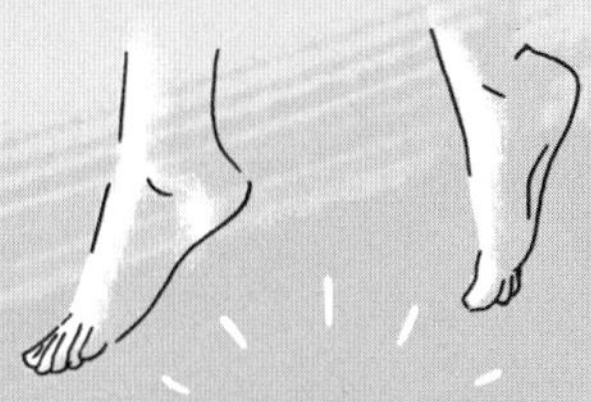

HAUPTSACHE BEWEGUNG MIT FRISCHER LUFT

Bewegung, besonders an der frischen Luft, produziert im Belohnungssystem des Hirns Endorphine, Dopamin und Serotonin. Die Konzentration der Koordination deines Körpers lenkt dich von Sorgen und Grübeln ab. Was immer dich beschäftigt, du lässt es eine Weile hinter dir und wirst wieder zuversichtlich.

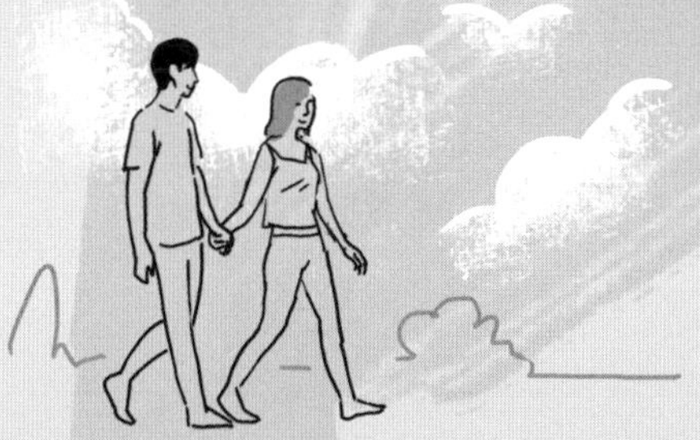

RÜCKWÄRTS- UND SEITWÄRTSGANG

Diese Bewegungsabläufe sind ein gutes Training für die motorischen Areale des Großhirns und bringen außerdem Spaß. Sie hellen die Stimmung auf und katapultieren dich aus dem Alltagstrott. Es gibt sogar Weltrekorde im Rückwärtsgehen über verschiedene Distanzen. Rückwärtsgehen verbessert in kurzer Zeit die Koordination, das Gleichgewichtsgefühl und die Körperhaltung und kann somit auch zu mehr Selbstbewusstsein beitragen.

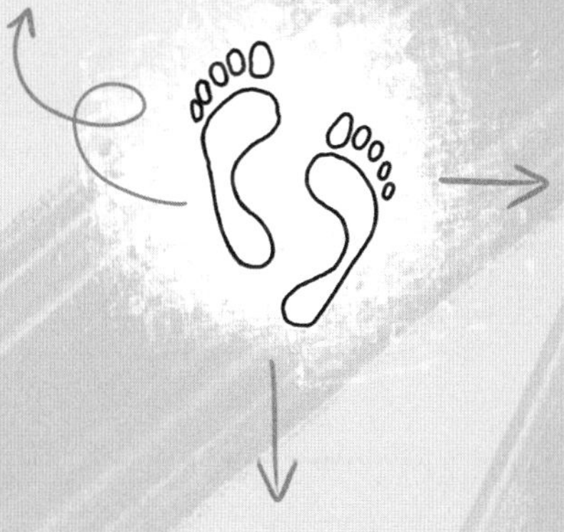

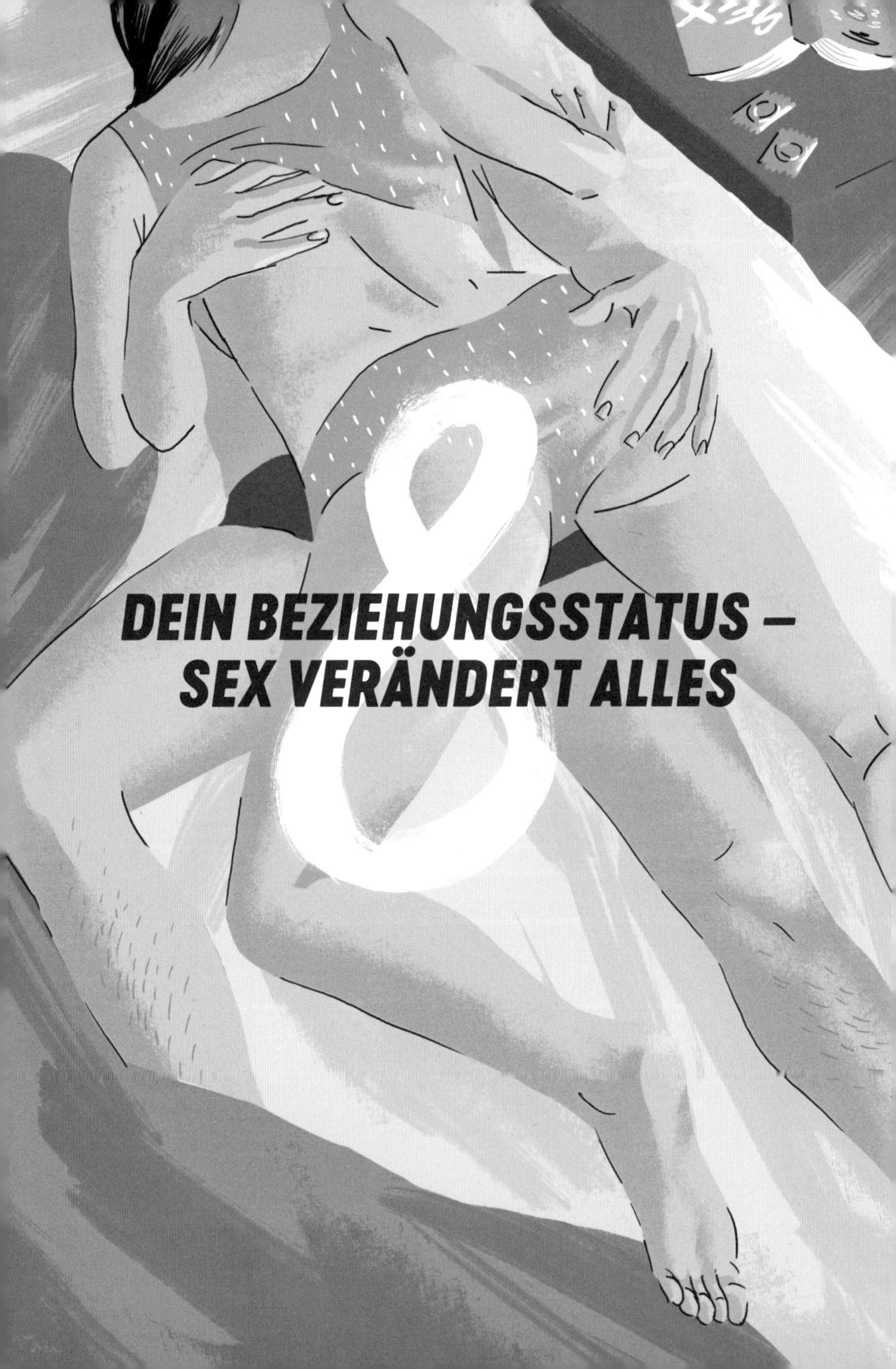

8

DEIN BEZIEHUNGSSTATUS – SEX VERÄNDERT ALLES

Ist dir das schon aufgefallen, wenn du dich einmal umschaust? Beziehungen beginnen oft direkt mit Sex. Zumindest in Filmen. Erst geht man zusammen ins Bett, dann wird entschieden, ob mehr daraus wird. Doch das ist, wie mit der Tür ins Haus zu fallen. Sex ist die innerste Tür vom Beziehungshaus, nicht die Eingangstür. Vorher geht es besser erst mal noch durch ein paar »Kennenlern-Türen«. Dein Vertrauen sollte sich eine Person erst verdienen, bevor sie den innersten Raum deiner Sexualität betreten darf.

DU BIST NIEMANDEM ETWAS SCHULDIG. NICHT DEINEN KÖRPER, NICHT SEX. DU VERDIENST LIEBE, DIE NICHTS FORDERT.

Die Metapher von Türen, durch die wir in das Haus unserer Seele eintreten können, erinnert ein bisschen an den Tempel in der Bibel. Auch da gibt es drei Räume: den Vorhof, das Heiligtum und das Allerheiligste. Übertragen wir das auf Beziehungen, kann man sagen:

- Im **Vorhof** lernst du jemanden kennen, flirtest und verliebst dich. Ihr kommt zusammen und lernt euch immer besser kennen.

- So beschließt ihr, gemeinsam ins **Heiligtum** zu gehen: Ihr seid vertraut und zärtlich miteinander. Vielleicht bleibt es dabei und ihr verlasst irgendwann diesen Raum wieder, weil ihr euch »entliebt« habt, weil es nun doch nicht passt.

- Vermutlich wirst du dich in deiner Jugendzeit mehrmals verlieben und mit mehreren Personen zusammen sein. Und deshalb bestimmst ganz allein du, wann und mit wem du Sex haben willst. Du allein entscheidest, wann du dazu bereit bist, die innerste Türe ins **Allerheiligste** deiner Sexualität zu öffnen.

Sex verändert alles. Mit ihm überschreitest du die Schwelle der Kindheit und gehst hinein ins Erwachsenenleben. Das ist ein ziemlich großer Schritt! Lass dich von niemandem zum Sex drängen, wenn du dich nicht bereit dazu fühlst. Sex macht verletzbar, weil du jemanden ganz nah an dich heranlässt. Nun geht es plötzlich nicht mehr um dich allein, sondern um eine andere Person und vielleicht sogar um ein weiteres Leben, das daraus entstehen kann. Deshalb geht es ab sofort um Reife und Verantwortung. »Verantwortung« ist der Unterschied zwischen Kindsein und Erwachsensein.

Entscheide selbstbewusst

Du bist weder prüde noch unnormal, wenn du mit dem Sex wartest, bis du in einer festen Beziehung bist oder bis zur Ehe. Lass dich weder drängen noch überreden, davon abzuweichen. Es ist schließlich dein Leben! Dein Körper! Du entscheidest, welche Erlebnisse in deine Erfahrungsschatzkammer gehören sollen. Ich möchte dich ermutigen – es macht ganz viel Sinn, erst Paarsex zu haben, wenn du volljährig bist und in einer vertrauensvollen, verbindlichen Beziehung lebst. Du bist dann auch viel besser in der Lage, verantwortungsvoll damit umzugehen.

Sex zieht eine Reihe von Konsequenzen mit sich. Eine sexuelle Beziehung in sehr jungem Alter ist eine große psychische Herausforderung. Denn plötzlich musst du nicht mehr nur mit dir selbst klarkommen, sondern auch mit den Wünschen, Bedürfnissen, Vorstellungen, Ansprüchen und Emotionen einer anderen Person. Das kann ganz schön anstrengend sein und dich gedanklich »besetzen«. Außerdem kannst du dir Geschlechtskrankheiten einfangen, du kannst schwanger werden beziehungsweise ein Mädchen schwängern, während ihr noch in Schule oder Ausbildung steckt.

Um dich zu schützen, musst du in der Lage sein, für dich selbst einzustehen und auch für eine sichere und effektive Verhütung zu sorgen. Dafür brauchst du eine gewisse innere Reife. Wenn du dich allein von Gefühlen zum Sex hinreißen lässt, könntest du unüberlegte Sachen tun, deren Folgen du nicht allein bewältigen kannst. Oft müssen dann die Eltern die Konsequenzen über Jahre »mit ausbaden«. Bist du für diese große Verantwortung nicht bereit, bist du noch nicht reif für Sex.

Vor allem Mädchen lassen sich leider häufig zu Sex überreden, aus lauter Angst, die Beziehung zu dem Jungen zu gefährden, wenn sie Nein sagen. Aber wer dich zum Sex drängt, zeigt kein verantwortliches Handeln. Wenn jemand von euch zweien nicht will, ist es kein Sex, sondern ein Übergriff!

SEX – ERLAUBT ODER VERBOTEN?

BASICS

Kinder und Jugendliche sollen davor geschützt werden, dass Erwachsene sie ausnutzen oder zu sexuellen Handlungen verleiten. Kinder unter 14 Jahren dürfen rechtlich betrachtet keinen Sex haben, Jugendliche ab 14 Jahren schon, aber nur, wenn der andere Partner nicht mehr als drei Jahre älter ist. Sexuelle Handlungen sind also verboten, wenn jemand unter 16 ist und der Altersunterschied mehr als drei Jahre beträgt.

Die ältere der beiden Personen ist dafür verantwortlich, dass das Gesetz eingehalten wird, ansonsten macht sie sich strafbar. Jugendliche zwischen 16 und 17 Jahren dürfen grundsätzlich auch mit Erwachsenen Sex haben. Strafbar ist, wenn der ältere Sexualpartner dafür Geld bezahlt oder eine Zwangslage der/des Jugendlichen ausnutzt.

Verboten ist immer: Sex unter Geschwistern, mit Eltern oder Großeltern, Sex mit Schutzbefohlenen, also jemandem, der zur Erziehung, Ausbildung oder Betreuung anvertraut ist. Dazu zählen zum Beispiel Lehrpersonen, Ausbildungsverantwortliche, Stiefelternteile, Beratungspersonen, Ärztinnen und Ärzte.

Zärtlichkeit, Erotik und Sexualität sind nur dann okay, wenn die Beteiligten einschätzen können, wozu sie Ja sagen, und wenn alle ohne Angst und jederzeit Nein oder Stopp sagen können. Laut Gesetz sind sexuelle Handlungen: Küssen, sich voreinander nackt ausziehen, Petting, Geschlechtsverkehr, mit oder vor dem andern Masturbieren, beim Sex zuschauen, sexuelle Bilder oder Filme anschauen oder sich gegenseitig schicken.

Wenn dich jemand gegen deinen Willen anfasst oder dich zu sexuellen Handlungen drängt oder zwingt, ist das ein sexueller Übergriff. Sag deutlich Nein, geh weg und sprich sofort mit jemandem darüber, der dir glaubt und dir hilft, dich zu wehren. Diese Person kann dir helfen, eine Fachstelle zu finden, bei der du Unterstützung bekommst. Auch wenn du etwas Grenzverletzendes erlebst wie Blicke, Worte und Belästigungen.

Kein Sex vor der Ehe

Das christliche Ideal ist klar: kein Sex vor der Ehe. Trotzdem haben laut Umfragen zwei Drittel der jungen Christen vorher Sex. Das Gebot hält sie offensichtlich nicht davon ab, Sex vor der Ehe zu haben. Vielleicht, weil sie einfach ihre sexuelle Neugier stillen wollen? Untersuchungen zeigen: Je mehr junge Menschen über Sex wissen, desto später haben sie ihr erstes Mal.

Paare, die mit dem Sex warten, auch bis zur Ehe, empfinden oft ihre Beziehung als stabiler, sind damit zufriedener und finden den Sex besser als die, die schon früh in der Beziehung Sex hatten. Die Erklärung dafür: Paare, die schon bald Sex haben, übersehen womöglich bedeutende Persönlichkeitsunterschiede, weil sie sich eher auf den Sex konzentrieren als auf das sonstige Kennenlernen – was sich später als nicht so hilfreich herausstellt. Die enthaltsamen Paare investieren mehr Zeit in gemeinsame Erlebnisse und lernen sich so tiefer kennen. Wichtige Faktoren für eine stabile Beziehung.

ERKANNT WERDEN – INTIMITÄT IST NICHT NUR KÖRPERLICH

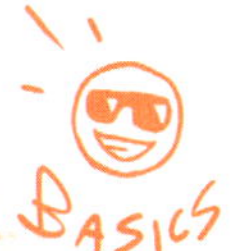

Es ist nicht unbedingt die körperliche Nacktheit, die zwei Menschen einander näherbringt. Es ist die »seelische Nacktheit«, bei der man sich vertraut und intim miteinander ist. So bekommt Sexualität eine spirituelle (geistig-geistliche) Bedeutung. Die Bibel nennt das, sich gegenseitig zu erkennen. Erkennen geht in Schritten:

- Einander begegnen
- Einander wertschätzen
- Einander begehren
- Einander fühlen und nah sein wollen
- Nie mehr getrennt sein wollen

ONE-NIGHT-STANDS KÖNNEN DEPRESSIONEN AUSLÖSEN

Junge Menschen, die oft Gelegenheitssex haben, sind häufiger depressiv, belegt eine Studie aus den USA. Vor allem bei denen, die bereits eine angeknackste Psyche haben, birgt jede unverbindliche Sex-Begegnung die Gefahr einer weiteren Verschlechterung des Gemütszustandes. Mögliche Gründe dafür? Bei One-Night-Stands wirst du als Person nicht gesehen. Du kannst dich nicht zeigen. Du wirst nicht »erkannt«.

Verliebt

Verliebtsein ist entweder das Megaglück – oder der Superkummer, je nachdem, ob der oder die andere die Liebe erwidert. Eine Achterbahn der Gefühle! Denn selbst wenn du glücklich verliebt bist, ist die Aufregung darüber manchmal so groß, dass du nicht mehr essen, nicht mehr schlafen und dich nicht mehr konzentrieren kannst. Deine Gedanken schwirren ständig um den Lieblingsmenschen. Es herrscht Ausnahmezustand.

Gar nicht so einfach. Denn du gibst dann ja deine Gefühle preis, ohne zu wissen, ob dich die andere Person auch toll findet. Wer macht den ersten Schritt? Müssen Mädchen warten, bis der Junge die Initiative ergreift? Quatsch! Alles Klischees von gestern! Egal, ob Mädchen oder Junge, jede/r kann den ersten Schritt machen, wenn man den anderen dabei respektiert, nicht überrumpelt und nicht bloßstellt. Wie das aussehen kann?

Erst mal Blickkontakt aufnehmen und gucken, wie der/die andere reagiert. Ansprechen, Fragen stellen, interessiert zuhören … flirten, ihn/sie zum Lachen bringen, Komplimente machen … und wieder auf die Reaktion achten. Wird der Flirt nicht erwidert, musst du das akzeptieren. Auch wenn zuerst zurückgeflirtet wurde und dann doch nicht mehr. Es soll ja keine plumpe Anmache sein. Wenn der/die andere aber darauf eingeht, kann es weitergehen: sich Nachrichten schreiben … sich gegenseitig nach Hause begleiten … stundenlang an der Weggabelung quatschen … kleine Geschenke machen … ins Kino oder zu einer Party oder zum Eisessen einladen … sich im Schwimmbad treffen.

WIE SAGST DU JEMANDEM, DASS DU IN SIE ODER IN IHN VERLIEBT BIST?

Man kann sich in viele und sehr unterschiedliche Menschen verlieben. Nacheinander oder sogar gleichzeitig. Nur weil die Gefühle verrücktspielen, ist der oder die Eine nicht zwingend gleich »Mr oder Mrs Right«. Weshalb löst genau dieser eine Mensch in diesem einen Moment so starke Gefühle in dir aus? Was ist überhaupt Verliebtsein? Auf jeden Fall ein großes Rätsel. Für die berühmten »Schmetterlinge im Bauch« sorgen – wie sollte es anders sein – die Hormone. Deshalb sagen manche, es sei ein chemischer Vorgang. Von daher kommt wohl auch der Ausdruck »die Chemie muss stimmen«, damit es langfristig in einer Beziehung klappt.

Wenn ihr frisch verliebt seid und euch gefunden habt, ist das ein Gefühl wie im siebten Himmel. Dieser Glückszustand kann einige Wochen, Monate oder auch länger andauern. Aber irgendwann beruhigen sich die Hormone wieder. Nun sagen Hirn und Körper: »Okay, du hast jetzt jemanden ausgesucht, dieser Ausnahmezustand ist anstrengend. Bitte wieder runterfahren, zu viel Adrenalin!« Also macht die Verliebtheit entweder einem dauerhafteren Gefühl der Liebe Platz, oder die ganze Aufregung entpuppt sich möglicherweise als Strohfeuer.

Getrennt

Verlassen werden oder jemanden verlassen – eine Trennung tut weh. Macht aber auch stärker! Ja, ich weiß, das hilft dir jetzt gerade nicht wirklich weiter. Mitten im Trennungsschmerz glaubst du, er wird nie vergehen. Es ist total okay, traurig zu sein. Vielleicht wechselst du zwischen Heulen, Essattacken, Appetitlosigkeit, Niedergeschlagenheit und Wutanfällen. Tu dir etwas Gutes, um den Schmerz zu verarbeiten. Vielleicht hilft dir Lieblingsmusik oder Sport oder Tagebuchschreiben, oder du triffst dich mit Freunden oder Freundinnen zum Reden oder zur Ablenkung.

DIE RICHTIGE PERSON TUT DIR GUT! WENN ES WEHTUT, IST ES KEINE LIEBE!

Doch die Zeit heilt wirklich Wunden, und eines Tages hebt sich der Kummer. Irgendwann kommt die Einsicht, dass man vermutlich nicht füreinander geschaffen war, denn Liebe ist nur schön, wenn sie auf Gegenseitigkeit beruht. Man kann niemanden zwingen, einen zu lieben.

Nun bist du um eine Erfahrung reicher. Irgendwann willst du dich trotzdem wieder neu verlieben und geliebt werden.

Zusammen

Du bist verliebt, und dein Lieblingsmensch ist in dich verliebt: Der Himmel auf Erden. Ihr seid »zusammen«. Und das zeigt ihr auch nach außen: Händchen halten, endlos reden, küssen, knutschen, schmusen, nie mehr loslassen.

Am Anfang einer Beziehung ist normalerweise alles wunderbar. Selbst wenn der Rauschzustand sich legt und es auch wieder Platz für andere Themen und Menschen in eurem Leben gibt – am liebsten willst du, dass es immer so weitergeht. Doch so einfach ist es dann doch nicht. Fliegen die Schmetterlinge weniger stark, läuft nicht mehr alles ganz von allein super. Dann müssen beide Zeit, Geduld, Energie und Herzblut investieren.

Im Kino und auf Netflix sieht man meist nur das »Happy Couple«, wenn sie frisch verliebt sind. Aber eigentlich fängt es danach erst wirklich an mit der Liebe. Und: Es gibt weder »die eine richtige Person« noch den zu 100 Prozent perfekt passenden Traumpartner. Traumvorstellungen haben mit überzogenen Erwartungen und eigenen Schwächen zu tun. Der andere muss dich nicht bedingungslos glücklich machen. Liebe dich selbst, dann hat deine Lieblingsperson tatsächlich eine Chance, für dich die eine wahre Liebe zu werden.

Die Theoretikerin Bell Hooks schlägt vor, statt »Ich liebe dich« könnten wir sagen: »Ich fühle mich mit dir derart verbunden, dass ich glaube zu lernen, was Liebe bedeutet.«

Dieser Satz gefällt mir, man muss ihn etwas »kauen« und »verdauen«. Aber ist doch besser als ein inflationäres, leicht hingesagtes oder eingefordertes »Ich liebe dich«, das gar nichts bedeutet oder nicht freiwillig ist. Liebe ist viel mehr als ein warmes Gefühl. Liebe ist eine Entscheidung, ein bewusstes Verhalten.

BEZIEHUNG IST MEHR ALS SEX

BASICS

Der beste Weg, um dich selbst glücklich zu machen, ist, jemand anderen glücklich zu machen. Und wie gelingt das am besten? Indem du überhaupt glücklich mit dir selbst bist.

Triffst du deinen Lieblingsmenschen, begegnet ihr euch immer als zwei Individuen. Zwei Persönlichkeiten, jede mit ihrer ganz eigenen Prägung, der eigenen Geschichte und den eigenen Erfahrungen im Gepäck. Vielleicht sind da auch schon sexuelle Erfahrungen mit drin. Echte Liebe respektiert das Gegenüber und liebt seine Erfahrungen und Eigenheiten. Inklusive allem, wie es geworden ist. Bedingungslos, wie Jesus es mit Menschen tut.

Frag dich mal: Was bedeutet mir dieser Mensch? Wie wollen wir unsere Beziehung gestalten? Wie kann ich das in Worte fassen? Du musst dich an kein romantisches Drehbuch halten, sondern kannst dich mit deinem realen Lieblingsmenschen auseinandersetzen und ihn/sie wirklich kennenlernen.

Küssen

Küssen ist die wohl sinnlichste Berührung, die es gibt. Damit drückst du deine Empfindungen geradewegs und ohne Worte aus, sanft oder heftig, fordernd oder hingebungsvoll. Obwohl wir aufs ganze Leben gesehen gar nicht mal so oft küssen. Genau genommen sind es insgesamt nur etwa 76 Tage. Das sind nicht mal elf Wochen. Aber Qualität ist beim Küssen eben wichtiger als Quantität!

Viele finden einen guten Kuss intimer als Sex und erleben dabei viel intensivere Gefühle. Rund zwei Drittel aller Menschen haben aber auch schon einmal eine Beziehung beendet, weil der Partner oder die Partnerin schlecht küsste. Aber was heißt das eigentlich, gut oder schlecht küssen?

Küssen ist eine erotische Fähigkeit, du kannst es üben – zum Beispiel an deinem Handrücken. Oder mit einem Orangenschnitz: Stell dir vor, der Orangenschnitz ist die Zunge der anderen Person.

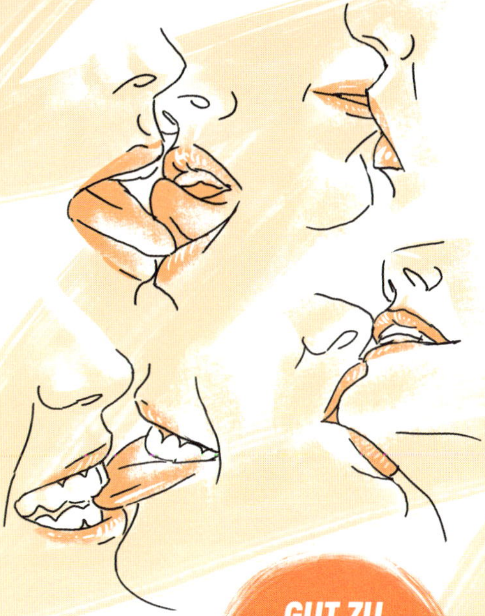

Der beste Trick für gutes Küssen ist, Lust darauf zu haben. Je mehr Spaß es dir macht, umso besser wird es. Aber wie geht das ganz praktisch, wenn es ernst wird? Du spürst es schon, wenn der Moment gekommen ist. Vielleicht seid ihr gerade ganz romantisch aneinandergekuschelt, oder ihr steht euch gegenüber und kommt euch jetzt näher. Neigt eure Köpfe leicht zur Seite, damit eure Nasen sich nicht ins Gehege kommen – nur nicht beide in die gleiche Richtung! Wenn ihr Brillen tragt, würde ich die jetzt abnehmen. Zahnspangen sind kein Problem.

GUT ZU KÜSSEN, KANNST DU ÜBEN.

Jetzt ist der große Moment gekommen und eure Lippen berühren sich. Genießt die Empfindungen und erkundet euch sanft und zärtlich. Öffne leicht deinen Mund und warte, ob dein Lieblingsmensch das ebenfalls tut. Bewegt eure Zungen sachte aufeinander zu, berührt sie leicht, dann umkreisen und necken sie sich. Sanft und spielerisch. Leichtes Knabbern finden viele ebenfalls angenehm – auch an den Lippen. Oder die Lippen leicht mit den Fingern streicheln. Küssen kann man natürlich nicht nur den Mund, sondern auch Ohrläppchen, Augen, Hals oder sämtliche anderen Körperteile 😊.

Wie bei allem anderen auch sind auch beim Küssen die Geschmäcker unterschiedlich. Die eine mag es mit »viel Zunge«, der andere eher nicht. Sanft, leidenschaftlich – wichtig ist, dass ihr darüber redet, wer was mag und was nicht so sehr. Niemand muss etwas tun oder ertragen, was er/sie nicht wirklich gut findet.

WAS DIE MEISTEN LEUTE ALS »KEINEN GUTEN KUSS« BETRACHTEN

- Die Zunge wie ein Lappen schlaff in den anderen Mund hängen
- Die Zunge komplett bis zum Anschlag in den anderen Mund stopfen
- Propellerkuss: mit der Zunge im Mund des Partners herumwirbeln
- Die Zähne des anderen ablecken oder mit den Zähnen des anderen auf Kollisionskurs kommen
- In den anderen Mund atmen – geht gar nicht! Küssen ist keine Mund-zu-Mund-Beatmung.
- Schmatzende und summende Geräusche törnen viele eher ab.
- Gesicht ablecken, steht auf den meisten No-go-Listen.
- Mit spitzem Mund küssen – nicht sehr erotisch
- Kusskiller: spröde ungepflegte Lippen, Mundgeruch

Daran, ob du eine Person gern küsst oder nicht, kannst du ablesen, ob er oder sie dich überhaupt sexuell anzieht. Wenn du zögerlich bist, wenn dein Körper und deine Genitalien nicht reagieren, solltest du das Ganze überdenken. Man kann nicht davon ausgehen: »Ach, das kommt dann schon noch.« Ob man sich sexuell von jemandem angezogen fühlt und ihn/sie »riechen« kann oder nicht, ist Chemie – und die muss stimmen. Auch die Art zu küssen, verrät viel darüber, ob ihr im Bett zusammenpasst.

Deshalb ist es eine ganz schlechte Idee, aus religiösen Gründen auf Küsse und Zärtlichkeiten vor der Hochzeit zu verzichten. Im Gegenteil, es sollte dir ernsthaft Sorge bereiten, wenn es dir nicht schwerfällt, damit zu warten. Das könnte nämlich bedeuten, dass dich die andere Person sexuell überhaupt nicht interessiert. Vielleicht ist es dann nämlich nicht mehr als eine gute Freundschaft. Menschen, die sich sexuell voneinander angezogen fühlen, fällt es schwer, auf Sex zu verzichten.

Küssen verbindet deine Gefühle mit den Empfindungen in den Genitalien. Also wird beim Küssen untenrum hoffentlich ganz viel los sein. Schmusen und zärtliche Berührungen sind nicht nur der Auftakt zum Sex, sondern eine eigene Erlebniswelt für sich. Eure Gefühle füreinander werden damit zu einem intensiven sinnlichen Erlebnis. Oder umgekehrt – sich gegenseitig zu berühren und zu küssen, weckt tiefe Gefühle füreinander. Trotzdem ist Küssen noch kein Sex. Je nachdem, wie und wo man sich streichelt und stimuliert – vielleicht auch bis zum Orgasmus –, wird es sexuell. Das nennt man dann Petting.

Nackte Haut

Ein erstes Mal die sonst unter den Kleidern versteckte nackte Haut des oder der anderen zu berühren, ist aufregend. Und die oder den anderen nackt zu sehen, sowieso. Sämtliche Sinne sind geweckt. Alles ist neu und du weißt noch gar nicht, wie du das einordnen sollst. Auf jeden Fall geh nur so weit, wenn du es auch wirklich willst. Du entscheidest, welche Berührungen du zulässt und welche nicht. Wo und wo nicht.

Ob man lieber zart oder fest berührt wird oder beides, das ist ganz unterschiedlich. Und niemand kann hellsehen, was der oder die andere will. Deshalb ist es immer schlau, über Vorstellungen und Wünsche zu reden. Das schafft Vertrauen, bringt euch einander näher und beugt Missverständnissen vor. Wenn du dich aus irgendeinem Grund unwohl fühlst, denk daran: Du kannst immer und jederzeit Stopp und Nein sagen. Hör auf deine Gefühle und deinen Körper.

Petting

Petting heißt auf Englisch »liebkosen, streicheln«. Die trockene Definition davon lautet: jede Art von sexueller Betätigung ohne Vaginalverkehr. Uuh, wieder ein heißes Thema! Ist Petting jetzt Sex oder nicht? Manche Jugendliche, die an Gott glauben, finden, es ist kein »echter« Sex, weil der Penis nicht in der Vagina ist. Deshalb praktizieren sie Petting und Oralverkehr (Penis oder Vulva mit dem Mund verwöhnen) und Analverkehr (Penis in Anus, Anus verwöhnen).

DEN PENIS MIT DEM MUND ZU LIEBKOSEN, NENNT MAN FELLATIO, DIE VULVA MIT DEM MUND ZU LIEBKOSEN, CUNNILINGUS.

Den Penis mit dem Mund zu liebkosen, nennt man Fellatio, die Vulva mit dem Mund zu liebkosen, Cunnilingus. Nicht alle mögen Oralsex und nicht alle mögen Analsex. Es gilt, was generell gilt bei Sex: Man muss nichts machen, was man nicht will. Schwanger werden kann man durch Oralsex nicht. Doch vor sexuell übertragbaren Krankheiten ist man nicht geschützt.

Ob man es nun als Sex betrachtet oder nicht: Petting ist eine Möglichkeit, sich miteinander und gegenseitig sexuell zu erregen, ohne direkten Geschlechtsverkehr zu haben. Petting ist eine Form, wie man Sex entdecken, einander körperlich kennenlernen und spüren kann, was man mag und was nicht. Und es kann wunderschön, innig, intensiv und genüsslich sein! Und nebenbei bemerkt … leider vergessen manchmal verheiratete Paare, wie viel Spaß Petting macht.

Das erste Mal

Wann hast du zum letzten Mal etwas zum ersten Mal gemacht? Erste Male sind was Tolles! Sie bescheren einem Kribbeln, Vorfreude, Aufregung, manchmal auch Ängste. Das Leben bringt dir immer wieder erste Male: der erste Zahn, erstes Mal ohne Hilfe Fahrrad fahren, der erste Schultag, allein ins erste Ferienlager, der erste Freund/die erste Freundin, die erste Mutprobe, das erste Mal Auto fahren …

Wenn Streicheln und Küssen nicht mehr ausreichen, um einander zu zeigen, dass man sich begehrt und liebt, möchte man Sex haben. Man möchte jetzt endlich sexuell erwachsen sein! Oder vielleicht doch nicht? Sexuelles Verlangen zu spüren, ist schön. Du kannst es auch in deinem Körper fühlen, ohne dass du es ausleben musst. Müssen tust du nämlich gar nichts!

»

Es gibt viele erste Male in einer Beziehung: erstes Mal Händchen halten, der erste Kuss, der erste Kosename, erstes Mal voreinander heulen, das erste Mal streiten, das erste Mal die Eltern des Freundes/der Freundin kennenlernen, der erste gemeinsame Urlaub …

Auch wenn man es vorerst lieber beim Wunsch und der Fantasie belässt, man will doch trotzdem wenigstens darüber informiert sein, wie Sex überhaupt geht und was einen erwartet. Oder?

SEXGEDANKEN

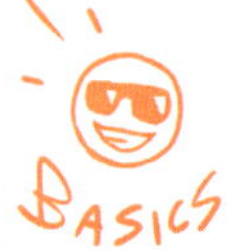

An Sex denkt man schon viel früher, als man zum tatsächlichen Sex bereit ist. Wann haben Menschen zum ersten Mal Sex? Zwischen 16 und 55 Jahren. Und wann das letzte Mal? Wenn der Körper nicht mehr mag. Manche haben Sex bis ins hohe Alter, andere nicht. Sex ist nicht nur »mit dem Penis eindringen/den Penis umschließen«. Das geht vielleicht irgendwann nicht mehr. Intimität und Zärtlichkeit gehen immer.

Wenn es bei dir dann so weit sein soll, ist es wichtig, sich langsam und behutsam heranzutasten. Vertrauen ist wichtig. Darüber zu sprechen, was sich gut und sicher anfühlt, ebenfalls. Der erste Geschlechtsverkehr wirft Fragen auf, macht unsicher, bringt Herzklopfen, aber auch Vorfreude.

Spätestens jetzt solltest du beziehungsweise ihr gemeinsam euch Gedanken über Verhütung und Schutz vor übertragbaren Krankheiten gemacht haben. Alle Infos dazu findest du in Kapitel 10. Wer plant, Sex zu haben, sollte sich im Voraus für eine der vielen Möglichkeiten entscheiden und mit dem Lieblingsmenschen gemeinsame Abmachungen treffen.

HPV-IMPFUNG VOR DEM ERSTEN MAL

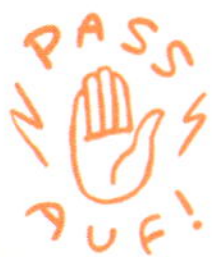

Fast jeder Mensch infiziert sich im Laufe seines Lebens mit humanen Papillomviren (HPV). Es sind mehr als 120 HPV-Typen bekannt, davon können etwa 14 krebsverursachend sein. Viele HPV-Typen werden bei ganz normalem Hautkontakt übertragen, zum Beispiel die weitverbreiteten Erreger von harmlosen Hautwarzen. Die meisten Infektionen heilen ohne Folgen aus. Eine Infektion kann jedoch auch chronisch werden und zu einem erhöhten Risiko für Gebärmutterhals-, Anal-, Mund-/Rachen- und Peniskrebs führen. Die Ansteckung erfolgt über Haut- und Schleimhautkontakt, beispielsweise Oralsex, aber meist über Geschlechtsverkehr.

Vor einer Infektion mit HPV kann man sich schützen. Die Impfung gegen HPV ist nicht nur für Mädchen im Alter von 9 bis 14 Jahren empfohlen, sondern seit 2018 auch für Jungen in diesem Alter. Denn der Penis ist der Hauptüberträger der Viren. Die Impfung sollte vor dem ersten Geschlechtsverkehr erfolgen. Je jünger, desto geringer ist die Wahrscheinlichkeit, dass man sich schon mit HPV infiziert hat. Die Immunisierung sollte möglichst bis zur Vollendung des 17. Lebensjahres abgeschlossen sein.

FACTS ZUM ERSTEN MAL

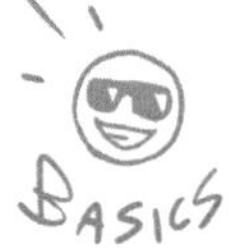

Eine Umfrage[23] unter Erwachsenen zwischen 24 und 26 Jahren brachte folgende Zahlen:

- Den ersten sexuellen Kontakt hatten die Befragten im Durchschnitt knapp unter 17 Jahren.
- Die meisten (93 Prozent) verhüteten dabei mit Peniskondom.
- Beim letzten Geschlechtsverkehr vor der Befragung verteilte sich die Verhütungsmethode etwa gleichmäßig auf Kondom und Anti-Babypille. Andere Methoden nutzte nur ein kleiner Bruchteil.
- Trotz der verbreiteten Verwendung von Peniskondomen hatte etwa jeder Zehnte bereits eine sexuell übertragbare Krankheit, am häufigsten Chlamydien. Einen HIV-Test hatte fast die Hälfte (45 Prozent) durchführen lassen.
- Eine feste Beziehung startete im Durchschnitt mit 22 Jahren. 95 Prozent hatten in ihrem bisherigen Leben mindestens einen Partner, die Mehrheit zwischen zwei und sieben.
- Beachtenswert: 53 Prozent der Frauen hatten sexuelle Kontakte, ohne diese wirklich zu wünschen. Bei den Männern waren es immerhin 23 Prozent. Als Grund führten die meisten an, sie hätten damit die Beziehung aufrechterhalten wollen.

- 16 Prozent der Frauen berichteten von sexualisierter Gewalt (Missbrauch) oder Vergewaltigung, während 2,8 Prozent der Männer solche Ereignisse erlebten.

Der erste Sex ist aufregend. So aufregend, dass du, männlich, vielleicht schon kommst, bevor du dich richtig ausgezogen hast. Oder der Penis seine Erektion verliert. Oder du, weiblich, dich überhaupt nicht entspannen kannst und deshalb nicht feucht wirst und es wehtut. Oder die Vagina den Penis deswegen gar nicht reinlassen kann. Oder weder der eine noch die andere einen Orgasmus hat.

JA, SEX SOLLTE MAN WIRKLICH MIT HUMOR NEHMEN.

Es ist unrealistisch, beim ersten Sex gleich die große Ekstase zu erwarten. Das ist bei fast niemandem so. Bei einer Umfrage zum »ersten Mal« haben Hunderte mitgemacht und ihre lustigen und peinlichen Erlebnisse geschildert:

BETT WEGGERUTSCHT ...
den »Eingang« nicht gefunden ...
Schon beim Überstreifen des Kondoms gekommen ...
NICHT GEKOMMEN ...
ERTAPPT WORDEN ...
NICHTS GESPÜRT ...
Nicht gewusst, dass der Samen aus der Scheide ausläuft ...
Sich nicht vorgestellt, dass Sex etwas mit Flüssigkeiten zu tun hat ...
Die Stellung behagte nicht, war anstrengend ...
KRAMPF IM BEIN ...

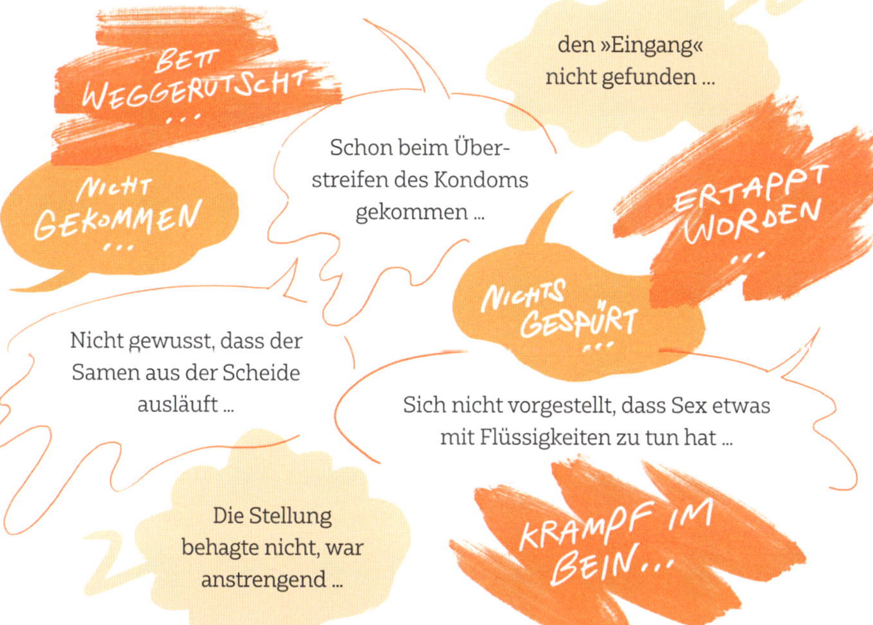

SEX-FACTS

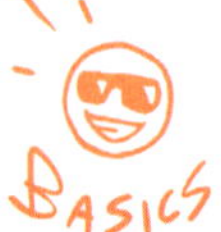

- Um einen Durchschnittspenis zur Erregung (zum Stehen) zu bringen, braucht er etwa die Menge von zwei Teelöffeln Blut.
- Bei einem Orgasmus schlägt das Herz bei Männern und Frauen bis zu 140-mal pro Minute (das Herz »jagt«).
- Während der Erregung schwellen nicht nur die Genitalien und die Brüste an, sondern auch das Innere der Nase.
- Die Anzahl der weiblichen Eizellen, die notwendig wären, um die aktuelle Weltbevölkerung zu verdoppeln, hätten in einem Hühnerei Platz.
- Laut einer Studie der »State University of New York« in Albany können Spermien helfen, Depressionen zu heilen. Denn der Samen enthält eine Vielzahl von Hormonen wie Testosteron und Östrogen, die zum Glücksgefühl beitragen. Dafür muss das Sperma nicht geschluckt werden – die Hormone werden auch durch die Schleimhäute in der Vagina aufgenommen.

Liebe machen

Irgendwann wollen sich Penis und Vagina finden. Die Erregung löst diesen Wunsch aus, auch ohne dass wir von außen darauf gebracht wurden. Selbst wenn zwei Leute als Kinder auf einer einsamen Insel stranden, entdecken sie vermutlich irgendwann den Wunsch nach körperlicher Vereinigung.

Für den Vaginalverkehr ist das sogenannte Vorspiel wichtig, um sich in Stimmung zu bringen – eine genussvolle gemeinsame Vorbereitung auf das Eindringen. Ein Vorspiel mit Zärtlichkeiten, Petting oder Oralsex führt zu einer intensiveren Erektion vom Penis, die länger anhält. Das Vorspiel gibt Vulva, Klitoris und Vagina genügend Zeit, um Erregung aufzubauen. Mindestens 15 Minuten wären gut. Sind nicht beide Partner erregt genug, wird der Versuch zum Frust. Das gilt nicht nur fürs erste Mal. Wenn der Penis steif und die Vulva feucht ist, dann geht das Einführen fast von selbst und fühlt sich richtig gut an. Man kann Gleitgel als Hilfe benutzen, aber das sollte nicht die Erregung ersetzen.

WAS BEDEUTET BEGEHREN? ES BEDEUTET, DASS MAN LUST HAT, MIT DIESEM MENSCHEN SEX ZU HABEN.

Unsere Vorstellung davon, wie Sex geht, ist sehr von den Medien beeinflusst. In Filmen ist immer alles sehr leidenschaftlich, alles klappt wie von selbst und die Akteure wissen wortlos, was der jeweils andere will. So ist es aber im wahren Leben nicht. Lasst euch nicht davon stressen. Macht eure eigenen Erfahrungen und lacht ruhig darüber, wenn es nicht so läuft wie vorgestellt.

Und wie lange geht der Sex? Auch hier vermitteln Filme und erst recht Pornos keinen realitätsnahen Eindruck. Wer Sex erst zu entdecken beginnt, bei dem dauert es meist nur ein paar Minuten und wird auch nicht x-mal wiederholt. Hauptsache, es ist schön.

Am besten ist fürs erste Mal eine einfache und angenehme Position, die beiden gefällt. Wohlfühlen, es bequem haben und sich gegenseitig Lust bereiten, darum geht's. Deshalb redet miteinander. Es müssen nicht gleich alle möglichen Stellungen durchexerziert werden. Später kann man immer noch das Kamasutra durchprobieren! 😉

KONDOME ÜBERZIEHEN WILL GELERNT SEIN

Bevor der Penis in die Vagina eindringt oder besser, bevor er nur in die Nähe des Vagina-Eingangs kommt, soll das Kondom über den erigierten Penis gestreift werden. Das kann dazu führen, dass die Erektion für einen Moment zurückgeht, aber keine Sorge: Sie kommt wieder, wenn man mit Zärtlichkeiten und Berührungen weitermacht.

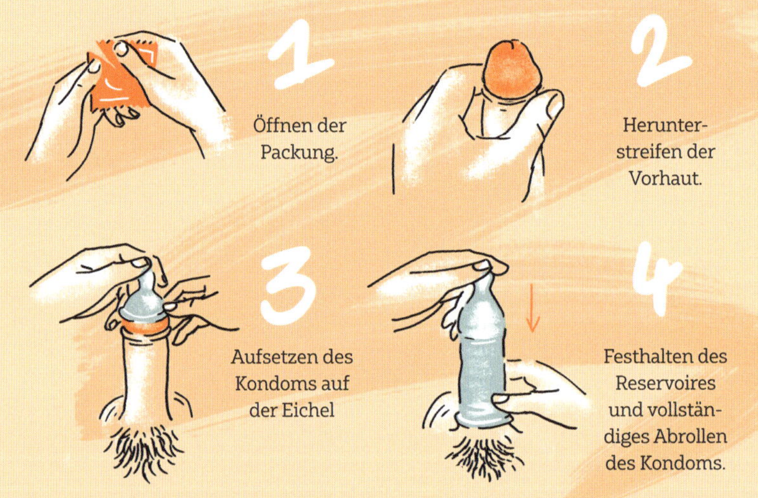

Achtung! Das Kondom muss zur richtigen Seite abgerollt werden. »Hutkrempe« und »Mützenrand« gehören nach außen. Der Ring des Kondoms wird mit dem Rollrand nach außen auf die Penisspitze gesetzt. Falls ihr das Kondom verkehrtherum aufgesetzt habt, muss ein neues benutzt werden (oder es im Notfall abgewaschen werden). Denn es könnte bereits Samenflüssigkeit auf die Außenfläche des Kondoms gekommen sein, die dann geradewegs in die Vagina geraten würde.

Es gibt Kondome mit einer feinen Schicht Gleitmittel. Manche davon auch mit einem Spermizid (Spermien abtötende Substanzen).

Auskünfte zur richtigen Größe und Anwendung gibt der Beipackzettel. Und man kann auch alles im Internet nachgucken.

Abgerollt sehen Kondome aus wie Socken, man kann mit ihnen Wasserbomben basteln, sie als Badekappen benutzen … nein, kein Witz, du wirst staunen, wozu Kondome auch noch nützlich sein können. Die australische Kanutin Jessica Fox holte bei den Olympischen Spielen 2021 Gold und Bronze, nachdem sie einen Material-Defekt an der Kajak-Spitze geflickt hatte. Um die Karbon-Flickmasse zu fixieren und glatt zu bekommen, stülpte sie ein Kondom darüber.

Kondome können kleinere Verletzungen an Arm oder Bein abdecken, das Pflaster an Ort und Stelle halten (einfach mit der Schere die Spitze abschneiden), du kannst dein Smartphone in einem vor Wasser schützen (und durch die Kondomhülle sogar weiter bedienen), den Wasserhahn entkalken, indem du Essig ins Kondom gießt und dieses über den Hahn ziehst …

Aber der Hauptzweck von Kondomen ist es natürlich, über Penisse gestülpt zu werden und ungewollte Schwangerschaften und die Übertragung von Geschlechtskrankheiten zu verhindern.

Kondome bekommt man in der Drogerie, der Apotheke, der Kondomerie, an Automaten … eigentlich überall.

Mehr zum Thema »Verhütung« in Kapitel 10

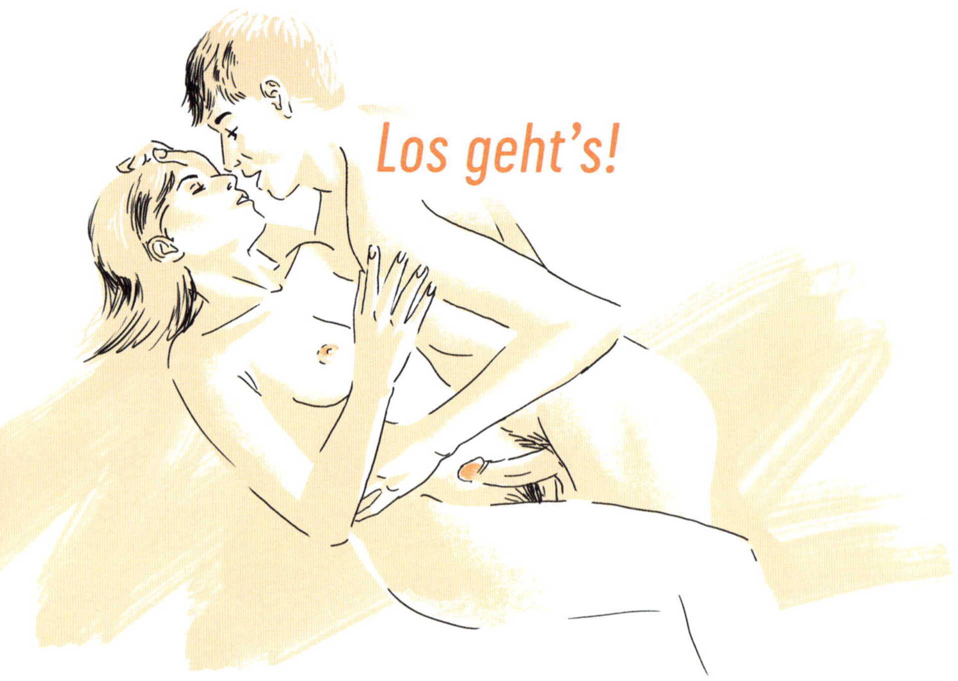

Los geht's!

Das erste Mal kann verunsichern und macht vielleicht auch ein wenig Angst. Wird es wohl wehtun? Stell ich mich dämlich an? Klappt alles?

Das Eindringen kann sowohl für den Penis wie für die Vagina ein bisschen unangenehm sein. Die Haut der Penisspitze ist empfindlich und die Haut um den Vagina-Eingang muss erst gedehnt und an die Dehnung gewöhnt werden. Man kann die Penisspitze und den Penisschaft mit Speichel befeuchten oder mit einem Gleitgel geschmeidig machen. Oder man zieht ein Kondom über und befeuchtet das. Mit ein bisschen Geduld und gegenseitiger Hilfe klappt es aber ganz bestimmt.

FILMTIPP:

→ **Sex we can**[24]

Mit einem steifen Penis und einer feuchten Vagina (und einer passenden Verhütungsmethode!) kann das Eindringen beginnen. Stück für Stück und ohne Eile wird der Penis sanft eingeführt. Beide sollten sich dabei wohlfühlen. Weiterküssen und weiterstreicheln lässt euch alles noch intensiver empfinden. Ihr könnt jede Bewegung und jeden Moment fühlen und genießen. Der Penis bewegt sich in der Vagina auf und ab beziehungsweise hinein und hinaus. Beide Becken versuchen, einen gemeinsamen Rhythmus zu finden. Liebe machen ist wie Tanzen. Je öfter man es tut, desto schöner und einfacher wird es.

Die Reibung von Penis und Vagina erzeugt eine sanfte, angenehme Wärme. Beide bewegen sich so lange, bis sich ihre Lust zum Orgasmus steigert. Die ersten Male wird es vermutlich nicht sehr lange dauern, weil der Penis noch üben muss, durchzuhalten. Das macht aber gar nichts. Auch die Frau braucht Übung, um durch Eindringen/Umschließen des Penis zum Orgasmus zu kommen. Beide können sich auch zusätzlich gegenseitig oder selbst bis zum Höhepunkt weiterstimulieren.

Kommunikation ist dabei ein wichtiger Schlüssel. Wenn man währenddessen nicht unbedingt groß reden will, kann man dem anderen auch durch Flüstern, Berührungen, lustvolles Stöhnen oder Keuchen zeigen, was man mag und wo man sich auf dem Weg der Lust gerade befindet. Wenn du das so liest, kommt es dir vielleicht ein bisschen peinlich vor. Doch in dem Moment, wo man miteinander schläft, ist es nicht nur völlig normal, sondern auch erregend.

Sex will gelernt sein. Wenn man als Paar Zeit und Muße hat, sich einander anzunähern und zu üben, ist die Chance viel besser, dass es wirklich etwas Besonderes wird. Das spricht eher dagegen, »es« einfach mal zu tun, um die Neugier zu stillen oder es endlich hinter sich zu bringen.

Deine Sexualität verändert sich, so wie du dich veränderst und entwickelst. Du kannst dein ganzes Leben lang immer Neues dazulernen.

HAST DU FRAGEN RUND UM SEX?

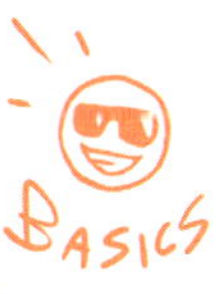

Hier findest du Antworten:

www.lilli.ch, www.planet-liebe.de

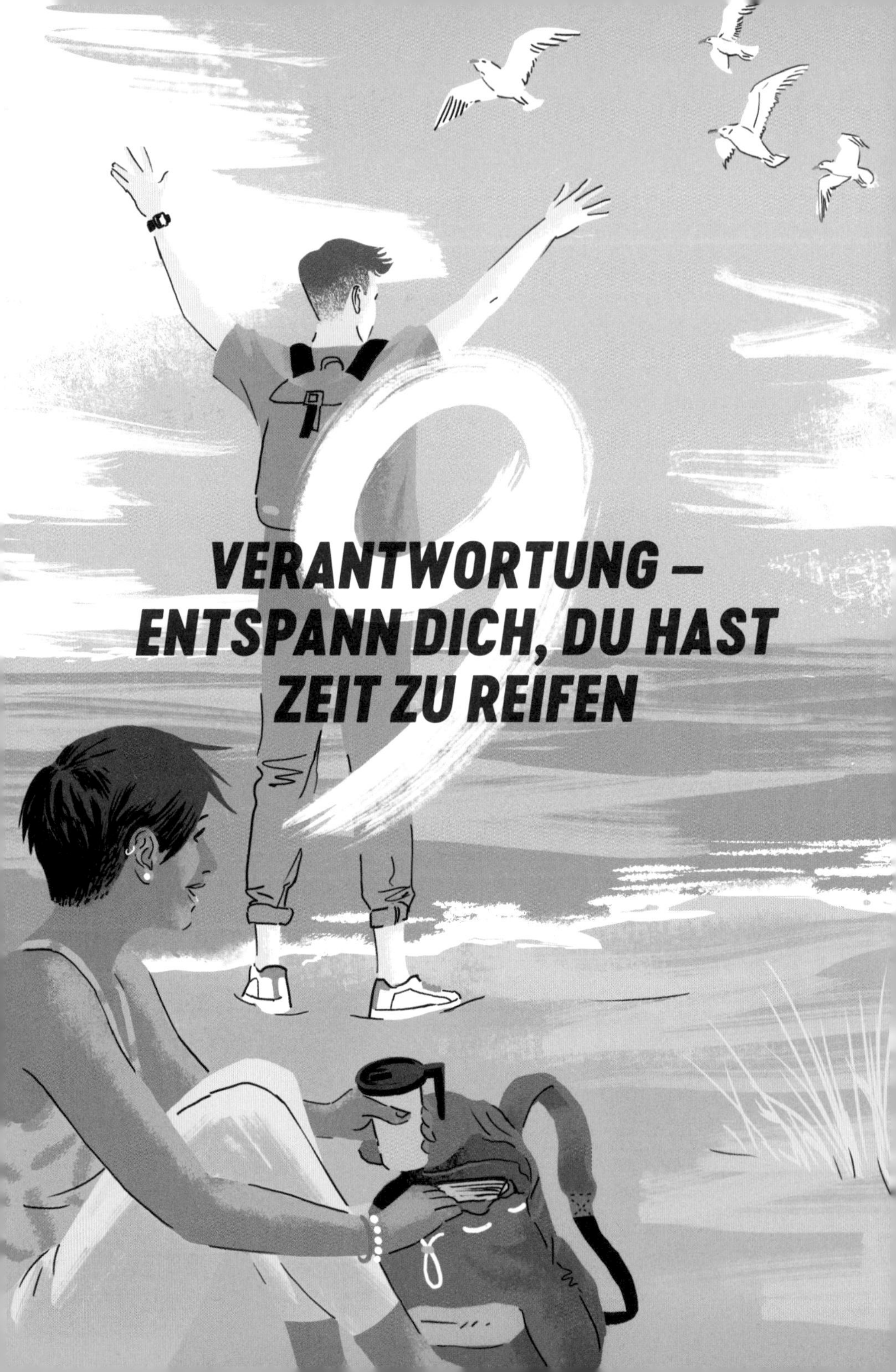

9 VERANTWORTUNG – ENTSPANN DICH, DU HAST ZEIT ZU REIFEN

Sex und Bibel – ein gaaanz heißes Thema!

In der Bibel ist die Sexualität an sich nie grundlegend problematisch beschrieben. Lies mal das Hohelied Salomos (Lied der Lieder). Ganz schön erotische Texte sind das. Die christliche Lebenswelt nennt im Zusammenhang mit Sexualität oft die Worte »rein«, »Reinheit« oder den englischen Begriff »purity«. Doch Im Alten Testament der Bibel ist »rein« zunächst kein sexuell moralischer Begriff, sondern bezieht sich auf viele körperliche Vorgänge. Dazu zählen neben Sex auch Menstruation, Hautkrankheiten oder Vorgänge rund um den Tod. In Gottes Gegenwart durfte man nur rein treten. Deshalb brauchte man Reinigungsrituale.

Das Neue Testament spricht vor allem von der Reinheit des Herzens: »Was aus dem Menschen herauskommt, das macht den Menschen unrein« (Markus 7,20-23). Gemeint ist alles Böse, wozu selbstverständlich auch sexuelle »Bösartigkeiten« gehören. Aber auch Neid, Lästern, Habgier, Stehlen, Hochmut, Unvernunft, Maßlosigkeit und so weiter. In diesem Markus-Text wird auch Ehebruch und »Unzucht« (Porneia) erwähnt. Ehebruch heißt: man ist verheiratet, hat aber mit einer anderen Person außerhalb der Ehe Sex. Unzucht ist eine allgemeine Bezeichnung für unerlaubte und unmoralische sexuelle Handlungen und ebensolcher Geschlechtsverkehr, wie ständig wechselnde Sexpartner, käuflicher Sex (Prostitution), erzwungener und gewaltvoller Sex. Also sexuelle Handlungen, die außerhalb eines geschützten Rahmens von Treue, Gerechtigkeit, Übereinstimmung und gegenseitiger Hingabe stattfinden. Unzucht kann also durchaus innerhalb einer Ehe oder Beziehung vorkommen, beispielsweise bei einer Vergewaltigung in der Ehe.

IST JESUS KÖRPERFEINDLICH?

Nein! Weder Jesus noch die Bibel sind körperfeindlich. Jesus scheint der Körper der Menschen wichtig gewesen zu sein, denn er heilte ja ständig körperliche Gebrechen. In über 40 Bibelstellen ist beschrieben, wie Jesus Frauen, Männer und Kinder heilte. Jesus ging auch für die damalige Zeit ungewöhnlich unkompliziert mit Frauen um und sprach sie auf ihre Sexualität und ihre Frauenleiden an. Beispielsweise heilte er eine Frau, die ununterbrochen im Unterleib blutete, weshalb sie von der religiösen Gemeinschaft ausgeschlossen (weil unrein) war (Lukas 8,43-48). Und er setzte sich für eine Frau ein, die wegen Ehebruchs gesteinigt werden sollte (Johannes 77,53–8,11).

Jesus sagt im Neuen Testament wenig zum Thema Sexualität und nichts zu Homosexualität, Selbstbefriedigung oder vorehelichem Geschlechtsverkehr. Dass er sich gegen Scheidung ausspricht (»von Anfang an war es nicht so gedacht – aber wegen eurer Herzenshärte hat Gott es erlaubt«), hat mehr mit dem gesellschaftlichen und wirtschaftlichen Schutz der Frau zu tun und weniger mit Sex. Das wiederum bedeutet keinesfalls, dass Treue nicht wichtig wäre. In der Bibel ist Treue und Treue zu Gott ein sehr wichtiger Aspekt.

Regeln sind zum Brechen da – oder so …

Welche Leitplanken sollen für deine Sexualität gelten? Welche Sexualethik passt für dich? Ethik bedeutet Morallehre. Es geht also bei Ethik nicht darum, wie du Sexualität erlebst, sondern welche Normen und Werte (Regelwerke) dein Verhalten bestimmen. Ein bisschen wie Straßenverkehrsregeln.

Deine Familie ist genau der richtige Ort, um darüber zu reden und deine eigenen Werte zu finden. In der Geborgenheit deiner Familie kannst du deine Sicht von Sexualität in Ruhe entfalten. Bei deinen Eltern ist hoffentlich ein geschützter, sicherer Ort für dich. Oder bei anderen erwachsenen Vertrauenspersonen und Vorbildern, mit denen du gut reden kannst. Sie kennen dich besser als jeder andere Mensch. Genauso, wie sie dir vielleicht einen sinnvollen Lebensstil und ein gesundes Essverhalten nahegebracht haben, können sie dir helfen, verantwortungsvoll mit deiner Sexualität umzugehen. Sie haben ihre eigenen Erfahrungen gemacht und bestimmt eine persönliche Haltung dazu entwickelt. Sprich sie doch mal darauf an – die coole Tante, der Kumpel-Onkel, die älteren Cousinen und Cousins, die Jugendleitenden oder vielleicht sogar die Vertrauenslehrperson. Denn ob du's glaubst oder nicht, viele Eltern oder Vertrauenspersonen denken, Kinder hätten kein Interesse daran, mit ihnen über Sex zu sprechen. Vielleicht stimmt das ja bei dir auch, aber wenn es nicht so ist, dann nur Mut.

JE SELBSTVERANTWORTLICHER DU MIT DEINER SEXUALITÄT UMGEHST, DESTO WENIGER STARRE REGELN BRAUCHST DU.

Je selbstverantwortlicher du mit deiner Sexualität umgehst, desto weniger starre Regeln brauchst du. Je weniger verantwortungsvoll Menschen sich verhalten, desto mehr Gesetze sind nötig. Das Blöde ist nur, dass viele Menschen offensichtlich denken: »Je mehr Gesetze, desto mehr Gelegenheiten, die Gesetze zu übertreten.« An Regeln ist nichts falsch. Auch nicht an Konsequenzen, falls die Regeln übertreten werden. Unser Zusammenleben braucht Regeln; es kann nicht einfach jeder machen, was er will. Wer zu schnell fährt und dabei erwischt wird, zahlt eine Strafgebühr. Das ist in Ordnung. Wenn du später von der Party nach Hause kommst, als mit deinen Eltern ausgemacht, musst du womöglich am nächsten Wochenende zu Hause bleiben.

Besser wäre aber, du würdest dich von dir aus an (hoffentlich gemeinsam ausgehandelte) Vereinbarungen halten und nicht nur, weil du die Konsequenzen fürchtest. Vielleicht sind dir Konsequenzen aber auch völlig schnuppe und du gehst mit der Haltung durchs Leben: »Ach was, scheiß drauf!« Und genau in diesem Fall nützen dann Regeln überhaupt nichts, weil du denkst: »Regeln sind zum Brechen da.« Folglich wirst du ziemlich viel Stress und Ärger in deinem Alltag bekommen … was dich nur noch mehr zum Regelnbrechen animiert.

Je weniger du Regeln mitverhandeln darfst, desto weniger bist du verständlicherweise motiviert, sie einzuhalten. Sinnvoller wäre daher, du dürftest ein Wörtchen mitreden. Es ist toll, wenn du Erwachsene um dich hast, die mit dir darüber reden, wie es dir geht, was dich bewegt und beschäftigt, was dich aufregt, was deine Wünsche sind, was du für Ideen hast, welche Wertmaßstäbe du deinem Leben geben willst. Hoffentlich machen sie dir nicht nur Vorschriften. Falls es aber so ist, sei mutig und sprich sie von dir aus darauf an, dass du reden, verhandeln und dich mit ihnen auseinandersetzen willst!

Erst die Freiheit, etwas zu tun, gibt dir die Freiheit, es zu lassen!

Ich bin nicht nur Sexualtherapeutin, sondern auch Sozialpädagogin. Viele Jahre habe ich meinen Alltag mit Kindern und Jugendlichen geteilt. Und das Wichtigste ist mir, dass du ermutigt wirst, für dich selbst Verantwortung zu übernehmen. Du brauchst keine christliche Sittenpolizei. Lass dir weder Gott noch Jesus madig machen, indem sie zu »himmlischen Aufpassern« degradiert werden. Sie möchten mit dir durchs Leben gehen, dich stärken und lieben und dir nicht jeden Spaß verderben.

Natürlich sind gesunde Grenzen in Bezug auf Sexualität wichtig. Ich hoffe, dieses Buch hilft dir, für dich selbst diese Grenzen zu setzen, dich zu schützen und auch verantwortlich gegenüber anderen zu sein. Doch die meisten christlichen Sexbücher haben nur eine einzige Botschaft: »Kein Sex vor der Ehe«, »Warten«. Aber offensichtlich hält »True Love Waits« junge Christinnen und Christen nicht davon ab, Sex zu haben. Über zwei Drittel tun es nämlich trotzdem. Das weiß ich aus meiner langjährigen Praxis, und auch Umfragen bestätigen es. Damit will ich dir keinen Freifahrtschein für Sex geben, sondern dir sinnvolle Informationen vermitteln. Denn das sagen Untersuchungen auch: Je besser Jugendliche über Sex Bescheid wissen, desto länger warten sie mit dem ersten Mal. Und haben dann, wenn es so weit ist, hoffentlich guten, lustvollen Sex!

Wie ist die Auslegung von »Warten«? Wie weit ist zu weit? Kein Petting? Kein Orgasmus? Kein »richtiger« Geschlechtsverkehr, also kein »Penis in die Vagina«? Alle anderen Körperöffnungen sind okay? Warum?

Wer Warten propagiert, muss es auch definieren. Viele (junge) Christen denken, allein der vaginale Geschlechtsverkehr sei »richtiger« Sex und als solcher vor der Ehe »verboten«. Deshalb praktizieren sie alternative Formen wie Oralverkehr, Analverkehr und Petting und sind der Meinung, sie hätten keinen Sex. Ich nenne das »ein bisschen Warten«. Andere wiederum denken, bereits ein Zungenkuss sei Sex, und vermeiden deshalb jede Zärtlichkeit. Und stellen dann erst in der Ehe fest, dass sie den anderen vielleicht sexuell gar nicht begehren – was unter Umständen zu einer Ehekatastrophe führt. Denn man kann beim Schmusen und Küssen merken, ob man den anderen »schmecken« kann oder nicht.

Meine persönliche Definition von Sex lautet: sich gegenseitig zum Orgasmus bringen.

Wollt ihr als Paar also für euch in Anspruch nehmen, mit dem Sex bis zur Ehe zu warten, solltet ihr euch meiner Meinung nach im Umkehrschluss nicht gegenseitig zum Orgasmus bringen.

Ich setze mich dafür ein, dass die Entscheidung, wann ein Mensch sexuell aktiv wird, beim einzelnen (erwachsenen) Menschen selbst und beim betreffenden Paar liegt. Also bei dir!

Selbstverständlich machen sexuelle Erfahrungen vor der Ehe nicht einfach Sex in der Ehe besser. Eindeutig nicht. Besser wird Sex, wenn du um die sexuellen Zusammenhänge weißt, sie begreifst und am eigenen Körper erlebst. Dann wirst du entscheidende zwei Kompetenzen entwickeln:

- Du wirst fähig, Selbstverantwortung zu übernehmen.

- Du entwickelst Selbstkompetenz, indem du dir sinnvolles Wissen zu Sexualität aneignest.

SELBSTVERANTWORTUNG BEWIRKT GERECHTE SEXUALITÄT

Je mehr hilfreiche und kompetente Antworten du auf deine Fragen bekommst, desto besser gelingt dir ein mündiges Leben. Du kannst deine Sexualität gut entwickeln. Du lernst gesunde Entscheidungen treffen. Du wirst fähig, in der Zukunft ein glückliches Beziehungsleben zu führen. Du wirst ein Gespür dafür entwickeln, wie ein gesundes Liebes- und Sexleben aussehen soll. Du kannst eine Liebesbeziehung nach guten Kriterien beurteilen:

- »Tut es mir gut?«
- »Tut es dem anderen gut?«
- »An welchem Punkt steht die gemeinsame Beziehung?«
- »Passt da sexuelle Aktivität schon rein?«
- »Begegnen wir uns gerecht und gleichberechtigt?«
- »Können wir füreinander Verantwortung übernehmen?«
- »Kann ich, können wir mit der Verpflichtung, die Sex haben beinhaltet, umgehen?«
- »Könnten wir für ein Kind, das entstehen könnte, Verantwortung übernehmen?«

Vielleicht ist dir das so auch schon einmal begegnet: Aussagen, die die Sexualität auf Paarsexualität begrenzen, weil nur das die »richtige« Sexualität sein soll. Doch spätestens jetzt, nachdem du dieses Buch gelesen hast, weißt du, dass das so nicht stimmt. An erster Stelle der sexuellen Entwicklung steht deine persönliche Sexualität. Die Solosexualität. Du bist ein sexuelles Wesen auch ohne Beziehung.

Es ist deine heilige Aufgabe, Sexualität als Teil deines Wesens zu verstehen, dich mit deinem Körper zu verbinden und damit ganz zu werden.

Nein sagen

Dazu, Eigenverantwortung zu übernehmen, gehört es auch, klare Grenzen zu setzen und zu erleben, dass dich gute Grenzen schützen. Ganz wichtig ist, dass du nur dann Sex hast, wenn du auch willst, und deshalb Nein sagen kannst. Du darfst Nein sagen. Nicht nur zu Sex, sondern auch ganz generell. Du sollst Nein sagen zu Dingen, die du nicht willst oder die dir nicht guttun! Darin bist du hoffentlich von deinen Eltern schon als kleines Kind bestärkt worden.

»TRAU, SCHAU, WEM« IST EINE REDEWENDUNG UND BEDEUTET: SCHAU DIR EINEN MENSCHEN GENAU AN, BEVOR DU IHM VERTRAUST. HAT DIESER MENSCH DEIN VERTRAUEN VERDIENT?

Wenn sich eine Situation nicht gut anfühlt – oder nicht mehr – trau dir selbst und zieh die Reißleine. Hör auf deinen Körper, dein Bauchgefühl, dein inneres Alarmsystem. Du musst keine Angst davor haben, dein Gegenüber vor den Kopf zu stoßen – jeder Mensch muss damit klarkommen, dass ein anderer etwas nicht will. Apropos: Nur wer Nein sagen kann, kann auch Ja sagen. Du kannst dich daher auf deine schönen Ja-sag-Momente freuen!

EIN NEIN IST EIN NEIN!

Es gibt Situationen, in denen du Nein sagen willst, aber dazu einfach nicht in der Lage bist. Angst kann beispielsweise dazu führen, dass du die Kontrolle über deinen Körper verlierst. Du frierst sozusagen ein. Du willst wegrennen, dein Körper ist aber nicht fähig dazu. Deshalb ist es wichtig, dass du Situationen vorausdenkst und vorausbesprichst. Überspiele dein Unwohlsein, deine Unsicherheit oder deine Angst nicht mit Lachen oder einem lustigen Spruch, wenn du eigentlich am liebsten aus der Situation wegrennen möchtest. Geh rechtzeitig! Ein Nein ist ein Nein.

ES BRAUCHT EIN JA!

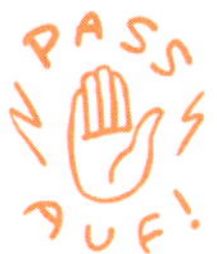

Sex braucht deine ausdrückliche Zustimmung. Also solltest du mit deinem Partner/deiner Partnerin darüber sprechen, was für dich geht und was nicht. Falls du dein Einverständnis nicht gegeben hast, reagiere schnell und stell das klar. Jemandem, den du magst, ein freizügiges Foto zu schicken, heißt nicht, dass du einverstanden bist, dass es die Mitschüler sehen. Das Einverständnis zu einem Kuss ist nicht ein Ja zum Busenanfassen. Das Einverständnis zum Penisanfassen ist nicht ein Ja zu Sex. Und falls du zu etwas zugestimmt hast, hast du trotzdem jederzeit das Recht, deine Meinung zu ändern. Wenn du nicht (mehr) willst, muss die andere Person aufhören.

DEIN KÖRPER GEHÖRT DIR

Wo viele Menschen zusammenkommen oder bei wiederkehrenden vertraulichen Situationen, zum Beispiel im Sportverein, bei den Pfadfindern oder in der Jungschar, in der Kirche, dem Musikunterricht oder auf einer Party, kann es zu sexueller Belästigung, zu sexuellen Übergriffen und sexueller Gewalt kommen. Wenn du weißt, was ein solcher Übergriff ist, welche Rechte du hast und an wen du dich wenden kannst, bist du besser geschützt.

Sexuelle Übergriffe geschehen im realen Leben, aber auch online im Netz. Sexuelle Übergriffe sind sexuelle Handlungen gegen deinen Willen. Wenn du begrapscht wirst. Oder wenn dich eine andere Person zwingt, sexuelle Handlungen an ihr oder dir selbst vorzunehmen, beispielsweise vor einer Kamera zu masturbieren. Meist fängt es mit kleinen hässlichen Belästigungen an, unerwünschten Berührungen, dummen Sprüchen, anzüglichen Nachrichten und Bildern. Dann fordert vielleicht jemand von dir Nacktbilder. Es folgen stärkere Übergriffe. Du sollst sexuelle Handlungen vornehmen oder dabei zuschauen.

Die drastischste Form eines sexuellen Übergriffs ist die Vergewaltigung, also das nicht einverständliche vaginale, anale oder orale Eindringen in den Körper einer anderen Person.

Die offizielle Definition lautet: »Jede sexuelle Handlung, die *an oder vor* Mädchen und Jungen gegen deren Willen vorgenommen wird oder der sie aufgrund körperlicher, seelischer, geistiger oder sprachlicher Unterlegenheit nicht wissentlich zustimmen können, ist sexuelle Gewalt.«

Wer übt sexuelle Gewalt aus? Oft kommen die Täter aus dem unmittelbaren Umfeld des Opfers. So kann das in einer Beziehung auch der eigene Partner sein. Oder jemand aus dem Freundeskreis, ein Trainer, ein Familienmitglied, oft jemand, den das Opfer gut kennt und mag. Das macht es besonders schwierig, erstens zu realisieren, dass da was falsch läuft, und zweitens, jemand anderem davon zu erzählen. Viele

Opfer von (sexueller) Gewalt glauben zudem, sie wären selbst schuld, dass ihnen das passiert ist.

Viele solcher Übergriffe folgen einem immer gleichen Schema: Zuerst wirst du durch Aufmerksamkeit, Zuneigung und Geschenke umschmeichelt. Dann wirst du von anderen isoliert, indem man dir das Gefühl gibt, etwas ganz Besonderes zu sein. Nach dem Übergriff/den Übergriffen wirst du zum Schweigen verpflichtet. Du musst »das Geheimnis« bewahren, ansonsten werden dir schwere Konsequenzen angedroht.

ES IST NIEMALS DEINE SCHULD!

Hast du einen sexuellen Übergriff erlebt, erzähl so schnell wie möglich einem vertrauenswürdigen Erwachsenen davon. Wichtig ist, dass du dich traust, überhaupt jemandem etwas zu sagen. Sprich eine Person an, die mit dir zu einem Arzt, zur Polizei oder zu einer Beratungsstelle geht. Unmittelbar nach einem Übergriff ist auch die Notaufnahme der Krankenhäuser eine sinnvolle Anlaufstelle. Notaufnahmen sind rund um die Uhr geöffnet. Du kannst da überall auch allein hingehen.

EGAL, IN WELCHER FORM DU IN BEDRÄNGNIS KOMMST: SUCH DIR SOFORT HILFE!

Je eher du Kontakt aufnimmst, desto besser. Doch du kannst auch später noch nach Hilfe suchen. Beratungsstellen können dir sagen, wie du mit Übergriffen umgehen kannst, die schon länger oder weit zurückliegen. Sie können dir auch Therapieangebote nennen.

Lass dich von niemandem dazu überreden, die Sache auf sich beruhen zu lassen. Manchmal tun das Menschen, denen du davon erzählst, wenn sie den Täter kennen. Dann wende dich unbedingt an jemand anderen.

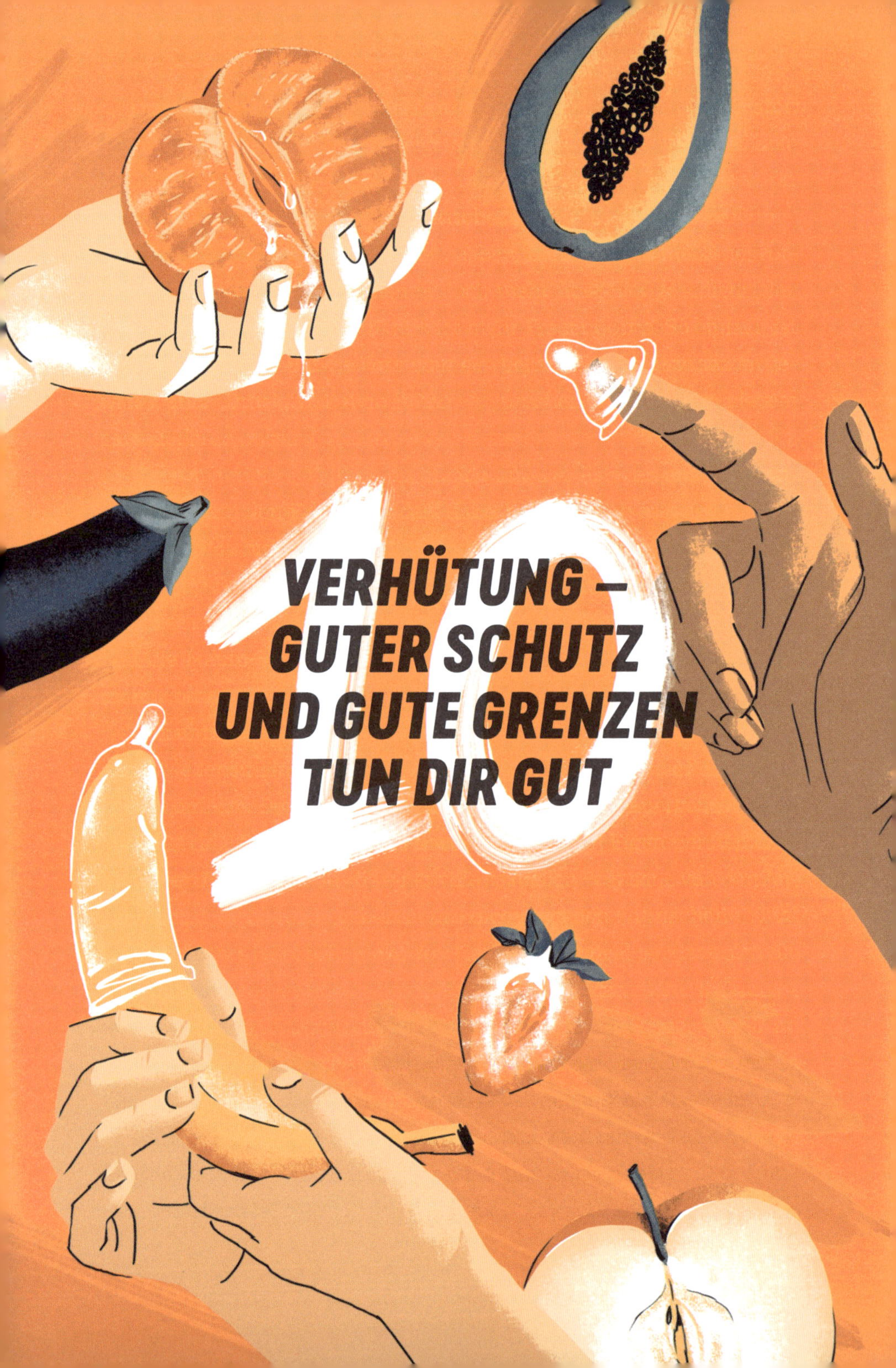

10 VERHÜTUNG – GUTER SCHUTZ UND GUTE GRENZEN TUN DIR GUT

Der sicherste Sex ist verantwortungsvoller Sex – auch der, der nicht stattfindet, weil du das nicht möchtest. In dieser Sache »sei dir immer selbst am nächsten«. Sei dir sexueller Risiken bewusst und bereite dich innerlich und praktisch darauf vor. Denk voraus und spiele Szenarien durch. Dann wird am ehesten das passieren oder nicht passieren, was du dir vorgestellt hast.

LIEBE UND SEX IST KEINE NATURGEWALT, DIE ÜBER EINEN HEREINBRICHT. DU HAST KONTROLLE UND VERANTWORTUNG.

Damit es nicht zu unerwünschten Folgen kommt, braucht es Schutz: vor einer ungewollten Schwangerschaft und vor sexuell übertragbaren Infektionen. Verhütung bedeutet Verantwortung, und zwar immer für alle Beteiligten. Die Verantwortung für Verhütung sollte die Sache vom Liebespaar gemeinsam sein! Erst Verantwortung ermöglicht unbeschwerte Lust. Dieses Thema muss auch in einer festen Beziehung und Ehe besprochen werden. Denn auch in einer Ehe wollen die wenigsten den Kindersegen einfach dem Zufall überlassen.

» ***Sexuelle Treue verhindert keine Schwangerschaften, aber Geschlechtskrankheiten und ebenso Beziehungsprobleme.***

Die Entscheidung darüber, welches Verhütungsmittel für dich das richtige ist, hängt von vielen Faktoren ab. Deinem Alter, deinen persönlichen Vorlieben, deiner Einstellung zum Körper, deiner Gesundheit und nicht zuletzt von deinen finanziellen Möglichkeiten. Die Kosten kann man sich auch teilen, das wäre schön. Keine Methode ist hundertprozentig sicher und gleichzeitig frei von Nebenwirkungen. Besprecht die Verhütungsmethode eurer Wahl gemeinsam, bevor ihr zum ersten Mal oder regelmäßig Sex habt. Einige Verhütungsmittel benötigen ein Rezept.

Die meisten der vielen heutigen Verhütungsmethoden kommen nach wie vor bei der Frau zur Anwendung. Somit trägt sie die Hauptverantwortung, und damit fallen ihr neben den gesundheitlichen meistens auch die finanziellen Konsequenzen zu.

Hat man eine Gebärmutter, gibt es viele Möglichkeiten zu verhüten; hat man einen Penis, sind die Möglichkeiten ziemlich begrenzt: entweder das Kondom oder die Vasektomie, bei der die Samenleiter durchtrennt werden. Doch die Vasektomie kommt ja erst infrage, wenn der Kinderwunsch erfüllt oder nachhaltig nicht vorhanden ist.

Wie kann es eigentlich sein, dass es für Männer so wenige Verhütungsmethoden gibt? An hormoneller Verhütung für Männer mit Spritzen, Gels oder Implantaten wird schon seit 50 Jahren geforscht. Und trotzdem ist bis heute noch kein Produkt auf dem Markt. Eine große Studie der Weltgesundheitsorganisation WHO mit Hormonspritzen für Männer hat einen ebenso guten Verhütungseffekt gezeigt wie bei der Pille. Die Studie wurde frühzeitig abgebrochen, weil 10 Prozent der Versuchspersonen über Nebenwirkungen wie Gewichtszunahme, Depressionen, Lustlosigkeit oder zu viel Lust klagten.

In Deutschland forschte eine Pharmafirma erfolgreich an einem kombinierten Hormonpräparat (Spritze und Implantat) für Männer. Dann kaufte der Arzneimittelkonzern Bayer die Firma auf und stellte die Forschung ein. Bayer ist Marktführer bei Verhütungsmitteln für die Frau. Für ein anderes Produkt, einem Samenleiterventil, mit dessen »Schalter« man die Spermienzufuhr ausschalten kann, findet sich kein Geld, um damit eine klinische Studie zu finanzieren. Bei einem bereits entwickelten Vasal-Gel kann es noch Jahre dauern, bis es auf den Markt kommt. Funktionieren tut es, indem eine Substanz in die Samenleiter gespritzt wird, die als Barriere für die Spermien dient. Mit einer weiteren Substanz kann diese wieder aufgelöst werden, wenn man doch Kinder zeugen möchte. Eine Designerin aus München forscht derzeit an einer thermischen Verhütungsform, bei der die Hoden in einem Ultraschallbad gebadet und die Spermien dadurch unfruchtbar gemacht werden.

Ganz aktuell scheint nun ein möglicher Durchbruch der Pille für den Mann in greifbarer Nähe. Die Substanz soll zu 99 Prozent wirksam sein, eine Studie soll noch im Jahr 2022 in den USA starten. Interessant: Diese Pille basiert nicht auf Hormonen, sondern dockt an ein Protein an, das eine wichtige Rolle beim Zellwachstum, der Spermienbildung und der Embryonalentwicklung spielt.

Obwohl es sehr wünschenswert ist, dass endlich Männerverhütung entwickelt wird, gibt es doch auch gute Gründe, die Verhütung bei den Frauen zu lassen. Denn schließlich sind sie es, die schwanger werden. Diese Verantwortung wollen Frauen vielleicht doch nicht in jedem Fall total aus der Hand geben.

WIE HAT MAN VOR DER PILLE VERHÜTET?

Mit Vagina-Spülungen mit Wasser oder verschiedenen Zusätzen. Schon in Ägypten führten sich Frauen vor dem Sex bestimmte Mixturen in die Vagina ein, um Schwangerschaften zu verhindern. Frühe Überlieferungen gibt es auch von Schwämmchen, die mit spermientötenden Substanzen getränkt wurden.

Schafsdarmkondome waren ein relativ effektives, aber sehr teures Verhütungsmittel. Nur wenige konnten sich um 1820 herum solche Kondome leisten. Da Kondome rar waren, wurden sie ausgewaschen und wiederverwendet. Der Schafsblinddarm war nicht elastisch, weshalb das Kondom mit Bändchen am Penis befestigt werden musste. Auch Schwimmblasen von Fischen wurden benutzt.

Casanova soll im 18. Jahrhundert die Verwendung von Zitronen als Verhütungsmittel erfunden haben: Eine halbe Zitrone wird ausgepresst und die umgedrehte Schale über den Muttermund gestülpt. (Diese Zitronen waren wohl noch nicht so groß gezüchtet wie heute ...)

Das Bidet (niedriges Waschbecken für den Intimbereich) kam bis in die 1960er-Jahre als »Unterdusche« nach dem Liebesakt zum Einsatz. Aber nur bessergestellte Frauen hatten eines davon im Badezimmer

Gib dem Leben eine Chance

Den biologischen Höhepunkt der Fruchtbarkeit erreichen Frauen zwischen 20 und 24 Jahren. Eine Schwangerschaft ist also in der Jugendzeit am wahrscheinlichsten. Doch in diesem Alter wollen die wenigsten absichtlich Eltern werden. Heute ist im Schnitt eine Frau bei ihrer ersten Geburt rund 30 Jahre alt – vor etwa 40 Jahren lag das Durchschnittsalter noch bei 24 Jahren. Immer mehr Frauen benötigen deshalb heute medizinische Hilfe, um schwanger zu werden.

Eine ungeplante frühe Schwangerschaft kann deine Ausbildung und deine sonstigen Lebenspläne gehörig durcheinanderwirbeln. Doch warte kurz. Ein Schwangerschaftsabbruch ist zwar unter bestimmten Bedingungen gesetzlich legal, doch er ist nicht die einzige Möglichkeit. Für jedes Leben lohnt es sich zu kämpfen und einen Lösungsweg zu finden. Gib dem Leben eine Chance!

HILFE, UNGEWOLLT SCHWANGER!

Um herauszufinden, ob du schwanger bist, kannst du einen einfachen Urintest machen. Die Tests sind in Apotheken, Drogerien, Automaten oder in Fachstellen für sexuelle Gesundheit erhältlich. Der Urintest gibt frühestens zwei Wochen nach dem möglichen Zeugungszeitpunkt eine zuverlässige Antwort.

Und wenn der Test positiv ist? Dann können dich verschiedenste Gefühle überkommen. Zwischen Angst und Freude, Ärger und Stolz, Scham und Verzweiflung ist alles möglich. Sprich mit der anderen beteiligten Person. Sprecht beide mit Vertrauenspersonen, die für euch Zeit haben und euch ernst nehmen. Denkt in Ruhe über die nächsten Schritte nach. Wichtig zu wissen: Die schwangere Person hat das alleinige Entscheidungsrecht.

Lass dir helfen. Ein Schwangerschaftsabbruch ist nicht die einzige Lösung. Es gibt viele andere Möglichkeiten. Viele Paare wünschen sich Kinder, können aber keine bekommen und adoptieren liebend gern ein Baby. Es ist auch möglich, als Teenager ein Kind zu bekommen und großzuziehen, wenn man das will. Dazu gibt es viel staatliche Unterstützung, damit du trotzdem eine Ausbildung oder ein Studium absolvieren kannst. Familie und Freunde sind meist auch bereit zu helfen. Im Internet findest du Beratungsstellen, wo dir alle Möglichkeiten erklärt werden.

DIREKTE HILFE

PASS AUF!

- **Beratung und Hilfe**: Unter der Telefonnummer 0800-4040020 erreichst du die Beratungshotline in Deutschland »Schwangere in Not – anonym und sicher« rund um die Uhr. Hier kannst du all deine Sorgen und Ängste anonym loswerden und bekommst anonyme und kostenlose Beratung. Die Beraterinnen unterliegen der Schweigepflicht.

- **Dokumentarfilm**: https://powerwomen.life/#doku

- **Eltern**: Eltern von Minderjährigen sind gesetzlich dazu verpflichtet, ihrem schwangeren Kind die nötige Hilfe und Unterstützung zu geben. Sie dürfen es weder rauswerfen noch unter Druck setzen, die Schwangerschaft abzubrechen. Die Entscheidung liegt allein bei der Schwangeren. Auch die Stimme des werdenden Vaters zählt rechtlich nicht.

- **Das Gesetz**: Jedes Land hat seine eigenen Gesetze zu Schwangerschaftsabbrüchen. In Deutschland ist ein Schwangerschaftsabbruch prinzipiell zwar strafbar, aber unter bestimmten Bedingungen (Einwilligungsfähigkeit und Beratungsschein) kann die Schwangerschaft straffrei abgebrochen werden. In der Schweiz und Österreich gilt die Fristenlösung. Das heißt, die Frau hat bis zur 12. Woche das Recht, die Schwangerschaft abzubrechen. Ab der 12. Schwangerschaftswoche ist für einen straflosen Abbruch der Schwangerschaft eine entsprechende ärztliche Beurteilung nötig.

Im Mittelalter waren etwa doppelt so viele Paare unfreiwillig kinderlos wie heute. Für die Frau oftmals eine Katastrophe. Kein Kind, das hieß: Die Frau ist defekt und hat keine Daseinsberechtigung. Doch auch der unfruchtbare Mann stand unter großem psychischem Druck. Und wenn es mit der Schwangerschaft klappte, ging es bei der Geburt um Leben und Tod. Jede Geburt war ein Risiko, wegen mangelnder Hygiene und schlechter medizinischer Versorgung. Dazu kam die hohe Kindersterblichkeit: Zwar hatten Paare oft viele Kinder, doch viele davon starben schon früh.

Heute ist bei ungewollter Kinderlosigkeit medizinisch vieles möglich. Dennoch gibt es viele Paare, deren Kinderwunsch unerfüllt bleibt. Es ist nicht selbstverständlich, ein Kind zu bekommen.

JEDES LEBEN IST KOSTBAR UND KEINES SELBSTVERSTÄNDLICH!

Was guten Schutz ausmacht – und wie er wirkt

GOOD 2 KNOW

WAS MACHT GUTE VERHÜTUNG AUS?

- Hohe Sicherheit
- Einfache Anwendung
- Wenig Nebenwirkungen

SICHERHEIT = PEARL INDEX

Der Pearl-Index ist die »Maßeinheit«, mit der die Sicherheit beziehungsweise Wirksamkeit und Zuverlässigkeit einer Methode zur Empfängnisverhütung angegeben wird. Er gibt darüber Auskunft, wie hoch der Anteil sexuell aktiver Frauen ist, die trotz einer bestimmten Verhütungsmethode innerhalb eines Jahres schwanger werden. Je niedriger der Pearl-Index ist, desto sicherer ist die Methode.

Der Pearl-Index für Sex ohne Verhütung liegt übrigens zwischen 30 und 85. Oder anders formuliert: Ohne Verhütung würden Frauen theoretisch von der Pubertät bis zu den Wechseljahren jedes zweite Jahr ein Kind bekommen.

WELCHES IST DAS WELTWEIT GÄNGIGSTE VERHÜTUNGSMITTEL?

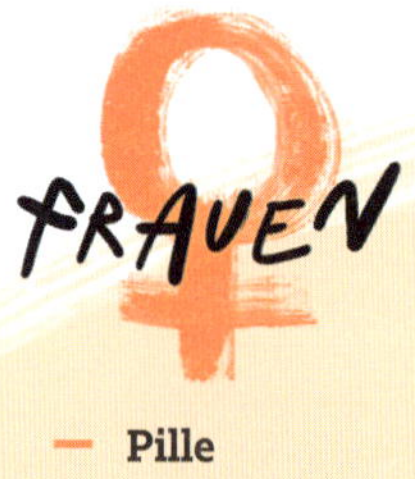

- **Pille**
- **Minipille**
- **Implanon**
- **Hormonring**
- **Hormonpflaster**
- **Femidom**
- **Diaphragma und Portiokappe**
- **Kupferspirale**
- **Verhütungsapp**
- **Temperaturmethode**
- **Pille danach (Notfallverhütung)**
- **Spirale danach (Notfallverhütung)**
- **Sterilistaion**

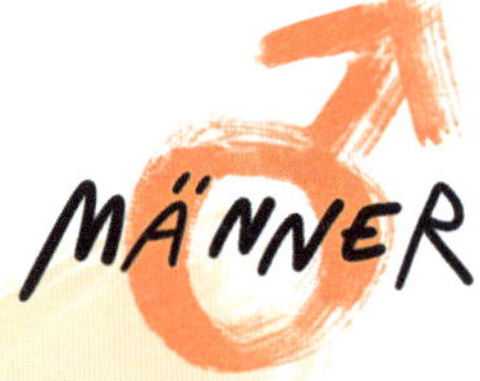

- **Kondom**
- **Sterilistaion**

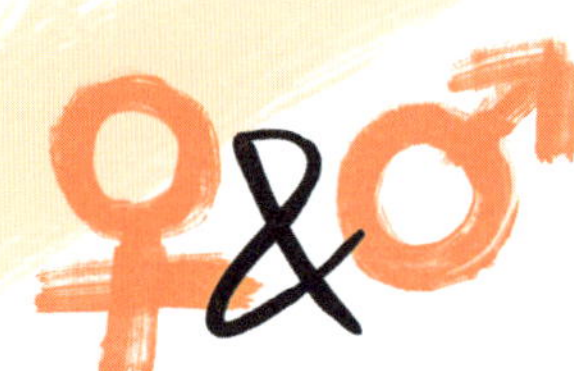

- **Coitus interruptus**

Die Sterilisation der Frau ist weltweit das üblichste Verhütungsmittel. Sterilisation bedeutet »unfruchtbar machen«. Bei der Frau erfolgt die Sterilisation, indem man ein Stück der Eileiter entfernt. Dies ist eine größere Operation und kann nicht rückgängig gemacht werden. Am einfachsten wird sie gleich nach einer Geburt durchgeführt. Die Sterilisation beim Mann ist viel einfacher und risikoärmer. Man unterbindet die Zeugungsfähigkeit in einem kleinen, ambulanten operativen

Eingriff und durchtrennt die Samenleiter. Das heißt Vasektomie. Diese kann rückgängig gemacht werden. Die Chancen, danach wieder ein Kind zu zeugen liegt bei rund 75 Prozent, wenn die Vasektomie weniger als drei Jahre zurückliegt. Liegt sie mehr als 15 Jahre zurück, sind es nur noch 30 Prozent.

Barriere-Methoden

PENISKONDOM

Kondome sind aus dünnem Latex. Sie schützen sowohl vor Schwangerschaft als auch Geschlechtskrankheiten wie HPV, HIV, Chlamydien, Hepatitis B und C und vielen anderen Erregern. Das Kondom ist das einzige Verhütungsmittel, das gleichzeitig vor Schwangerschaft und vor sexuell übertragbaren Infektionen schützt. Kondome sollten deshalb bei allen Sexpraktiken verwendet werden, nicht nur vaginal.

PEARL-INDEX 2–12

Für Kondome sprechen die unkomplizierte Anwendung und die leichte Verfügbarkeit. Wird ein Kondom jedoch ungeschickt oder unsachgemäß verwendet, kann es leicht zerreißen oder verrutschen. Deshalb der Pearl-Index zwischen 2 und 12. Die Sicherheit von Kondomen hängt stark von der richtigen Handhabung ab. Für das passende Kondom musst du deinen Penisumfang in erigiertem Zustand messen. Für junge Männer sind manchmal Normkondome zu groß – dann kann das Kondom wegrutschen.

Ein praktische Anleitung zum Kondom findest du auf Seite 198.

MÖGEN MÄNNER EIGENTLICH KONDOME?

Ja und nein. Bei Jugendlichen ist das Kondom (und kombinierte Pillenpräparate) das am häufigsten verwendete Verhütungsmittel. In festen Beziehungen hingegen überlassen Männer die Empfängnisverhütung gern ihrer Partnerin und verzichten auf die Anwendung von Kondomen.

Das Kondom wird über den erigierten Penis gestreift. So gelangt keine Samenflüssigkeit in die Vagina. In der Regel verursacht es keine Nebenwirkungen, außer bei einer Latex-Allergie. Andererseits schützt es die ganz wenigen Frauen, die auf Sperma allergisch reagieren.

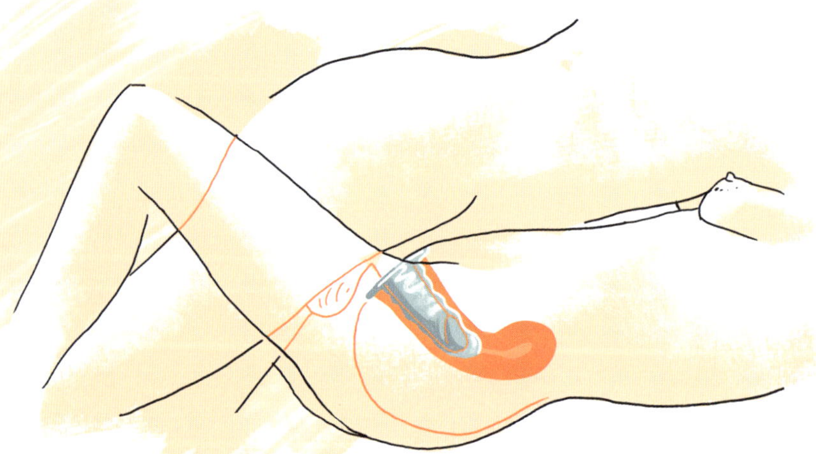

VAGINALKONDOM

PEARL-INDEX 5–25

Das Vaginalkondom, auch Femidom genannt, ist ein »Frauen-Kondom«. Wie das Peniskondom schützt es vor Schwangerschaft, HIV und anderen sexuell übertragbaren Infektionen. Es besteht aus dünnem, reißfestem Kunststoff, und ist 17 bis 18 cm lang und wird in die Vagina eingeführt. Es ist mit zwei Ringen ausgestattet, von denen der äußere außerhalb der Vagina vor den großen Vulvalippen liegt und der innere wie ein Pessar (Diaphragma) in die Vagina eingeführt wird. Das Femidom kann bis zu zehn Stunden vor dem Geschlechtsverkehr eingesetzt werden. Vorteil: Das Femidom kann auch angewendet werden, wenn der Penis nicht steif ist.

DIAPHRAGMA ODER PORTIOKAPPE

PEARL-INDEX 1–20, ABHÄNGIG VON DER HANDHABUNG

Diaphragma und Portiokappe sind ähnlich. Es sind weiche, schalenförmige Kappen aus Latex oder Silikon, die mit einer spermienhemmenden Creme bestrichen (die gibt es auch auf Milchsäurebasis) und tief in die Vagina über den Muttermund gestülpt werden. Dort versperren sie den Zugang zur Gebärmutter. Das Einsetzen muss man üben! Die kleine Gummikappe muss individuell angepasst werden. Sie bietet keinen Schutz vor sexuell übertragbaren Infektionen und muss von einer gynäkologischen Fachperson angepasst werden. Zwischen dem Einsetzen und dem Geschlechtsverkehr sollten nicht mehr als zwei, nach dem Sex bis zum Herausnehmen sollten mindestens acht Stunden vergehen. Sie sind wasch- und wiederverwendbar. Nach etwa zwei Jahren müssen sie ausgetauscht werden.

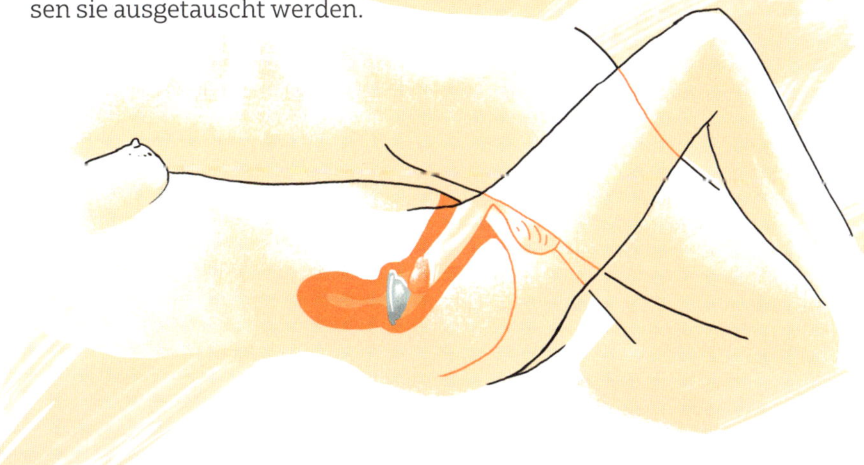

Hormonelle Methoden

Alle hormonellen Methoden schützen zuverlässig vor einer Schwangerschaft, aber nicht vor HIV und anderen sexuell übertragbaren Infektionen. Hormonelle Verhütungsmethoden enthalten künstlich hergestellte Sexualhormone, die den Hormonen des Eierstocks entsprechen. Sie verhindern den Eisprung, indem sie den Zyklus unterdrücken. Dieses Prinzip gilt nicht nur für die Pille, sondern auch für alle anderen Hormon-Präparate wie Ring, Pflaster, Stäbchen, Spirale. Sie unterscheiden sich von der Pille nur durch die Stelle, an der die Substanz in den Organismus aufgenommen wird.

Junge Frauen fühlen sich meist mit hormonellen Methoden am sichersten. Trotzdem ist es gut, wenn du über Wirkung und Nebenwirkungen von hormoneller Empfängnisverhütung Bescheid weißt. Sie kann sich auf Körper, Seele und Partnerschaft auswirken und auch auf das Immunsystem. Risiken und Nebenwirkungen sollten gründlich abgewogen werden und du solltest mögliche Alternativen kennen. Die Alternativen zur Pille sind zwar weniger bequem, dafür aber auch weniger belastend für die Frau. Wenn Alternativen gewissenhaft angewendet werden, können sie ebenso zuverlässig sein.

DIE PILLE

PEARL-INDEX 0,1–1

Dank der Pille für die Frau ist es seit den 1960er-Jahren möglich, eine Schwangerschaft viel zuverlässiger zu verhüten als all die Jahrhunderte davor. Am 18. August 1960 kam die erste Antibabypille in den USA auf den Markt. Sie hat die Gesellschaft nach dem Zweiten Weltkrieg entscheidend geprägt und das (Sex-)Leben von Frauen nachhaltig verändert. Erstmals konnten Frauen ungewollte Schwangerschaften verhindern, indem sie regelmäßig ein Hormonpräparat einnahmen.

Bis heute haben Schätzungen zufolge weltweit mehr als 200 Millionen Frauen auf diese Weise verhütet. In Deutschland nimmt heute mehr als jede zweite Frau zwischen 18 und 49 Jahren die Pille, laut einer repräsentativen Umfrage.

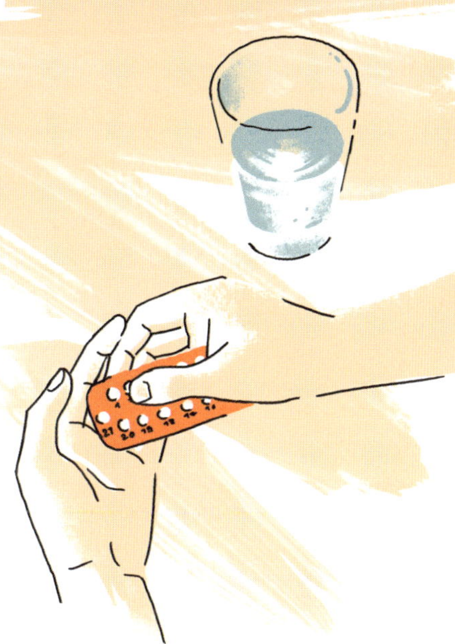

PILLE UND FRAUENRECHTE

BASICS

Zwei Frauenrechtlerinnen gaben den Anstoß für die Entwicklung der Pille: die Krankenschwester Margaret Sanger und die vermögende Biologin Katherine McCormick. Die Einführung der Pille führte dazu, dass Frauen auch in anderen Gebieten unabhängiger wurden. Viele Frauen wurden später Mütter und hatten so mehr Zeit für Schule, Ausbildung und Beruf. Die Zahl der Abiturientinnen und Akademikerinnen stieg noch in den 1960er-Jahren sprunghaft an.

Die Pille ist eine verbreitete Verhütungsmethode und gilt als zuverlässig. Sie muss jeden Tag eingenommen werden. Sie ist ein Medikament und nur gegen ein ärztliches Rezept erhältlich. Zuerst ist also eine Beratung nötig.

SO WIRKT DIE PILLE

BASICS

Je nach Art der Pille enthält sie nur ein einziges Hormon oder eine Kombination mehrerer Hormone. Kombinationspräparate zur Empfängnisverhütung enthalten die beiden weiblichen Sexualhormone Östrogen (Follikelhormon) und Gestagen (Gelbkörperhormon). Sie wirken, indem sie im Gehirn die Bildung von Botenstoffen hemmen, die normalerweise für den Eisprung (Ovulation) erforderlich sind. Man bezeichnet sie deshalb auch als Ovulationshemmer. Zusätzlich bewirkt das Gestagen eine Veränderung des Schleims im Gebärmutterhals. Die männlichen Samenzellen (Spermien) können so nicht mehr in die Gebärmutterhöhle aufsteigen.

Außerdem verhindert die Pille eine ausreichende Entwicklung der Gebärmutterschleimhaut, sodass ein befruchtetes Ei sich nicht einnisten kann. Der weibliche Zyklus wird somit ausgeschaltet und in einen festen Takt versetzt. Die Pille wird meistens an 21 Tagen des Zyklus eingenommen. Es folgen sechs bis sieben Tage Pause für eine Pseudoblutung. Diese erfüllt aber nicht den ursprünglichen Zweck. Denn da sich keine Gebärmutterschleimhaut aufgebaut hat, muss sie auch nicht »entsorgt« werden. Ein Zyklus findet eigentlich nicht statt. Es gibt auch Präparate, die keine Blutung auslösen.

Außer einem Verhütungsmittel ist die Pille auch ein wichtiges Therapeutikum gegen Endometriose. Ebenso wird sie eingesetzt, um unregelmäßige oder schmerzhafte Regelblutungen zu korrigieren oder um Akne zu behandeln. Doch es ist nicht ratsam, die Pille nur zur Regulation des Zyklus oder gegen Akne einzunehmen, da sie nicht zu unterschätzende Nebenwirkungen hat.

MINIPILLE

PEARL-INDEX 0,5–3

Die Minipille enthält nur Gestagene. Sie hat weniger Nebenwirkungen als die normale Pille. Deshalb eignet sie sich für Frauen, die das Hormon Östrogen nicht vertragen oder noch ein Baby stillen. Die herkömmliche Pille würde die Milchproduktion reduzieren. Durch das Hormon Gestagen verändert sich der Schleim im Gebärmutterhals und verhindert einen ausreichenden Aufbau der Gebärmutterschleimhaut. Dadurch werden auch die Spermien aufgehalten. Mit Ausnahme eines Präparates mit dem Wirkstoff Desogestrel verhindern Minipillen den Eisprung nicht.

Die Einnahme der Minipille muss jeden Tag, ohne Pause, zur selben Uhrzeit erfolgen. Deshalb verlangt sie große Disziplin. Wird sie zwei Stunden später eingenommen, schützt sie schon nicht mehr vor einer Schwangerschaft. Der Handy-Alarm kann helfen, daran zu erinnern.

DIE PILLE HAT NEBENWIRKUNGEN

GOOD 2 KNOW

Die Pille ist ein effektives Verhütungsmittel mit erheblichen Nebenwirkungen. Zum Beispiel können auftreten: Übelkeit, Erbrechen, Gewichtszunahme, Stimmungsveränderungen, Depressionen, erhöhtes Thrombose-Risiko, Embolien, verringertes Lustempfinden. Die Liste der Nebenwirkungen der Pille ist lang. »Es wird viel zu wenig geforscht, um die Pille besser zu machen«, sagt die Comedienne Carolin Kebekus in ihrem satirischen Geburtstagsvideo »60 Jahre Pille – Happy No Birthday«[25].

Deshalb sollten die Vor- und Nachteile einer Pilleneinnahme bei jeder Frau individuell abgewogen werden. Schwere Nebenwirkungen kommen selten vor. In den ersten Monaten kann es zu Zwischenblutungen kommen. Das Krebsrisiko ist eher zu vernachlässigen.

Normalerweise geben Pharmakonzerne 20 Prozent ihres Umsatzes in die Forschung und Weiterentwicklung ihrer Medikamente. Bei Verhütungsmitteln sind es nur lächerliche zwei Prozent. Weshalb nehmen die Frauen die Pille trotzdem? Weil sie es sind, die den Stress haben, wenn sie schwanger werden. Die Pille ist das kleinere Übel. Gerade deshalb muss die Pille besser und sicherer gemacht werden. Und man muss besser über die Pille aufklären. Denn ganz vieles hat man den Frauen bisher einfach verschwiegen.

Zum Beispiel, dass sie mit der Pille gar nicht bluten müssten. Die Pillenblutung ist eine »Fake«-Blutung, eine Östrogen-Entzugsblutung, die keinerlei medizinischen Nutzen hat. Dabei geht es nur darum, so zu tun als ob, damit alle beruhigt sind. In der Gebärmutter passiert wegen der Pilleneinnahme gar nichts. Kein Aufbau der Schleimhaut, kein Eisprung und deshalb auch keine Menstruation, die die Gebärmutter wieder reinigt für den nächsten Zyklus. Frau könnte die Pille also auch einfach durchnehmen ohne Pillenpause. Wer profitiert davon, dass sie es nicht tun? Die Wirtschaft, die damit sowohl Pille wie Menstruationsprodukte an die Frau bringen kann. Also, falls du die Pille nimmst, sprich deine Frauenärztin auf ein alternatives Produkt an, das keine unnötige Blutung verursacht.

AB WANN WIRKT DIE PILLE?

Die empfängnisverhütende Wirkung der Pille ist vom ersten Einnahmetag an gewährleistet, wenn am ersten Tag der Periodenblutung damit begonnen wird. Voraussetzung für die zuverlässige Wirkung ist, dass die Pille regelmäßig und möglichst immer zur gleichen Tageszeit eingenommen wird. Um sicherzugehen, dass du es nicht vergisst, kannst du dir auf deinem Handy einen Wecker stellen.

WAS, WENN ICH SIE VERGESSEN HABE?

Ist es weniger als zwölf Stunden her, ist der Schutz vor einer Schwangerschaft nach wie vor gewährleistet. Nimm die vergessene Pille aber schnellstmöglich ein. Ist es länger als zwölf Stunden her, dann ist die Verhütung nicht mehr gewährleistet. Hattest du an diesem oder den fünf Tagen davor Sex, kontaktiere eine Apotheke oder eine Fachstelle für sexuelle Gesundheit, um zu erfahren, was du tun musst. Es kann sein, dass du eine Notfallverhütung benötigst.

ICH MUSSTE ERBRECHEN ODER MEDIKAMENTE NEHMEN.

Besondere Umstände, Erbrechen oder Durchfall und die zusätzliche Einnahme von Medikamenten können die Wirksamkeit der Pille herabsetzen. Hast du innerhalb von 4 Stunden nach Einnahme der Pille erbrochen, wirkt sie nicht mehr sicher. Nimm eine zusätzliche Pille. Wenn du gleichzeitig andere Medikamente einnimmst (Antibiotika, aber auch pflanzliche Medikamente), dann kann die Sicherheit der Pille vermindert sein. Frag eine medizinische Fachperson nach möglichen Wechselwirkungen.

KANN DIE PILLE UNFRUCHTBAR MACHEN?

Die heutigen niedrig dosierten Pillen beeinflussen selbst nach langjähriger Einnahme die Fruchtbarkeit der Frau nicht. Neuen Erkenntnissen zufolge scheint die langfristige Anwendung von solchen Östrogen-Gestagen-Kombinationspräparaten die Fruchtbarkeit sogar zu verbessern. Eine Schwangerschaft kann bereits im ersten Zyklus nach Absetzen der Pille eintreten. Drei Monate nach Absetzen der Pille haben circa 80 Prozent der Frauen wieder einen Eisprung.

DIE PILLE UND DER SEX

Hormonelle Verhütungsmittel können Einfluss auf die weibliche Sexualität und die Libido von Frauen haben. Deshalb sollten Frauen auf die mögliche Auswirkung der Pille auf ihre Sexualität hingewiesen werden. Bei 15–20 Prozent der Frauen kann es zu einer Verstärkung oder Verringerung des sexuellen Verlangens kommen.

Die Pilleneinnahme ist aber nur einer von vielen Faktoren, die die weibliche Sexualität beeinflussen. Die meisten Frauen spüren keine Veränderung in ihrem Lustempfinden.

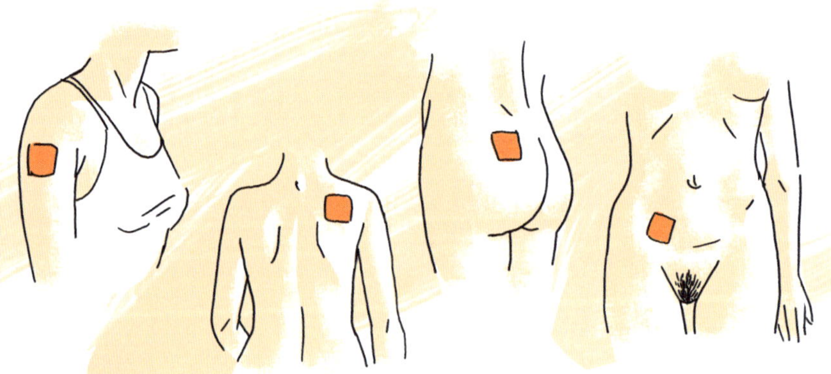

PEARL-INDEX 0,9

HORMONPFLASTER

Das Hormonpflaster ist ähnlich sicher wie die Pille. Es wird auf den Bauch, die Außenseite des Oberarms oder auf den Po geklebt. Von ihm werden Östrogen und Gestagen über die Haut direkt ins Blut abgegeben. Das belastet die Leber weniger als die Pille. Nach einer Woche muss das Pflaster gewechselt werden. Nach drei Wochen folgt eine siebentägige Pause, in der die Regelblutung einsetzt. Das Pflaster kann sich unter Umständen beim Schwimmen oder in der Sauna lösen. Der Verhütungsschutz bleibt gewährleistet, wenn es innerhalb von 24 Stunden nachgeklebt wird.

HORMONRING

PEARL-INDEX 0,65

Der Hormonring ist ein biegsamer Kunststoffring, der jeweils für drei Wochen in die Vagina eingeführt wird. Danach folgen sieben »ringfreie« Tage für die Regelblutung. Seine Wirkung ist vergleichbar mit der Pille, er gibt in niedriger Dosierung Östrogen und Gestagen ab. In der Regel ist er gut verträglich, aber er kann das Thromboserisiko erhöhen oder Kopfschmerzen und vaginale Entzündungen verursachen. Der Hormonring eignet sich vor allem für Frauen, die nicht regelmäßig die Pille schlucken wollen oder können.

HORMONSTÄBCHEN (IMPLANON)

PEARL-INDEX 0,1

Dieses Hormonimplantat sieht aus wie ein Streichholz. Das »Stäbchen« (Implanon) wird unter örtlicher Betäubung in den Oberarm eingesetzt und muss nach drei Jahren ersetzt werden. Es kann aber auch jederzeit wieder entfernt werden. Das Implanon gibt ständig kleine Mengen Gestagen an den Körper ab. Regelblutungen können seltener werden oder ganz ausbleiben. Übelkeit und Bauchschmerzen während der Periode können auftreten. Nach Absetzen des Mittels kann es länger dauern, bis wieder ein normaler Zyklus einsetzt.

Das Implanon verhindert drei Jahre sehr sicher eine Schwangerschaft und ist für Frauen jeden Alters geeignet. Es muss nicht regelmäßig an die Verhütung gedacht werden. Daher ist es eine Alternative zur Pille.

PEARL-INDEX
0,3–0,9

DREIMONATSSPRITZE

Die Dreimonatsspritze wirkt ähnlich wie das Implanon. Alle 12 Wochen wird Gelbkörperhormon gespritzt. Bei diesen Formen der Verhütung gibt es keine regelmäßige Regelblutung, und nach Absetzen des Mittels kann es länger dauern, bis wieder ein normaler Zyklus einsetzt.

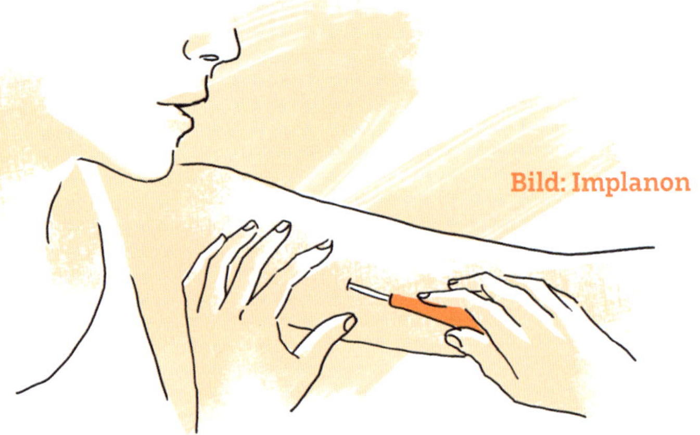

Bild: Implanon

Natürliche Methode

PEARL-INDEX
BEI OPTIMALER
ANWENDUNG
0,4–2,6

SYMPTOTHERMALE METHODE

Im Vergleich zu anderen natürlichen Verhütungsmethoden gilt die symptothermale Methode als recht sicher. Sie nennt sich auch natürliche Familienplanung (NFP). Das Prinzip der symptothermalen Methode geht davon aus, dass eine Frau nur an maximal 7 Tagen im Monat fruchtbar ist. Um diese Tage zu ermitteln, wird mit einem Fieberthermometer oder einem speziellen kleinen Computer jeden Tag die Morgentemperatur vor dem Aufstehen gemessen und in eine Übersichtstabelle eingetragen. Zusätzlich wird anhand der Veränderung des Muttermundschleims (Zervixschleim) der Zeitpunkt des Eisprungs und damit die fruchtbaren Tage festgestellt. Die Sicherheit dieser Methode hängt von der Konsequenz der Anwendung ab und entspricht im Idealfall der der Pille (Pearl-Index: 0,3). Die Zuverlässigkeit setzt jedoch einen einigermaßen geregelten Tagesablauf und damit einen regelmäßigen Zyklus voraus. Deshalb ist sie beispielsweise bei Schicht- und Nachtdiensten weniger geeignet. Auch Krankheitszeiten oder Reisen können den Zyklus durcheinanderbringen.

Temperaturmessung plus Peniskondome: Mit dieser Kombination ist eine sehr sichere Verhütung möglich. Allerdings müssen beide Partner gut über den Zyklus informiert und bereit sein, in gemeinsamer Verantwortung für die Verhütung zu sorgen.

ZYKLUS-APPS

Zyklus-Apps sollen eigentlich die symptothermale Methode vereinfachen. Verhütungs-Apps sind nichts anderes als die natürliche Zyklusmethode mit digitaler Unterstützung. Doch die Anwendung führt tatsächlich vermehrt zu ungeplanten Schwangerschaften. Diese Apps eignen sich eindeutig besser, um den richtigen Zeitpunkt des Eisprungs zu bestimmen, wenn man schwanger werden will. Diese Art der Verhütung setzt einen regelmäßigen Zyklus, Disziplin und sehr gute Kenntnis des eigenen Körpers voraus, da man Vaginalsekret und Zervixschleim beurteilen muss.

DER PEARL-INDEX IST HOCH: 5,2

Bei zusätzlicher Verwendung von Kondomen verbessert sich der Pearl-Index.

Die Spiralen

PEARL-INDEX 0,1

HORMONELLE SPIRALE

Die Hormonspirale gilt als sicheres Verhütungsmittel. Sie wird vom Frauenarzt in die Gebärmutter eingesetzt und enthält ein kleines Depot, das bis zu fünf Jahre lang Gestagen abgibt. Dabei gibt es eine geringere oder oft gar keine Regelblutung. Das Gelbkörperhormon dieser Spirale, das fortwährend abgegeben wird, gelangt in den Blutkreislauf und verursacht nicht selten Nebenwirkungen wie vorübergehende Schmierblutungen oder Kopfschmerzen. Die Hormonspirale eignet sich vor allem für Frauen, die nicht täglich die Pille schlucken wollen. Bei jungen Frauen kann es schwierig sein, die Spirale einzusetzen, weil die Vagina und Gebärmutterhöhle oft noch recht eng sind.

MACHEN HORMONSPIRALEN DEPRESSIV?

PASS AUF!

Hormonspiralen enthalten das Hormon Gestagen. Einige Frauen reagieren darauf mit Stimmungsschwankungen bis hin zur Depression. Diese können auch bei der Anwendung von Implanon (Stäbchen) oder Pillen auftreten.

KUPFERSPIRALE

Die Spirale ist ein kleines T-Stäbchen, das in die Gebärmutter eingelegt wird und hauptsächlich das Aufsteigen der Spermien hemmt.

Der Fremdkörper reizt die Gebärmutter und löst damit die Produktion von Abwehrzellen aus. Ei- und Samenzellen werden vernichtet oder gelähmt. In der Regel verhindert die Spirale bereits die Befruchtung, manchmal aber auch erst die Einnistung des schon befruchteten Eis. Wie es der Name schon sagt, ist sie mit feinem Kupferdraht umwickelt. Da sie nicht über Hormone wirkt, greift die Spirale nicht in den weiblichen Zyklus ein und wirkt sich nicht negativ auf die Fruchtbarkeit aus. Die Spirale zählt zu den sichersten Verhütungsmethoden, da Anwendungs- sowie Einnahmefehler ausgeschlossen sind. Auf lange Sicht ist die Kupferspirale auch eine kostengünstige Methode.

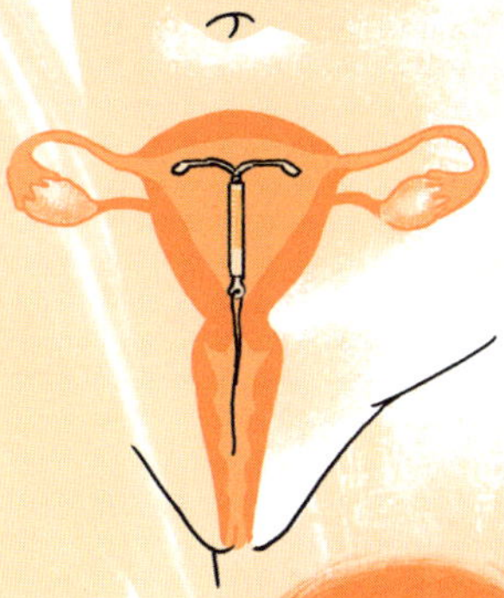

PEARL-INDEX
0,3–0,8

Die Spirale wird vom Arzt/der Ärztin in die Gebärmutter eingesetzt (am besten während der Regel). Nach fünf Jahren muss sie gewechselt werden. Je länger die Spirale liegt, desto sicherer ist diese Methode. Es kann anfangs zu Blutungen und Krämpfen kommen. Der Körper muss sich an den Fremdkörper gewöhnen. Grundsätzlich ist eine Spirale für Mädchen und Frauen, die noch keine Kinder geboren haben, weniger geeignet, da in diesem Fall die Nebenwirkungen und Risiken, wie die verstärkte Regelblutung und das Risiko aufsteigender Infektionen, höher sind.

KUPFERKETTE

Die Kupferkette ist in Wirkung, Nebenwirkungen und Sicherheit ähnlich wie die Kupferspirale, muss aber in die Wand der Gebärmutter eingehakt werden.

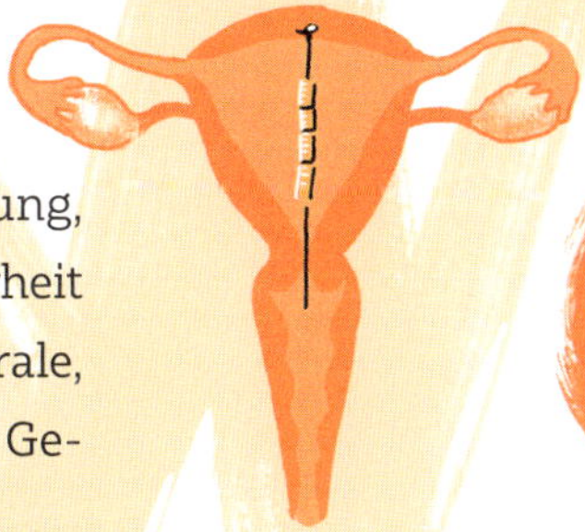

PEARL-INDEX
0,2–0,5

Unsichere Verhütungsmethoden und Praktiken

NICHT ZU EMPFEHLEN!

COITUS INTERRUPTUS ODER »RÜCKZIEHER«

Die Technik, den Penis kurz vor dem Samenerguss aus der Vagina zu ziehen, nennt man Coitus interruptus oder Rückzieher. Das schützt dich weder sicher vor einer Schwangerschaft noch vor Geschlechtskrankheiten. Schon im Lusttropfen können Spermien sein und in die Vagina gelangen. Deshalb sollte man auch beim Petting vorsichtig sein. Außerdem schafft man es oft nicht, den Penis rechtzeitig zurückzuziehen, wenn die Erregung groß ist.

UNSICHER!

SPERMIZIDE

Spermizide sind chemische Verhütungsmittel. Es gibt sie in verschiedenen Formen, zum Beispiel als Creme oder als Zäpfchen. Sie enthalten Stoffe (Spermizide genannt), die die Samenzellen abtöten und deren Fortbewegungsmöglichkeit hemmen sollen. Spermizide, die nicht in Verbindung mit einem anderen Verhütungsmittel (Kondom oder Diaphragma) angewendet werden, sind wenig wirksam.

Notfallverhütung – kein Verhütungsmittel

Notfallverhütung ist – wie der Name schon sagt – eine Notfallmaßnahme. Sie kann innerhalb einer definierten Zeitspanne angewendet werden.

HORMONELLE NOTFALLVERHÜTUNG (»PILLE DANACH«)

Die »Pille danach« ist ausschließlich für den Notfall vorgesehen, zum Beispiel nach einer Verhütungspanne, ungeschütztem oder ungewolltem Sex. Man bekommt sie bei der Frauenärztin, beim Frauenarzt oder in der Apotheke. Bevor man sie bekommt, wird man dort entsprechend befragt und beraten. Durch die »Pille danach« wird der Eisprung verhindert. Die Einnahme sollte spätestens fünf Tage (ellaOne) beziehungsweise drei Tage (alle anderen) nach dem ungeschützten Geschlechtsverkehr erfolgen. Je mehr Zeit verstreicht, desto mehr nimmt die Wirksamkeit der Pille ab. Die »Pille danach« darf nur in Ausnahmefällen und auf keinen Fall mehrmals kurz hintereinander eingesetzt werden. Sie ist ein starker chemischer Eingriff in den Zyklus. Nach der Einnahme kann es zu starken Blutungen kommen.

NOTFALLSPIRALE

Die Notfallspirale ist eine Kupferspirale, die bis zu fünf Tagen nach der Verhütungspanne in die Gebärmutter eingelegt werden kann. Sie darf nicht vor der nächsten Menstruation wieder gezogen werden. Diese Methode bietet sich vor allem dann an, wenn die Frau auch hinterher mit der Spirale verhüten will. Die Sicherheit und Nebenwirkungen entsprechen denen der normalen Spirale. Sie wird von einer gynäkologischen Fachperson eingesetzt.

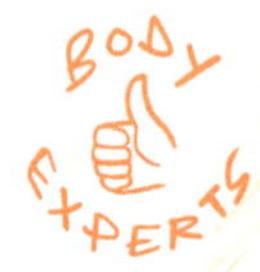

GESCHLECHTSKRANKHEITEN – DIE RISIKEN UND NEBENWIRKUNGEN VON SEX

Es gibt Risiken und Nebenwirkungen rund um Sex, und dazu gehören Geschlechtskrankheiten. Auch wenn du in nächster Zeit noch keinen Sex haben willst, solltest du darüber Bescheid wissen. Geschlechtskrankheiten werden beim Vaginal-, Anal- und Oralverkehr übertragen und wenn man Sexspielzeug gemeinsam benutzt. Auch beim Drogenkonsum besteht die Gefahr, sich anzustecken. Oft bewirken Geschlechtskrankheiten zunächst keine Symptome. Deshalb kann man auch angesteckt sein, ohne es zu wissen. Ist eine Mutter Trägerin einer sexuellen Krankheit, kann sich diese während der Schwangerschaft und während der Geburt oder danach auf das Kind übertragen.

Symptome für eine Geschlechtskrankheit sind zum Beispiel Ausfluss, Jucken oder Hautveränderung an den Genitalien und am After. Häufige Erkrankungen sind Chlamydien, Feigwarzen (HPV) und Herpes. Auch Gonorrhö (»Tripper«) und Syphilis kommen wieder häufiger vor.

Der beste Schutz ist »Safer Sex«: Zuerst mal gehört dazu sexuelle Treue, also keine Partnerwechsel. Peniskondome und Femidome können das Risiko einer Ansteckung senken. Am besten schützen sie vor HIV (Aids), nach wie vor eine der gefährlichsten Geschlechtskrankheiten.

Viele Geschlechtskrankheiten lassen sich gut mit Antibiotika oder Antimykotika behandeln, wenn sie frühzeitig erkannt werden. Gegen einige kann man sich impfen lassen.

HUMANER PAPILLOMAVIRUS (HPV)

Infektionen mit Humanen Papillomaviren gehören zu den häufigsten sexuell übertragbaren Infektionen. Die Ansteckung mit den Viren erfolgt von Mensch zu Mensch, über Haut- und Schleimhautkontakt, nicht nur beim Sex. Deshalb wird allen Jugendlichen empfohlen, sich dagegen impfen zu lassen. Fast jeder Mensch trägt dieses Virus in sich. In den meisten Fällen verschwindet das Virus von selbst wieder. Es sind mehr als 120 HPV-Typen bekannt. Einige wenige davon, genau genommen 14, sind gefährliche Hochrisikovarianten und können Krebsvorstufen oder Krebs auslösen, beispielsweise an Gebärmutterhals, Anus, Vagina, Penis oder im Rachenbereich. Deshalb die Impfung als wirksamsten Schutz. Der ideale Zeitpunkt dafür ist, bevor du zum ersten Mal Sex hast. Doch auch wenn du schon Sex hattest, kann die Impfung bis zum Alter von 26 Jahren sinnvoll sein. Eine Ärztin/ein Arzt kann dir alle wichtigen Infos dazu geben. Die Impfung gegen HPV wird nicht nur für Mädchen im Alter von 9 bis 14 Jahren empfohlen, sondern seit Juni 2018 auch für Jungen in diesem Alter.

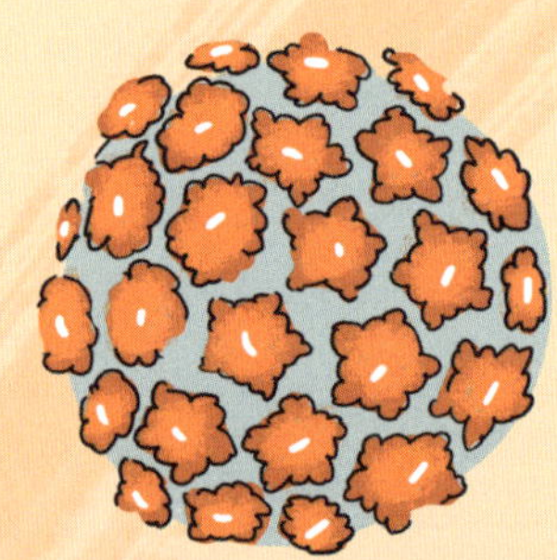

HEPATITIS B (HBV)

Hepatitis bedeutet Leberentzündung. Die meisten Leberentzündungen werden durch Viren verursacht. Das Hepatitis-Virus Typ B überträgt sich meist auf sexuellem Weg. Gegen Hepatitis B kannst du dich impfen lassen. Eine Hepatitis B kann nicht geheilt werden, der Leberschaden kann aber mit Medikamenten verhindert werden. Weltweit leben rund 257 Millionen Menschen mit einer chronischen Hepatitis B.

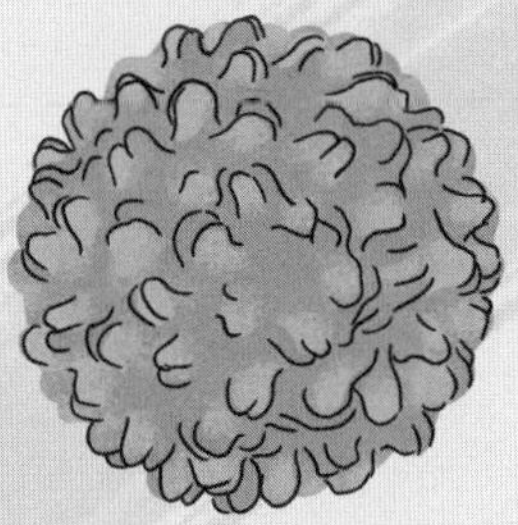

HERPES

Weltweit sind etwa 500 Millionen Menschen von einer Infektion mit dem Herpes-Virus betroffen. Es gibt zwei Virentypen. Typ 1 verursacht hauptsächlich Lippenherpes. Typ 2 ist Hauptauslöser von Genitalherpes. Beide Virustypen können jedoch grundsätzlich an allen Stellen des Körpers Infektionen verursachen. Rund 90 Prozent der Erwachsenen tragen das Herpesvirus 1 in sich, 20 Prozent das Herpesvirus 2. Heilen kann man Herpes nicht, doch bei vielen Menschen unterdrückt das Immunsystem das Virus, sodass sie nichts davon spüren. Ein Herpes-Ausbruch brennt, juckt, kribbelt und es kommt zu kleinen Geschwüren, die innerhalb von vier Wochen wieder abheilen. Er kann mit Medikamenten behandelt werden, dadurch wird die Dauer der Symptome deutlich reduziert. Die Medikamente funktionieren aber nur, wenn man sie in den ersten Stunden bis wenige Tage nach Ausbruch nimmt. Bei Verdacht auf eine Herpesinfektion sollte man daher nicht abwarten und sich sofort ärztlich untersuchen lassen.

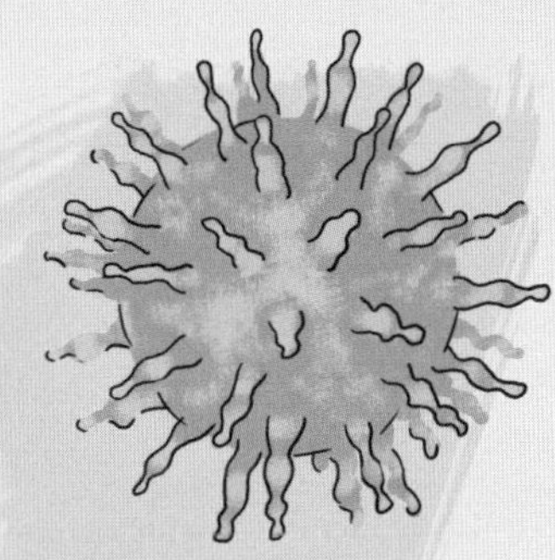

CHLAMYDIEN

Eine bakterielle Infektion mit Chlamydien kommt häufig vor und kann beim Sex besonders leicht übertragen werden. Weltweit gibt es 131 Millionen Neuinfektionen pro Jahr. Die Infektion verläuft häufig ohne Symptome oder nur mit leichten Beschwerden. Symptome können sein: bei Frauen Ausfluss, Jucken und Brennen beim Wasserlassen; bei Ausbreitung Fieber, starke Schmerzen im Unterbauch. Komplikationen: chronische Schmerzen, Beckenentzündungen. Bei Männern schleimig-eitriger Ausfluss, Schmerzen, Jucken und Brennen beim Wasserlassen. Komplikationen: Unfruchtbarkeit. Chlamydien werden mit Antibiotika behandelt.

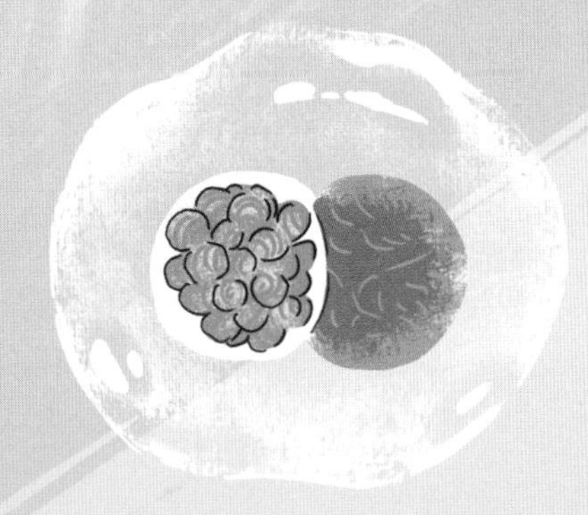

GONORRHOE (»TRIPPER«)

Gonorrhö, umgangssprachlich Tripper, heißt »Samenfluss«, weil man das eitrige Sekret früher fälschlicherweise für Sperma hielt. Auch diese bakterielle Infektion kommt relativ häufig vor. Weltweit gibt es 78 Millionen Neuinfektionen pro Jahr. Schmerzen beim Wasserlassen oder Geschlechtsverkehr, eitriger/weißlicher Ausfluss und Entzündungen sind typische Symptome. Die Infektionen des Penis zeigen diese Symptome oft, während Infektionen der Vagina, des Anus oder des Rachens meist ohne Symptome verlaufen. Gonorrhö wird mit Antibiotika behandelt.

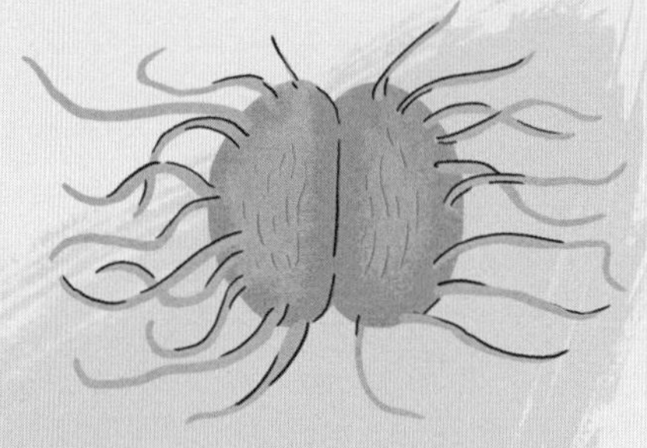

SYPHILIS (LUES)

Auch Syphilis wird durch Bakterien übertragen. Am häufigsten passiert das bei Vaginal-, Oral- und Analsex. Syphilis kann aber auch mit den Fingern, beim Küssen oder durch gemeinsam benutzte Sex-Toys oder Gleitmittel übertragen werden. Symptome bei Frauen und Männern: Zunächst entsteht ein schmerzloses Geschwür an der Eintrittstelle, später Haut- und Schleimhautveränderungen; nach Jahren ohne Behandlung kann es zu Schäden an Gehirn und Blutgefäßen und zu Lähmungen kommen. Syphilis wird mit Antibiotika behandelt.

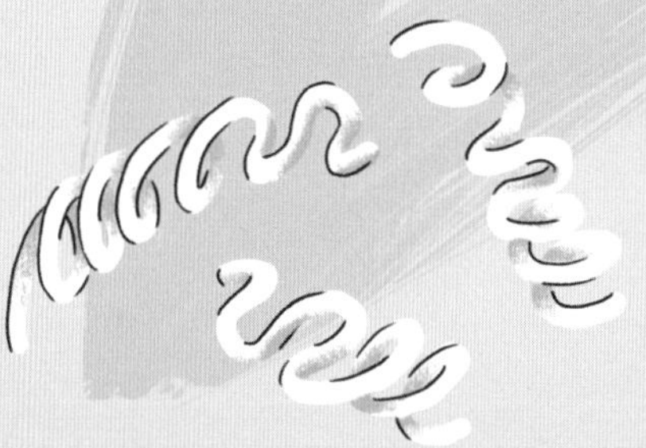

HIV (AIDS)

HIV wird durch ungeschützten vaginalen und analen Geschlechtsverkehr übertragen. Weltweit sind rund 56,7 Mio. Menschen betroffen. HIV kann auch durch Blut übertragen werden, zum Beispiel durch die gemeinsame Nutzung von Nadeln und Spritzen. Während der Schwangerschaft, bei der Geburt oder über die Muttermilch kann ebenfalls eine Übertragung stattfinden, wenn die Infektion unbehandelt ist. Die Diagnose »HIV-positiv« bedeutet, dass sich jemand mit dem HI-Virus infiziert hat und dass dies bei einem Test festgestellt worden ist. Die Person ist ein Leben lang Trägerin der Infektion, denn diese ist derzeit nicht heilbar. Nimmt die Person regelmäßig Medikamente, bleibt sie aber gesund und kann das HI-Virus nicht mehr übertragen.

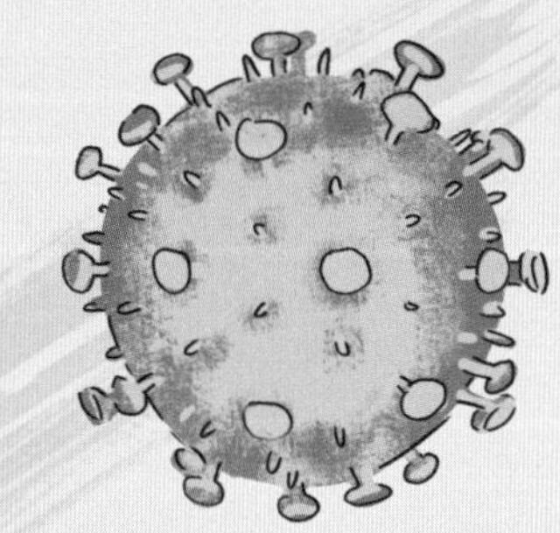

Ohne medikamentöse Behandlung schwächt die HIV-Infektion allmählich das Immunsystem, was als Aids bezeichnet wird. Komplikationen sind schwere Infektionskrankheiten und bestimmte Krebsarten. Der beste Weg, sich vor HIV/Aids zu schützen, ist Safer-Sex (siehe Internet).

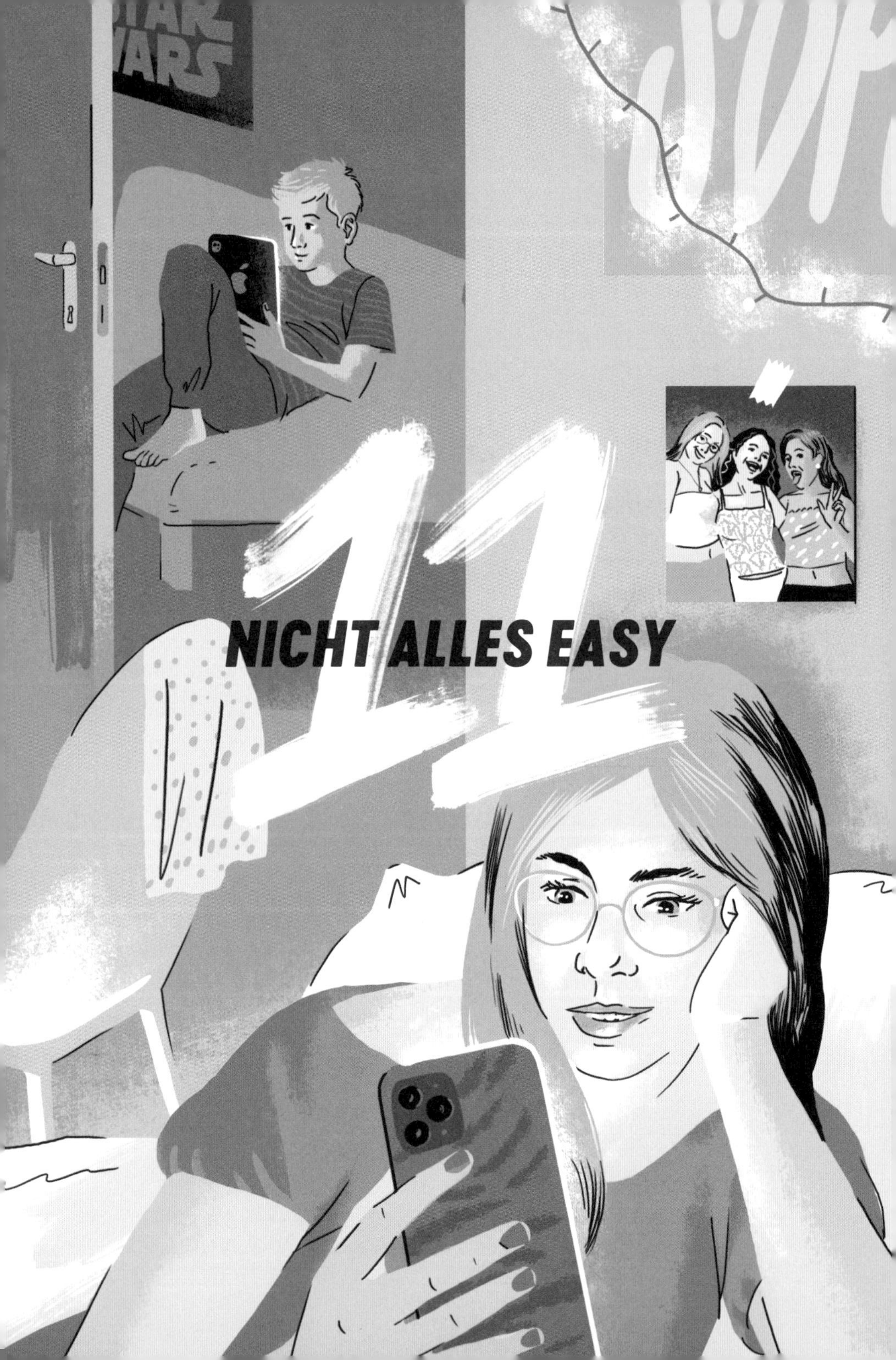
11
NICHT ALLES EASY

Pornos sind nicht das reale Leben

Aber im realen Leben sind sie dauerpräsent. Auf dem Schulhof oder im Kollegen- und Kolleginnenkreis werden sie dir womöglich ungefragt unter die Nase gehalten. Und du weißt auch sofort, dass es welche sind, denn eine Definition von Pornos lautet: »Du erkennst sie, wenn du sie siehst.«

Pornografie ist die Darstellung von sexuellen Handlungen in Filmen, Clips, Fotos oder Texten, in denen die Geschlechtsteile und Sexpraktiken explizit gezeigt und beschrieben werden.

PORNOS UND ROMANTISCHE ERZÄHLUNGEN SIND DIESELBEN GESCHICHTEN, AUS UNTERSCHIEDLICHEN BLICKWINKELN ERZÄHLT.

In Mainstream-Pornos werden oft extra große Penisse und Brüste und operativ veränderte Vulvalippen gezeigt. Frauen sind darin immer willig, Männer können ununterbrochen lang. Sie zeigen so gut wie keine Handlung. Gezoomt wird auf große erigierte Penisse und darauf, was diese tun. Mit realem Paar-Sex hat das rein gar nichts zu tun. Das Pornobusiness ist vor allem eine gewaltige Geldmaschine. Aber wisst ihr was, Romantikerzeugnisse für Frauen sind eine ebenso große Geldmaschine. Dazu zählen die perfekten Geschichten und Bilder in Liebesfilmen, Liebesromanen, und auch die intensive Nutzung von Social Media ist eine unversiegbare, von weiblichen Träumen gefütterte Geldquelle.

Romantische Liebe und Pornos sind eigentlich ein- und dasselbe: Sehnsuchtsträume: »Sie« träumt von Liebe, »Er« von ständigem geilem Sex und einem bequemen Weg dahin. Kernstück dieser Sehnsuchtsträume sind Mythen. Dahinter steckt die ultimative romantische Idee, dass irgendwo da draußen eine Person existiert, die dich ideal ergänzt. »The one! The one and only!«

Diese Erzählung ist uralt. Schon der griechische Philosoph Platon sprach von einer Kugel, die zweigeteilt wurde, und seither suchen alle Menschen ihre zweite Kugelhälfte. Der Kugelmenschenmythos wirkt noch heute nach. Er prägt romantisches Denken, romantische Filme, sexuelle Wünsche. Auch Männer haben diese Verschmelzungsvorstellung, nur dass es bei ihnen einfach mehr über Sex geschieht. Sex ist mehr Männerporno, Romantik ist mehr Frauenporno. So einfach ist das. Unrealistisch sind die Vorstellungen beiderseits. Und sie setzen gewaltig unter Druck, weil man ihnen entsprechen will oder den Liebespartner daran misst.

Der romantische Mythos dreht sich um den Prinzen auf dem weißen Pferd, um den Erlöser. Er darf dabei nichts falsch machen, sie soll sich willenlos hingeben. Damit ist immer auch Konsum (sprich Geld) verknüpft: Das Candlelight-Dinner, der diamantene Verlobungsring, die Reise zum schönsten Sonnenuntergang, das Traum-Hochzeitskleid und die Traum-Hochzeitsfeier. Was danach kommt – das will die Romantik oft nicht so genau wissen!

Romantik findet in einem luftleeren Raum statt. Die Protagonisten gehen weder einem Beruf nach, noch zahlen sie Miete und erleben auch keine Konflikte. Der sexuelle Mythos verspricht ein dauergeiles Sexleben, das einen erwartet, sobald man eine Frau sein Eigen nennen darf. Ein Leben mit einer Frau, die einem die sexuellen Wünsche von den Augen abliest. »Ich wurde geboren, um dich glücklich zu machen«, singt Britney Spears (»Born To Make You Happy«). Der Deal ist, dass sich die Frau hingibt und auflöst. Aber bitte aus Liebe! Männliche Dominanz über weiblicher Unterwerfung und Verfügbarkeit. Pornografie ist im Grunde die genau gleiche Erzählung. Nur macht sie sich nicht mal die Mühe, Dominanz, Unterwerfung und Gewalt zu verschleiern.

Nicht nur im Porno, auch in den Medien wird ein Bild von Sex gezeigt, das voller Übertreibungen und Unwahrheiten ist. Das führt dazu, dass viele Jugendliche (und auch Erwachsene) die im Porno gezeigten Sex-Praktiken als völlig selbstverständlich voraussetzen. Junge Männer und Frauen sehen in Pornos eine sehr breite Palette an Dingen und haben schnell mal das Gefühl, etwas wie Analsex sei Standard.

Im Film scheinen Frauen dauernd verfügbar und zu allem bereit zu sein. Das bringt nicht wenige Männer dazu, genau das von ihren Partnerinnen zu erwarten. Ann-Marlene Henning fragt in ihrem Buch »Sex verändert alles«[26]: »Möchtest du ein fauler, selbstsüchtiger Liebhaber sein, dann mach Sex wie im Porno. Willst du ein einfühlsamer Lover sein, bei dem dein Gegenüber sagt, ›Das war toll!‹, solltest du dich vielleicht nach anderen Vorbildern umschauen.« Und weiter: »Benimm dich gut im Bett! Deine Eltern haben dir hoffentlich gute Manieren beigebracht.«

Pornos lösen die Erregung und den Orgasmus vor allem über die Augen im Hirn aus. Über starke Emotionen, die die gezeigten Szenarien bewirken. Es ist ein »Kopforgasmus«. Häufiger Pornokonsum führt daher zu immer schlechterer Körperwahrnehmung, weshalb es immer stärkere Reize braucht, damit der Körper überhaupt noch reagiert. Und so werden die Filme womöglich immer extremer und gewaltvoller.

Es gibt auch Porno-Varianten, die verboten sind. Pornografische Darstellungen mit Personen unter 18 Jahren, Tieren, Ausscheidungen und Gewalt sind illegal. In der Schweiz ist es auch nicht erlaubt, Personen unter 16 Jahren Pornos zu zeigen. Einer Person über 16 Jahren Pornos zu zeigen, die das nicht will, ist ebenfalls nicht legal. Ganz grundsätzlich verboten ist die Verbreitung pornografischer Schriften an Minderjährige in Deutschland, aufgrund der Jugendschutzbestimmungen §184 Abs. 1 Nr. 1 und 2 StGB und § 4 JMStV.

HOL DIR HILFE

Bist du mit pornografischen Darstellungen konfrontiert worden, sprich bitte mit deinen Eltern oder Vertrauenspersonen darüber. Es gibt Meldestellen, wo du illegale Pornografie wie Kinderpornografie und Gewaltvideos melden kannst:

- Deutschland: **www.jugendschutz.net oder www.internet-beschwerdestelle.de**
- Schweiz: **www.clickandstop.ch**
- Österreich: **www.stopline.at**

Ein Teil der Porno-Welt ist gerade im Wandel begriffen. Das hat damit zu tun, dass immer mehr weibliche Jugendliche und Frauen erotisches Bildmaterial konsumieren. Die JAMES-Studie der Zürcher Hochschule für Angewandte Wissenschaften (ZHAW), die alle zwei Jahre durchgeführt wird, zeigt, dass sich der Anteil weiblicher Jugendlicher, die Pornos konsumieren, zwischen 2010 und 2020 von 16 auf 27 Prozent erhöht hat. Gleichzeitig gibt es bei den Jungs eine rückläufige Tendenz. Konsumierten im Jahr 2010 noch 73 Prozent Pornografie, waren es zehn Jahr später noch 57 Prozent. Die Pornoindustrie reagiert auf diese Trends und produziert immer mehr sogenannte »female friendly«-Filme, die weniger stereotype männliche und weibliche Verhaltensweisen zeigen.

Von Frauen gedrehte sogenannte »Frauenpornos« gibt es schon eine ganze Weile. Wenn schon, könnten sie eine Alternative sein. Doch überlege dir, ob das wirklich das ist, was dir zu einer schönen Sexualität verhilft. Du kannst dir überlegen, wie solcher Sex zu dem passt, was du dir bisher so gedacht und auch hier in diesem Buch gelesen hast.

PORNOKONSUM SCHRÄNKT DIE FANTASIE EIN

GOOD 2 KNOW

Je früher man Pornos schaut und je häufiger man solche Bilder konsumiert, desto mehr wird die eigene Realität eingeschränkt. Je mehr die eigene Fantasie zum Zug kommt, desto breiter wird das Spektrum der Erlebnisfähigkeit. Lass dir deine Fantasie nicht kaputt machen!

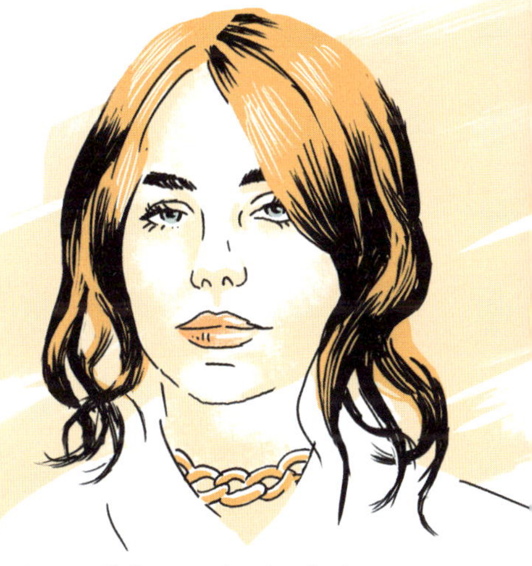

BILLIE EILISH SAGT: »PORNO HAT MEIN HIRN ZERSTÖRT!«[27]

Bereits mit elf Jahren hat die Musikerin angefangen, sich pornografische Inhalte anzusehen. Weil sie sich dadurch »cool« gefühlt habe. Billie erklärt: »Ich denke, das hat mein Hirn richtig zerstört.« Es mache sie heute unglaublich traurig, dass sie mit so viel pornografischen Inhalten konfrontiert gewesen sei, die ihr und ihrer Sexualität geschadet haben. »Als ich die ersten paar Male Sex hatte, habe ich nicht Nein gesagt zu Dingen, die nicht gut waren. Weil ich dachte, dass es Dinge sind, die ich mögen sollte.« Ihr Einverständnis nur für das zu geben, womit sie sich tatsächlich wohlfühlt, habe ihr große Probleme bereitet. Heute hat sie ein klares Statement dazu: »Pornos sind eine Schande.«

RAUS AUS DER PORNOFALLE

Wenn du merkst, dass sich deine ganze Aufmerksamkeit nur noch um die nächste Gelegenheit dreht, um Pornos anzuschauen, und du im »Dauersuchmodus« bist, dann bist du vermutlich abhängig geworden oder nahe dran. Hast du schon versucht, damit aufzuhören und gleichzeitig probiert, auch die Selbstbefriedigung zu lassen? Weil du glaubst und man dir gesagt hat, dass Selbstbefriedigung automatisch in den Pornokonsum führt? Diese Ansicht vertreten ganz viele! Ich weiß das, weil ich viele junge Menschen berate, die von Pornos wegkommen wollen, es aber mit Enthaltsamkeit nicht schaffen. Ich glaube, dass Selbstbefriedigung die beste Therapie gegen eine zu starke Fixierung auf Pornos ist!

Wenn du dieses Buch aufmerksam gelesen hast, weißt du warum. Wenn du in die Erlebnisfähigkeit deines eigenen Körpers und Kopfs investierst, wirst du immer weniger Reiz an Pornos finden. Weil du dich mit deinem Körper so gut fühlst, dass du sie nicht mehr brauchst. Du hast mehr Freude an deinem Körper und deiner selbstbestimmten Sexualität und deinen eigenen heißen Fantasien.

Deshalb: Nimm dir bewusst Zeit für Selbstbefriedigung, wie sie hier im Buch beschrieben ist. Finde heraus, wie dein Körper funktioniert, was dir gefällt, was dich anmacht. Du kannst auch aufschreiben, wie du mit dem Impuls, Pornos zu gucken, umgehst, welche Maßnahmen du triffst und wie du dich dabei fühlst. Ob es dir gelingt zu widerstehen oder nicht, und warum nicht. Oder wenn es dir gelingt, was du dafür getan hast. Je konsequenter und genauer man so ein Tagebuch führt, desto besser lernt man sich kennen und seine Impulse einordnen und steuern. Und je mehr man das kann, desto selbstbewusster fühlt man sich in seinem Körper.

Es geht auf keinen Fall darum, dass du dir deine sexuellen Bedürfnisse abtrainieren sollst. Es ist nur viel besser für dich, wenn du auf die Pornobilder als Erregungsquelle verzichtest und deine Sexualität aus dir selbst, aus deinem eigenen Körper und deinen eigenen Fantasien heraus auslebst.

#BOYS

BODY EXPERTS

Entscheidend ist herauszufinden, wie der eigene Körper funktioniert, was Lust macht, was nicht, was mehr oder weniger Stimulation braucht. Wie sich der Punkt, an dem der Orgasmus nicht mehr aufzuhalten ist, steuern lässt und welche Beckenbewegungen welche Stoßtechniken bedingen. Lauter Dinge, die Vaginas irgendwann zu schätzen wissen. Nichts ist attraktiver für eine Sexgefährtin als ein Mann, der seinen Körper kennt und weiß, was ihm Lust bereitet und was nicht. Dafür sind Pornos unbestreitbar keine gute Wichsvorlage.

VOM PORNOKONSUM WEGKOMMEN, WIE GEHT DAS?

Aus der Verhaltenspsychologie weiß man: Wenn man ein Verhalten verändern will, braucht es 21 Tage, um einen ersten Gewöhnungseffekt zu erzielen, und 60 Tage, um die Verhaltensänderung zu etablieren. Nach 1000 mehrheitlich erfolgreichen Tagen ist es einem in Fleisch und Blut übergegangen. Das Streben nach Perfektion hilft nicht. 75 Prozent Erfolg reichen.

Am besten planst du Selbststimulation regelmäßig ein, damit dich das Verlangen nach Pornos nicht unkontrolliert überfällt. Zwei- bis dreimal in der Woche solltest du dich mindestens mit der Selbstliebe befassen, wenn nötig, auch öfter. Wenn der Drang nach Pornos übermächtig wird: Befriedige dich als Notausstieg sofort, wenn möglich, intensiv selbst.

Such dir außerdem Ersatzbeschäftigungen: Dinge, die dich zufrieden machen und ablenken. Musik, Sport, Meditation, Gespräche, Gesellschaft, Lesen, Filme, karitative Aufgaben, Engagements in Verein und Kirche und so weiter. Vor allem »kräftige« Dinge helfen, wie intensiver Sport, Aufräum- oder Putzaktionen, praktische Arbeit an der frischen Luft. Lass dich von anderen für Hilfe einspannen.

Auch folgende Akuthilfen aus der Traumatherapie können dir helfen, dich bewusst zu spüren und aus dem Drang ins »Hier und Jetzt« zu kommen:

- Kräftig in einen Luftballon pusten, so lange wie nötig

- Etwas Chili auf die Zunge geben: Das fegt erst mal alle anderen Gefühle weg.

- Spitze Steine oder einen Lavastein in der Handfläche zur Faust drücken (Steine in der Hosen- oder Jackentasche aufbewahren)

- Kräftig Atmen (siehe Kapitel 5 »Der Beckenboden ist wie ein Blasebalg«)

VERHALTENSTAGEBUCH

	AUFTRETEN DES IMPULSES	WANN, WO, WESHALB	WAS PASSIERT DAVOR*	WAS PASSIERT DANACH WIE HABE ICH REAGIERT	MASSNAHME**	WEITERE BEMERKUNGEN
TAG 1						
TAG 2						
TAG 3						
TAG 4						
TAG 5						
TAG 6						
TAG 7						*LANGEWEILE, FRUST, ETC ... **RASCHES, INTENSIVES MASTURBIEREN, SPORT, MEDITIEREN, ETC ...

Sexfalle Internet

Im Internet surfen, gamen, eigene Social-Media-Profile pflegen – das kennst du vermutlich alles schon. Das sind alles tolle Möglichkeiten, die Vorteile des Internets zu nutzen. Du kannst Menschen folgen, dich inspirieren lassen, Freundschaften knüpfen und eigene Sachen online stellen, um sie anderen zu zeigen. Trotzdem – sei vorsichtig und mach dir Gedanken, was du ins Netz stellst und wie du mit den Inhalten umgehen willst. Denn was du einmal hochgeladen hast, kann nicht mehr gelöscht werden.

Sei besonders kritisch, wenn du die Herkunft der Inhalte nicht kennst. Darunter können auch Falschinformationen sein. Nicht alles, was du siehst, entspricht der Realität. Frag dich immer: Kann das stimmen? Woher und von wem kommt dieser Beitrag? Auch deine Kommentare können von Personen gelesen werden, die du gar nicht kennst. Deshalb frag dich: Wie wäre es für mich, wenn meine Nachbarn, Lehrpersonen, zukünftige Arbeitgebende meine Fotos, Videos und Kommentare sehen?

Und natürlich sind Cyber-Kriminelle auch nicht weit, um dich mit nicht jugendfreien Porno-Inhalten zu ködern. Dazu sind sie auf allen möglichen Kanälen aktiv und versuchen mit allerlei Tricks, die Algorithmen auszuhebeln. Auf Instagram beispielsweise mit realistischen pornografischen Zeichnungen und Comics, die mit Filtern verfremdet sind, deren Inhalte aber immer noch klar sichtbar sind. Oder erwachsene Täter und Täterinnen nehmen Kontakt mit dir auf und versuchen, dich dazu zu animieren, Nacktbilder von dir zu schicken oder dich mit ihnen zu treffen. Das nennt man Cybergrooming.

CYBERGROOMING

SO SCHÜTZT DU DICH!

Setz deine Accounts immer auf »privates Konto«. So können nur die Leute deine Inhalte sehen, die du als Abonnenten angenommen hast. Mach möglichst wenige persönliche Angaben, denn beispielsweise ist die Bio des Instagram-Profils immer öffentlich. Lösch Nachrichtenanfragen von Unbekannten.

Wurdest du Opfer von Belästigungen und Übergriffen im Internet? In der Regel sind es Erwachsene, die das Vertrauen von Kindern und Jugendlichen gewinnen wollen, um ihnen sexuelle Gewalt anzutun. Die Masche ist dieselbe wie bei direkten Übergriffen. Der Täter, die Täterin versucht dein Vertrauen zu gewinnen, wirkt verständnisvoller als deine Eltern, spielt Verliebtheit vor, gibt dir ganz viel Aufmerksamkeit. Du kannst nicht wissen, ob die Person in der Realität 13 oder 50 ist, ob Frau oder Mann. Irgendwann fragt dich die Person nach vertraulichen Informationen, stellt private Fragen, fragt nach Nacktbildern oder nach Videos, auf denen du dich selbst befriedigst. Oder sie sendet dir ungefragt sexuelle Bilder von sich, beispielsweise vom erigierten Penis.

SEXTING UND CYBER-MOBBING

HIER KANNST DU DIE PROBE AUFS EXEMPEL MACHEN:

→ **www.klicksafe.de**

Sexting, was ist das? Sexting setzt sich aus den Begriffen »Sex« und »Texting« (englisch für »simsen«, »SMS schreiben«) zusammen. Sexting ist, wenn Personen – auch solche, die in einer Beziehung sind – sich gegenseitig mit Nachrichten, Bildern und Videos erregen. Diese Art der Verführung hat zwar auch etwas Spielerisches, aber im Netz wirst du ganz schnell zum Freiwild. Bist du unsicher, ob/wie du etwas teilen kannst?

Du hast keine Kontrolle darüber, was mit Bildern oder Videos passiert, die du verschickst. Man könnte dich damit fertigmachen wollen.

Dich damit erpressen. Die Bilder in Umlauf bringen. Du könntest deswegen in der Schule gemobbt und zum Gespött gemacht werden, selbst von deiner Clique, der du vertraut hast. Schlimmstenfalls wirst du rund um die Uhr und pausenlos online durch den Dreck gezogen. Das kommt dir zu dramatisch vor? Nein, leider nicht.

Jugendliche unter 18 Jahren können sich übrigens strafbar machen, wenn sie Nacktfotos von sich online verbreiten. Ausnahme: Wenn beide Gesprächsteilnehmer über 16 Jahre und einverstanden sind, gegenseitig Nacktbilder zu schicken. Es ist aber strafbar, diese weiterzuverbreiten.

Schreibst du im Netz mit dir unbekannten Personen? Gib niemals persönliche Informationen weiter wie Nachname, Alter, Adresse, Fotos, Passwörter. Auch ein Straßenschild auf einem Foto kann deine Adresse verraten. Bekommst du ungefragt Nacktfotos zugeschickt, dann ist das sexuelle Belästigung. Ist dir plötzlich nicht mehr wohl beim Chatten mit einer Person? Brich den Kontakt ab.

LASS DICH BERATEN

GOOD 2 KNOW

Wenn du Unterstützung brauchst oder unsicher bist, kannst du dich informieren und auch anonym und kostenfrei beraten lassen, zum Beispiel auf **www.trau.dich.de** (Kinder) oder **www.save-me-online.de** (Jugendliche), **www.der-weg-nach-vorne.de** oder anderen Stellen (**www.klicksafe.de**), und in der Schweiz zum Beispiel auf **www.tschau.ch** oder **www.jugendundmedien.ch**.

VORSICHT LOVERBOYS!

Selbst mit Liebe kannst du hereingelegt werden. Deshalb sei vorsichtig, wenn jemand, den du noch nicht lange kennst, dir das Blaue vom Himmel verspricht, egal, ob an der Bushaltestelle oder im Internetchat. Loverboys sind Menschenhändler und Zuhälter (und oft selbst noch Teenager), die minderjährigen Mädchen die große Liebe vorgaukeln. Meist über Nachrichten in den sozialen Medien. Anfänglich überschüttet dich die Person mit Komplimenten, Geschenken und reichlich Zuwendung. Hast du dich dann verliebt, macht dich ein Loverboy systematisch von sich abhängig und sondert dich zunehmend von Freunden und Familie ab.

Meist haben sie es auf Mädchen zwischen 12 und 18 Jahren abgesehen. Das Ziel ist, dich psychisch so abhängig zu machen, dass man dich Schritt für Schritt in die Prostitution drängen, mit dir Sexfilme herstellen oder dich zu Straftaten verleiten kann. Ein Loverboy will mit »seinem« Mädchen viel Geld verdienen, auch indem er dich sogenannten »Kollegen« gegen Bezahlung für sexuelle Dienste anbietet.

Das alles ist natürlich verboten und wird bestraft, wenn du es anzeigst. Es ist eine wirklich gemeine Masche, und du musst dich nicht schämen oder immer weiter erpressen lassen. Vertraue dich möglichst bald jemandem an, der dir helfen kann, da wieder rauszukommen. Wenn du aus irgendwelchen Gründen nicht deine Eltern einbeziehen willst, gibt es viele Opferberatungsstellen, Meldestellen für sexuelle Gewalt, es gibt die Polizei und die Jugendhilfe. Du kannst dich bei all diesen Stellen melden und dir wird sofort geholfen!

GEWALT IN BEZIEHUNGEN

In der Schule, in der Lehre, in der Familie, im Bekanntenkreis, im Freundeskreis, auf der Straße und auch in Liebesbeziehungen kann Gewalt vorkommen. Gewalt kann, muss aber nicht immer körperlich sein. Besonders sexualisierte Gewalt ist eine schwere Straftat. Egal, von welcher Form von Gewalt du oder eine Person, die du kennst und gerne hast, betroffen ist – bitte hol dir professionelle Unterstützung. Es gibt spezialisierte Beratungsstellen. Die Beratungspersonen unterstehen der Schweigepflicht, das heißt, sie müssen das, was du ihnen erzählst, vertraulich behandeln. Niemand erfährt davon, von dem du es nicht willst.

Erfahrungen von sexualisierter Gewalt

Leider machen viele Kinder und Jugendliche, Mädchen wie Jungs, missbräuchliche Erfahrungen. Das kann emotional und auch im Körpergedächtnis schlimme Spuren hinterlassen. Wortlose Abdrücke in Seele und Körper. Da ist jemand wüst in deinem inneren Garten rumgetrampelt. Willkürlich und ungefragt können sich diese Kerben aus der Vergangenheit ganz plötzlich im Jetzt zurückmelden – sie »triggern« dich. Auslöser können Gerüche, Berührungen, Worte, Situationen sein. So schwappen alte Empfindungen in die Gegenwart hinein und überfluten dich. Du fühlst dich, als würde das alles gerade jetzt wieder passieren – das sind Flashbacks. Der Körper empfindet Fluchtinstinkte oder erstarrt.

Hast du sexualisierte Gewalt erfahren? Dann fühlst du dich vielleicht schlecht, schuldig und minderwertig. Du spürst vielleicht deinen Körper gar nicht, lehnst ihn ab, verletzt ihn, leidest unter Essstörungen oder suchst risikoreiches sexuelles Verhalten. Wenn du das von dir kennst, rate ich dir dringend zu einer Therapie. Das ist keine Schande, sondern du tust damit etwas Großartiges für deine eigene Zukunft. Es wäre so schade, wenn diese negativen Erfahrungen aus der Vergangenheit sich weiter ungut auf dein (Sex-)Leben auswirken würden! Du musst das nicht weiter mit dir herumschleppen. Such dir Hilfe bei einer Fachperson, der du vertrauen kannst, und arbeite mit ihr zusammen daran, die Erfahrungen zu verarbeiten, sodass du unbelastet in deine Zukunft gehen kannst.

RESPEKT!

Du hast bis zum Ende des Buches durchgehalten. Das freut mich sehr. Ich hoffe, dieses Buch wird dir zu einem ständigen Begleiter durch deine persönliche und sexuelle Entwicklung und hilft dir nachhaltig weiter.

Allgemeine Umfragen zu »Jugend und Sexualität« stellen deiner Generation ein gutes Zeugnis aus. Denn obwohl euch viele Erwachsene das unterstellen, geht es den wenigsten von euch jungen Menschen um wahllosen Sex und beliebige One-Night-Stands. Entgegen vielen Vorurteilen seid ihr weder leichtsinnig noch unbekümmert. Ihr seid sehr wohl interessiert an der eigenen Unversehrtheit und einer treuen und dauerhaften Partnerschaft. Und ja, auch der Glaube ist euch nicht schnuppe und ihr wollt wissen, wie Gott Sexualität, Liebe und Zusammenleben gemeint hat und wie ihr verantwortungsvoll leben könnt. Nichtsdestotrotz seid ihr aber an konkreten Fakten interessiert, wie Sex eigentlich funktioniert. Und klar wollt ihr wissen, wie denn das Zusammenleben mit einem Lieblingsmenschen aussehen kann.

Wer weiß, vielleicht gehörst du zur ersten Generation von Christen, die einen unbeschwerten Umgang mit Sexualität findet, unbekümmert darüber spricht und sie unbeschwert entwickelt und genießt. Die tatsächlich lustvoll lieben und leben lernt. Das wünsche ich dir von Herzen!

Veronika

HILFREICHE WEBSEITEN

SEXUELLE GESUNDHEIT, VERHÜTUNG, SCHWANGERSCHAFT, MISSBRAUCH, BERATUNG

FEEL OK

ist ein Netzwerk, das aus zahlreichen Institutionen in der Schweiz, in Österreich und in Deutschland besteht. Neben vielen anderen Themen gibt es auch eine Kategorie zu Sexualität, Beziehung und Identität mit Infos zu Themen der Sexualität, Beziehung und Identität für Jugendliche.

→ Feel ok Deutschland: **www.feelok.de**

→ Feel ok Österreich: **www.feel-ok.at**

→ Feel ok Schweiz: **www.zh.feel-ok.ch**

FIRSTLOVE

ist ein Präventionsprojekt für Jugendliche und bietet frauenärztliche Information und Beratung zur Verhütung ungewollter Schwangerschaften und zur HIV-Prophylaxe und will für Jugendliche den Zugang zum Frauenarzt erleichtern. Website mit Informationen rund um Pubertät, Sexualität und Verhütung

→ **www.firstlove.ch**

TSCHAU.CH

ist eine professionell geführte Beratungsplattform für junge Menschen in der deutschsprachigen Schweiz. Sie ist politisch und konfessionell neutral. Fachleute beantworten die Lebens- und Alltagsfragen der jugendlichen Ratsuchenden schriftlich innerhalb von maximal drei Arbeitstagen. Neben anderen Themen gibt es eine Kategorie zu Freundschaften, Sexualität, Familie und Liebe.

→ **www.tschau.ch**

LILLI.CH

bietet kompetente Beratung zu den Themen Sexualität, Verhütung, Beziehung, Gewalt, Frauen und Männer. Stell deine Frage oder finde Antworten.

→ **www.lilli.ch**

PLANET-LIEBE

ist eine Community rund um Liebe und Sex.

→ **www.planet-liebe.de**

LOVELINE

ist ein Angebot der Bundeszentrale für gesundheitliche Aufklärung für junge Menschen.

→ **www.loveline.de**

OMGYES

Hier gibt's brandaktuelle Forschungsergebnisse und reichlich Wissen zur sexuellen Lust der Frau. Lustig, modern und sexpositiv.

→ **www.omgyes.com**

MEDIENKOMPETENZ

→ **www.schau-hin.info**

→ **www.projuventute.ch/de/eltern/medien-internet/medienkonsum**

→ **www.klicksafe.de**

→ **www.jugendschutzprogramm.de**

→ **www.jugendundmedien.ch/themen/sexualitaet-pornografie**

→ **www.chatten-ohne-risiko.net**

ANMERKUNGEN

1 https://www.rundschau-online.de/interview-mit-david-bainbridge-das-teenager-hirn-ist-eine-baustelle-11217272?cb=1649063122763&

2 https://www.t-online.de/leben/familie/schulkind-und-jugendliche/id_41702780/pubertaet-was-im-gehirn-der-jugendlichen-geschieht.html

3 »Adam« heißt »Mensch«. Erst nachdem Adam zweigeteilt wird in männlich-weiblich, wurde in Hebräisch ish = Mann, isha = Männin unterschieden. »Genesis 2 spricht … nicht von einem androgynen (sowohl als auch, männlich und weiblich) Menschen, sondern von einem unbestimmten, auf beide Geschlechter hin offenen Wesen, das mit der Erschaffung der Frau nun deutlich in zwei Geschlechtern erscheint.« (Vgl. Helen Schüngel-Straumann: Die Frau am Anfang. Eva und die Folgen, Lit Verlag 1989, S. 146–147.)

4 https://www.bibel-in-gerechter-sprache.de/die-bibel/bigs-online/?Gen/1/27-/

5 Bei jeder Zellteilung können Fehler entstehen, auch bei der Bildung der Ei- und Samenzellen sowie bei der Verschmelzung von Ei- und Samenzelle während der Befruchtung. Manche Anomalien der Erbanlage können durch äußere Einflüsse entstehen, beispielsweise durch Strahlung oder Chemikalien. Je nach Art der Chromosomenveränderung können sich unterschiedliche Missbildungen oder Krankheitsbilder entwickeln.

6 Nicht alle jungen Menschen, die sich in ihrem Körper nicht ganz zu Hause fühlen, sind Trans, sondern hadern möglicherweise mit ihrer Geschlechterrolle. Der Anteil Transmenschen ist klein, nur etwas über tausend Menschen in ganz Deutschland. Eine Zeitlang war das Thema berechtigterweise sehr präsent, um diesen Menschen überhaupt endlich eine Stimme und Hilfe zu geben. Es war aber auch ein Nachahmer-Effekt (soziale Ansteckung) vor allem bei Mädchen feststellbar, was wiederum Besorgnis auslöste. Hinter dem Phänomen «Trans» können auch Identitätskrisen und pubertäre und psychische Störungen stecken, die zu Körperdysphorien (körperdysmorphoben Störungen) führen und sich zu Geschlechtsdysphorien auswachsen können.

7 https://pinkstinks.de/produkt/das-arbeitsheft-ein-schularbeitsheft-gegen-sexismus/

8 »Vom Hass gegen den eigenen Körper«, Monika Albert, in: Emma Nr. 2 März/April 2022.

9 https://www.youtube.com/watch?app=desktop&v=7oFxIk01XMc

Langfassung: https://www.zdf.de/video/reportagen/37-grad-104/37-trans---drei-generationen-eine-reise-100

10 Teil A: https://www.youtube.com/watch?v=wEVK0JJyqc8; Teil B: https://www.youtube.com/watch?v=Pzjei46c9Pk

11 »Ich bin Linus«, Linus Giese, Rohwolt Taschenbuch 2020

12 »Trans. Frau.Sein.« Aspekte geschlechtlicher Marginalisierung», Felicia Ewert, edition assemblage 2020

13 Hodenabtasten, so machst du es richtig: https://www.menshealth.de/vorsorge/durchs-hoden-abtasten-hodenkrebs-vorbeugen/

14 https://www.senologie.ch/brustinfo/brust-selbstcheck/

15 https://www.3sat.de/wissen/wissenschaftsdoku/vulva-und-vagina-neue-einblicke-in-die-weibliche-lust-100.html https://www.3sat.de/wissen/wissenschaftsdoku/210610-orgasmus-wido-100.html

16 Mehr dazu hier: https://www.deutschlandfunkkultur.de/menstruation-der-kampf-gegen-ein-uraltes-tabu-102.html

17 Zum Beispiel hier: https://www.menstruationstasse.com/menstruations-tasse-einfuehren/

18 https://www.stern.de/gesundheit/studie--masturbation-ist-effektives-heilmittel-gegen-regelbeschwerden-30416432.html#:~:text=Viele%20Frauen%20haben%20regem%C3%A4%C3%9Fig%20mit,Menstruation%20den%20Schmerz%20%C3%A4hnlich%20effektiv.

19 Informationsfilm: »Schon mal was von LS gehört?«, https://www.youtube.com/watch?v=KbqEKV048Lo&t=13s. Beim Verein Lichen Sclerosus gibt's Hilfe und Informationen: www.lichensclerosus.ch/de/home

20 https://www.gerald-huether.de/

21 https://www.3sat.de/wissen/wissenschaftsdoku/210610-orgasmus-wido-100.html

22 Krisentelefone und Anlaufstellen in Notlagen: Familienportal des Bundes (www.nummergegenkummer.de), kostenlos anrufen: 116111; Kinder- und Jugendtelefon Frankfurt (kjt-frankfurt.de); www.147.ch, per Telefon oder SMS Tag und Nacht: 147; www.feel-ok.ch

23 https://www.bzga.de/presse/pressemitteilungen/2020-12-03-erste-ergebnisse-der-neuen-befragungswelle-bzga-studie-jugendsexualitaet/

24 https://sexualpaedagogik.at/sex-we-can/

25 https://www.daserste.de/unterhaltung/comedy-satire/carolin-kebekus-show/videos/60-Jahre-Pille-Happy-No-Birthday-100.html

26 Henning, Ann-Marlene: Sex verändert alles. Aufklärung für Fortgeschrittene, Rowohlt Verlag Hamburg 2019, Seite 108.

27 https://www.20min.ch/story/billie-eilish-spricht-ueber-ihren-fruehen-porno-konsum-280309569922

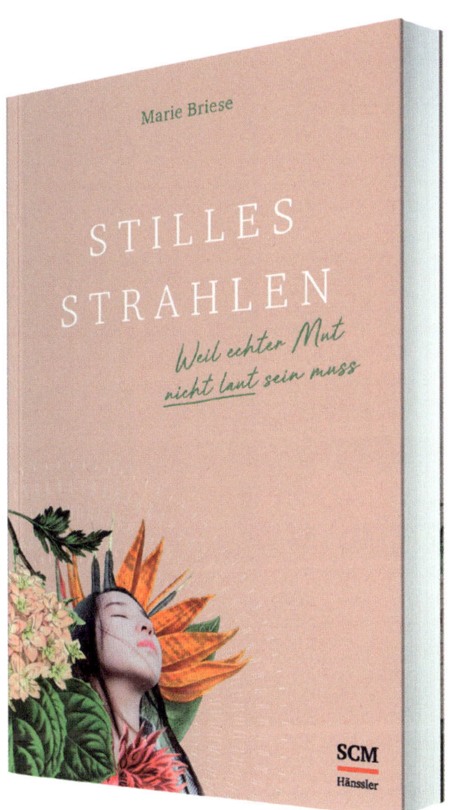

Marie Briese

STILLES STRAHLEN

Weil echter Mut nicht laut sein muss

Schüchternheit ist keine Schwäche. Mach dich bereit für eine Reise: raus aus der Schublade der Stillen, hinein in Gottes Bestimmung für dein Leben. Lerne dich selbst mit Gottes Augen zu sehen und erkenne: Gott hat dich bewusst so geschaffen, wie du bist.

Klappenbroschur, 13,5 × 21,5 cm, 176 Seiten
Nr. 396.092, ISBN 978-3-7751-6092-6
Auch als E-Book e

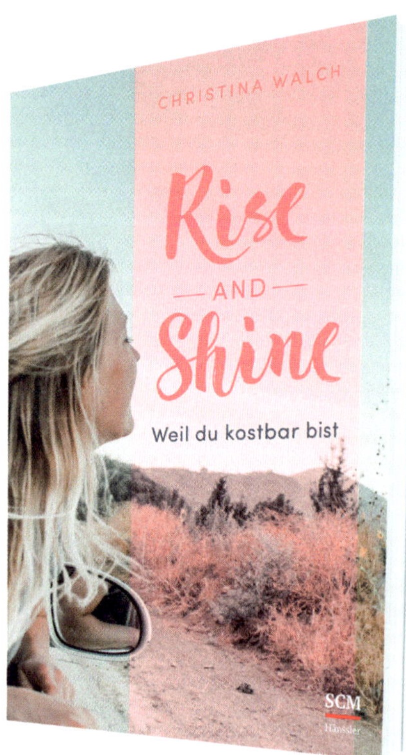

Christina Walch

RISE AND SHINE

Weil du kostbar bist

Sehnst du dich danach, endlich deinen Traummann kennenzulernen? Fragst du dich manchmal, ob die Träume für dein Leben überhaupt in Erfüllung gehen? Christina Walch weiß genau, wie sich das anfühlt. Ganz persönlich erzählt sie von ihren eigenen Erfahrungen und wie sie erlebt, dass nur Gott ihrem Herzen geben kann, was es braucht.

Klappenbroschur, 13,5 × 21,5 cm, 192 Seiten
Nr. 395.954, ISBN 978-3-7751-5954-8
Auch als E-Book e

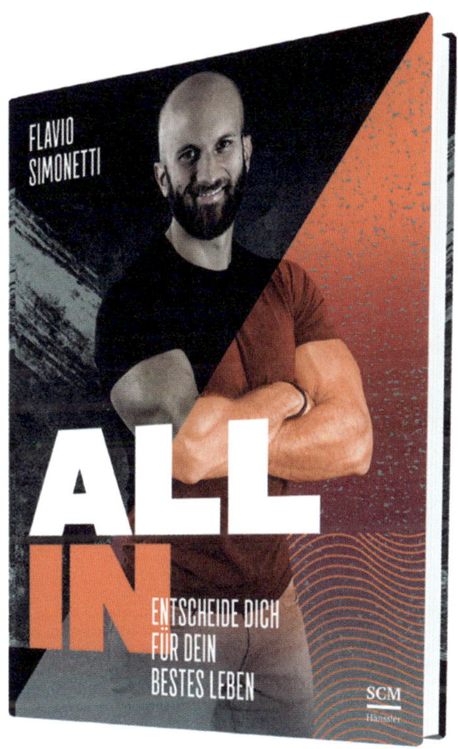

Flavio Simonetti

ALL IN

Entscheide dich für dein bestes Leben

Flavio coacht dich dabei, wie du dein Leben richtig gut aufstellen kannst. Du willst jemand sein, der sein ganzes Potenzial lebt und wirklich einen Unterschied macht? Dann hol die Trainingsklamotten - Ausrichtung, Kraft und Ausdauer für dein bestes Leben!

Gebunden, 17 × 23,5 cm, 248 Seiten
Nr. 395.948, ISBN 978-3-7751-5948-7
Auch als E-Book e